# 肝胆胰疾病多学科诊疗

## 病 例 精 选

MDT

主　编　陈孝平　张必翔

副主编　袁玉峰　吕　毅　陶开山　夏　锋　张斌豪

Multidisciplinary Diagnosis
and Treatment
of Hepatobiliary
Pancreatic Diseases

人民卫生出版社
·北　京·

**图书在版编目（CIP）数据**

肝胆胰疾病多学科诊疗病例精选 / 陈孝平，张必翔
主编． -- 北京 ：人民卫生出版社，2024. 7. -- ISBN
978-7-117-36504-8

Ⅰ. R57

中国国家版本馆 CIP 数据核字第 2024Z6B830 号

| 人卫智网 | www.ipmph.com | 医学教育、学术、考试、健康， |
| | | 购书智慧智能综合服务平台 |
| 人卫官网 | www.pmph.com | 人卫官方资讯发布平台 |

肝胆胰疾病多学科诊疗病例精选

Gan-dan-yi Jibing Duoxueke Zhenliao Bingli Jingxuan

主　　编：陈孝平　张必翔
出版发行：人民卫生出版社（中继线 010-59780011）
地　　址：北京市朝阳区潘家园南里 19 号
邮　　编：100021
E - mail：pmph @ pmph.com
购书热线：010-59787592　010-59787584　010-65264830
印　　刷：廊坊一二〇六印刷厂
经　　销：新华书店
开　　本：787×1092　1/16　　印张：22
字　　数：480 千字
版　　次：2024 年 7 月第 1 版
印　　次：2024 年 8 月第 1 次印刷
标准书号：ISBN 978-7-117-36504-8
定　　价：229.00 元

打击盗版举报电话：010-59787491　E-mail：WQ @ pmph.com
质量问题联系电话：010-59787234　E-mail：zhiliang @ pmph.com
数字融合服务电话：4001118166　E-mail：zengzhi @ pmph.com

## 编者（以姓氏汉语拼音为序）

陈　倩　华中科技大学同济医学院附属同济医院

陈孝平　华中科技大学同济医学院附属同济医院

程恒辉　华中科技大学同济医学院附属同济医院

戴　静　武汉大学中南医院

何　芳　武汉科技大学附属天佑医院

何松青　广西医科大学第一附属医院

黄　平　重庆医科大学附属第一医院

况　东　华中科技大学同济医学院附属同济医院

李　江　石河子大学第一附属医院

李　渊　南阳市第一人民医院

李　震　华中科技大学同济医学院附属同济医院

李国松　云南省保山市第二人民医院

李开艳　华中科技大学同济医学院附属同济医院

李连海　广东医科大学附属东莞第一医院

刘赋斌　武汉科技大学附属天佑医院

刘正才　空军军医大学西京医院

龙　奎　昆明医科大学第二附属医院

吕　毅　西安交通大学第一附属医院

罗　鑫　华中科技大学同济医学院附属同济医院

潘　龙　重庆医科大学附属第一医院

邱　红　华中科技大学同济医学院附属同济医院

史光军　青岛市市立医院

宋文杰　空军军医大学西京医院

陶开山　空军军医大学西京医院

王海涛　武汉大学中南医院

王剑明　武汉科技大学附属天佑医院

吴　亮　华中科技大学同济医学院附属同济医院

夏　锋　陆军军医大学西南医院

谢　坪　四川省人民医院

袁观斗　广西医科大学第一附属医院

袁玉峰　武汉大学中南医院

张　鸣　四川大学华西医院

张必翔　华中科技大学同济医学院附属同济医院

张斌豪　华中科技大学同济医学院附属同济医院

张万广　华中科技大学同济医学院附属同济医院

张谞丰　西安交通大学第一附属医院

张中林　武汉大学中南医院

朱小华　华中科技大学同济医学院附属同济医院

秘　书

王　超　华中科技大学同济医学院附属同济医院

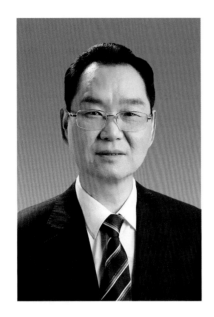

**陈孝平　教授**

中国科学院院士

华中科技大学同济医学院附属同济医院

外科学系主任、肝胆胰外科研究所所长

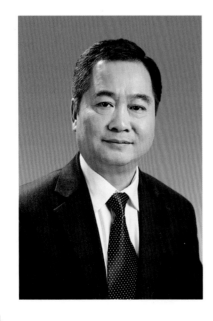

**张必翔　教授**

华中科技大学同济医学院附属同济医院

普通外科主任、肝脏外科中心实验室主任

## 副主编简介

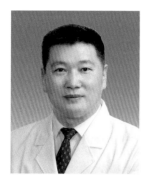

**袁玉峰　教授**
武汉大学中南医院
外科学系常务副主任、普通外科教研室主任

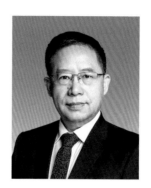

**吕　毅　教授**
西安交通大学副校长、西安交通大学
第一附属医院院长

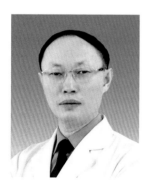

**陶开山　教授**
空军军医大学西京医院
肝胆外科主任、全军器官移植研究所主任

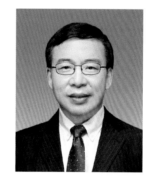

**夏　锋　教授**
陆军军医大学西南医院
全军肝胆外科研究所副所长

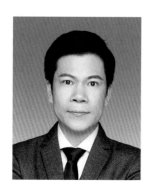

**张斌豪　副教授**
华中科技大学同济医学院附属同济医院
肝胆胰疾病 MDT 团队负责人

# 华中科技大学同济医学院附属同济医院肝胆胰疾病 MDT 团队

成立于 2014 年 4 月 24 日，是由陈孝平院士领衔、各相关科室主任倡导，自发成立的非营利性专业学术组织，旨在对肝胆胰系统的疑难疾病及多学科交叉疾病进行规范化诊治。团队先后牵头制订多部 MDT 相关的中国专家共识，并发表开展 MDT 的相关成果供同行参考。

团队工作坚持专家、时间和场地的"三固定"原则，总体时间利用率接近 100%，固定专家到场率平均 92.3%，保障诊疗机制的常规化、习惯性运行。

团队非常重视优质医疗资源的高效利用，先后与国内数十家中心建立远程 MDT 讨论机制，切实解决临床问题，并推动 MDT 的规范化开展。截至 2024 年 7 月，团队已进行 365 期 MDT 讨论，受益病人达 1 236 人次。其中外埠病人占 74.5%，门诊、住院和远程病人来源分别占 42.5%、34.4% 和 23.1%。主要涉及病种包括复杂的肝胆胰良恶性疾病、结直肠癌肝转移、肝硬化门静脉高压及肝移植相关疾病。

## 团队组织架构

| | | | |
|---|---|---|---|
| 首席专家 | 陈孝平（肝脏外科） | | |
| 执行组长 | 张必翔（肝脏外科） | | |
| 团队成员 | 李 震（医学影像科） | 胡学梅（放射影像科） | 况 东（病理科） |
| | 程恒辉（病理科） | 李开艳（超声影像科） | 邱 红（肿瘤科） |
| | 陈 倩（消化内科） | 吴 亮（感染科） | 朱小华（核医学科） |
| | 邹思娟（核医学科） | 田 锐（胆胰外科） | 刘 鹭（胃肠外科） |
| | 张斌豪（肝脏外科） | | |
| 秘 书 | 王 超（肝脏外科） | | |
| 协调员 | 李 露（外科学系） | | |

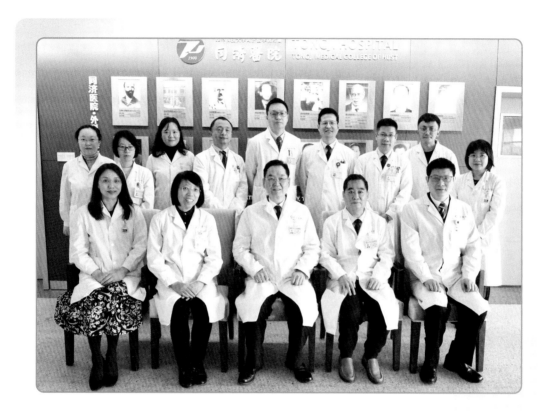

华中科技大学同济医学院附属同济医院肝胆胰疾病 MDT 团队合影

# 武汉大学中南医院肝胆胰外科 MDT 团队

　　成立于 2018 年 5 月 28 日，袁玉峰教授任主席，团队由肝胆胰外科、消化内科、感染科、肝胆胰与骨软组织肿瘤（放化疗）科、超声医学科、重症医学科、麻醉手术科、结直肠肛门外科、病理科、核医学科、介入诊疗中心、医学影像科及中医科等科室的专家组成。随着肝胆胰外科收治疑难病种的增加，越来越多复杂、疑难病例的诊治需要多学科合作，MDT 团队每周定期举行会议，并举行肝胆胰相关学科专题讲座，目前已开展 200 余期，共讨论 770 余例疑难病例。同时以本团队为核心主体，仙桃市第一人民医院、黄梅县人民医院、潜江市中心医院及麻城市人民医院先后以远程会诊形式加入，开展远程医疗服务，包括：远程病理诊断、远程医学影像（含影像、超声）诊断、远程监护、远程会诊、远程病例讨论、远程教学指导及省级以上卫生行政部门规定的其他项目，满足了基层医疗机构和病人需求，取得了良好的社会与经济效益。

## 团队组织架构

主　　席　袁玉峰（肝胆胰外科）

团队成员　肝胆胰外科全体医师　　　赵　秋（消化内科）　　　熊　勇（感染科）

　　　　　周福祥［肝胆胰与骨软组织肿瘤（放化疗）科］　　　郑齐超（超声医学科）

　　　　　彭志勇（重症医学科）　　　宋学敏（麻醉手术科）　　钱　群（结直肠肛门外科）

　　　　　汪必成（病理科）　　　　　何　勇（核医学科）　　　龙清云（介入诊疗中心）

　　　　　廖如芳（医学影像科）　　　张莹雯（中医科）

协调人　　张中林（肝胆胰外科）　　　李　锟（肝胆胰外科）

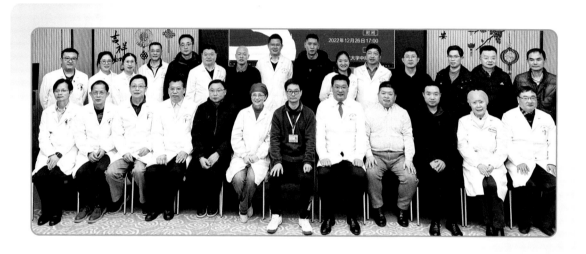

武汉大学中南医院肝胆胰外科 MDT 团队合影

# 空军军医大学西京医院肝癌 MDT 团队

    成立于 2014 年，是以肝癌病人为中心的学科工作群，依托 MDT 团队，根据病人实际病情，依据循证医学证据，结合临床经验，为肝癌病人制订规范化、个体化、最优化及连续性综合治疗方案。团队涵盖肝胆外科、肿瘤科、介入科、放射治疗科、影像科、肝病科、感染性疾病科及病理科等多学科的专家，讨论的主要病种包括：肝癌伴癌栓（门静脉癌栓 / 微血管癌栓 / 腔静脉癌栓），肝内多结节，肝内 / 外转移者；肝癌伴肝功能不正常，伴门静脉高压者；肝占位性病变，怀疑肝癌，诊断不明确，希望进一步明确；肝癌的治疗面临多种选择，尚不明确者；术后复发肝癌病人，经多种治疗效果不佳的肝癌病人；肝癌术后高危人群辅助治疗；不宜手术 / 肝移植的小肝癌，立体定向体部放射治疗（stereotactic body radiotherapy，SBRT）等。

## 团队组织架构 ——————————————————————————————

首席专家  陶开山（肝胆外科）

成    员  宋文杰（肝胆外科）      刘正才（肝胆外科）      王德盛（肝胆外科）

            徐  健（介入科）       李增山（病理科）       杨  丽（病理科）

            宦  怡（影像科）       魏梦绮（影像科）      何光彬（超声医学科）

            周新民（肝病科）      王九萍（感染性疾病科）    张红梅（肿瘤科）

            李剑平（放射治疗科）

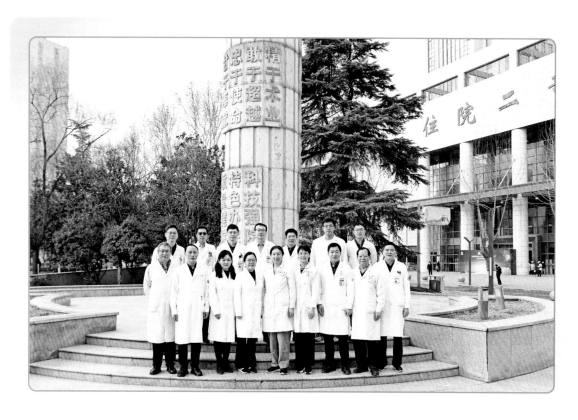

空军军医大学西京医院肝癌 MDT 团队合影

# 武汉科技大学附属天佑医院肝胆胰疾病 MDT 团队

　　成立于 2019 年 3 月 8 日，由王剑明院长牵头，各相关专科主任及精英组成讨论团队，旨在对肝胆胰系统的疑难疾病及多学科交叉疾病进行专业、精准、个体化、规范化的诊疗。

　　团队注重与国内知名肝胆胰外科中心远程合作，长期与华中科技大学同济医学院附属同济医院肝胆胰疾病 MDT 团队进行学术交流与合作。近年来，团队在肝胆胰外科领域取得快速发展，尤其在肝癌的转化治疗、肝门部胆管癌及胰腺癌以外科手术为主的综合治疗方面保持领先地位。

　　截至 2023 年 12 月，团队已进行 162 期 MDT 讨论，受益病人达 220 余人次。主要涉及病种包括复杂的肝胆胰良恶性疾病、胃癌及结直肠癌肝转移、门静脉高压及终末期肝病。

## 团队组织架构

首席专家　王剑明（肝胆胰外科）

执行组长　张斌豪（肝胆胰外科）

团队成员　任宏伟（医学影像科）　闫　萌（病理科）　　　　　罗利琼（肿瘤内科）

　　　　　李　欢（消化内科）　黄丽雯（中西医结合科/中医科）　王　益（肝胆胰外科）

　　　　　何　芳（肝胆胰外科）　贺　飞（超声介入科）

秘　　书　刘赋斌（肝胆胰外科）

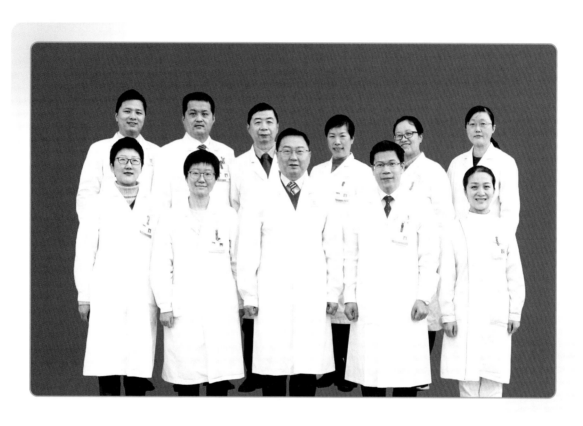

武汉科技大学附属天佑医院肝胆胰疾病 MDT 团队合影

# 西安交通大学第一附属医院胆胰疾病 MDT 团队

西安交通大学第一附属医院胰腺疾病 MDT 团队成立于 2011 年，是我国西部地区领先的胰腺多学科临床诊治团队。在肝胆胰外科马清涌教授、仵正主任，肿瘤内科李恩孝主任等的组织下，由肝胆外科牵头，消化内科、肿瘤内科、肿瘤放疗科、医学影像科、病理科等十余个科室进行胰腺疾病的联合诊治。截至 2021 年 12 月，胰腺疾病 MDT 团队从按需讨论发展为按时讨论，已开展 MDT 讨论 203 期，受益病人达 1 000 余人次，主要涉及病种包括：胰腺恶性肿瘤、功能性和非功能性胰腺神经内分泌肿瘤、自身免疫性胰腺炎、胰腺囊性肿瘤、慢性胰腺炎、各种少见的胰腺低度恶性肿瘤及胰腺相关疾病。

西安交通大学第一附属医院胆道疾病 MDT 团队成立于 2016 年 8 月，是由刘青光副院长领衔，各相关科室主任倡导自发成立的非营利性专业学术组织，旨在对胆道系统的疑难疾病及多学科交叉疾病进行规范化诊治。截至 2021 年 12 月，团队已进行 163 期 MDT 讨论，受益病人达 400 余人次，主要涉及病种包括复杂的胆道肿瘤、胆道良性狭窄及各类病因引起的梗阻性黄疸相关疾病。

## 团队组织架构

| | | |
|---|---|---|
| 首席专家 | 仵　正（肝胆胰外科） | |
| 执行组长 | 耿智敏（胆道外科） | 王　铮（胰腺外科） |
| 团队成员 | 马清涌（肝胆胰外科） | 王　林（肝胆胰外科） | 孙　昊（肝胆胰外科） |
| | 马振华（肝胆胰外科） | 张　东（肝胆胰外科） | 陶　杰（肝胆胰外科） |
| | 杨　雪（肝胆胰外科） | 许克东（肝胆胰外科） | 董顺斌（肝胆胰外科） |
| | 黎　韡（肝胆胰外科） | 韩　亮（肝胆胰外科） | 段万星（肝胆胰外科） |
| | 陈　晨（肝胆胰外科） | 郝　杰（肝胆胰外科） | 李恩孝（肿瘤内科） |
| | 锁爱莉（肿瘤内科） | 吴胤瑛（肿瘤内科） | 赵东利（肿瘤放疗科） |
| | 任　娟（肿瘤放疗科） | 王秋萍（医学影像科） | 徐贵平（医学影像科） |

邓　元（病理科）　　　　蒋依娜（病理科）　　　　贾　皑（消化内科）

王　云（消化内科）　　　张　娟（消化内科）　　　蒲　丹（风湿病科）

郭　辉（内分泌科）　　　王　毅（内分泌科）　　　崔　巍（内分泌科）

李卫敏（营养科）　　　　耿松梅（皮肤科）　　　　朱龙飞（皮肤科）

叶　峰（感染科）　　　　陈云茹（感染科）　　　　段小艺（PET/CT 室）

秘　书　张　东（胆道外科）　　　许克东（胰腺外科）

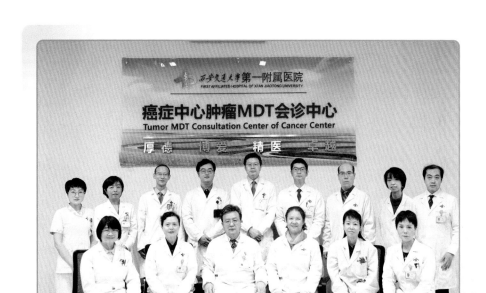

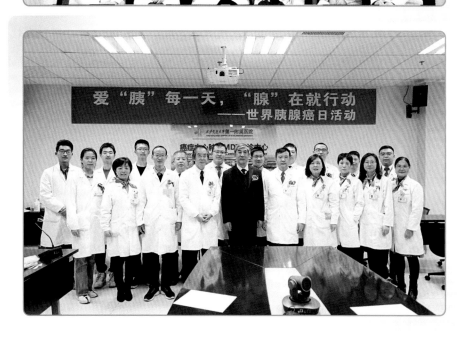

西安交通大学第一附属医院胆胰疾病 MDT 团队合影

# 广西医科大学第一附属医院肝胆胰疾病 MDT 团队

成立于 2017 年 4 月，由何松青副院长牵头，包括肝胆外科、器官移植科、肿瘤内科、消化内科、感染性疾病科、放射学科、超声医学科、病理科、放疗科、麻醉手术中心及临床营养科等相关科室，旨在对肝胆胰系统的疑难疾病及多学科交叉疾病进行规范化诊治。

截至 2022 年 12 月，团队已进行 256 期 MDT 讨论，受益病人超 1 200 人次，主要涉及病种包括复杂的肝胆胰良恶性疾病、结直肠癌肝转移、肝硬化门静脉高压等疾病。

## 团队组织架构

| | | | |
|---|---|---|---|
| 首席专家 | 何松青（肝胆外科） | | |
| 执行组长 | 彭 涛（肝胆外科） | | |
| 团队成员 | 彭民浩（肝胆外科） | 卢榜裕（肝胆外科） | 肖开银（肝胆外科） |
| | 郭 雅（肝胆外科） | 余水平（肝胆外科） | 彭 宁（肝胆外科） |
| | 董淳强（器官移植科） | 龙莉玲（放射学科） | 张 灵（放射学科） |
| | 杨 红（超声医学科） | 李海源（超声医学科） | 彭志刚（肿瘤内科） |
| | 吕自力（病理科） | 姜海行（消化内科） | 江建宁（感染性疾病科） |
| | 王仁生（放疗科） | 刘敬臣（麻醉手术中心） | 张勇胜（临床营养科） |
| 秘 书 | 袁观斗（肝胆外科） | | |

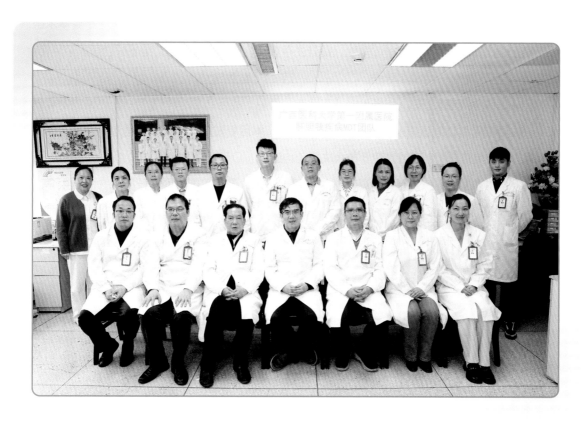

广西医科大学第一附属医院肝胆胰疾病 MDT 团队合影

# 重庆医科大学附属第一医院肝细胞癌 MDT 团队

　　成立于 2016 年 6 月 22 日，是由肝癌相关科室主任倡导自发成立的非营利性专业学术组织，旨在医疗资源共享，实现早诊早治，提升生存获益，节省医疗支出，给予肝癌病人个体化、精准化、规范化治疗，全程化管理。

　　团队工作坚持专家、时间和场地的"三固定"原则。截至 2022 年 10 月，已讨论病例 457 人次，主要针对首诊肝癌病人、晚期肝癌病人、肝癌术后复发病人、晚期肝癌治疗后疗效评估病人等，涉及治疗方案制订或改变等重大决策前均进行 MDT 讨论。

　　团队多次参加全国交流活动、院际讨论、基层巡讲，曾在第四届西南肝胆先锋联盟大会上获得肝细胞癌（hepatocellular carcinoma，HCC）MDT 冠军。重庆医科大学附属第一医院也于 2019 年 11 月 14 日被国家卫生健康委员会正式授牌"原发性肝癌规范化诊疗培训项目培育基地"。

## 团队组织架构 ————

首席专家　黄　平（肝胆外科）

团队成员　贺　强（肝胆外科）　　　潘　龙（肝胆外科）　　　何　琴（肝胆外科）

　　　　　张　涛（肿瘤科）　　　　李甲初（肿瘤科）　　　　罗　弋（肿瘤科）

　　　　　彭凤英（感染科）　　　　李　攀（消化内科）　　　周　印（放射科）

　　　　　刘梓菀（放射科）　　　　李茂萍（超声科）　　　　李庆姝（病理科）

　　　　　唐思颖（临床营养科）　　周　欣（药学部）

协调员　　杨　杰（肝胆外科）　　　罗　艺（肝胆外科）

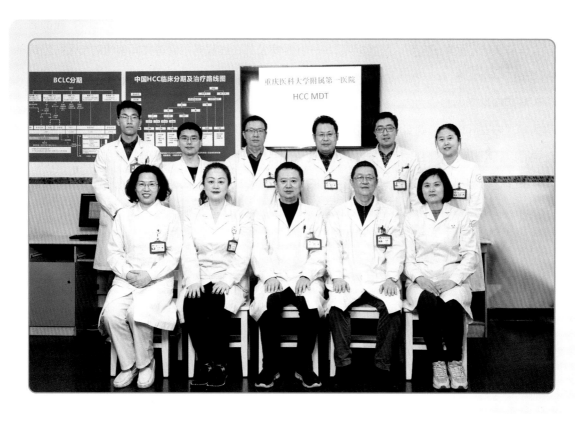

重庆医科大学附属第一医院肝细胞癌 MDT 团队合影

# 南阳市第一人民医院肝胆疾病诊疗中心 MDT 团队

南阳市第一人民医院肝胆疾病诊疗中心是该院与首都医科大学附属北京佑安医院、首都医科大学肝病转化医学研究所、肝胆相照®——肝胆病公共在线服务平台等共同创建的市级肝胆病医学研究中心。

肝胆病诊疗中心分为内、外两个病区。中心目前为全国肝胆病防治技术示范基地、首都医科大学"佑安肝病感染病专科医疗联盟"成员单位、"南阳市肝胆病医学研究中心"。肝胆病诊疗中心以肝胆胰脾疾病的诊疗为发展方向，工作重点为肝胆胰脾复杂及疑难疾病的诊断与治疗。

MDT 作为肝胆胰疾病尤其是恶性肿瘤的主要诊疗模式，有力推动了疾病的规范化诊疗，惠及病人。团队长期与华中科技大学同济医学院附属同济医院肝胆胰疾病 MDT 团队进行合作与交流，极大地促进了中心诊疗水平的提高。

## 团队组织架构

**首席特聘专家** 段钟平（肝胆内科）

| 专家团队 | 马　磊（肿瘤内科） | 王建伟（肝胆外科） | 李连海（肝胆外科） |
| --- | --- | --- | --- |
| | 史代萌（肝胆内科） | 钟国庆（肝胆内科） | 王　龙（肝胆内科） |
| | 王　忠（放射影像科） | 鲁　培（肿瘤内科） | 徐全晓（肿瘤内科） |
| | 赵旭林（肿瘤内科） | 张　振（肿瘤内科） | 范　瑞（病理科） |
| | 王宏伟（超声医学科） | 张建东（放疗科） | |
| 秘　书 | 陈玉星（肝胆外科） | 曹丽颖（肝胆内科） | |

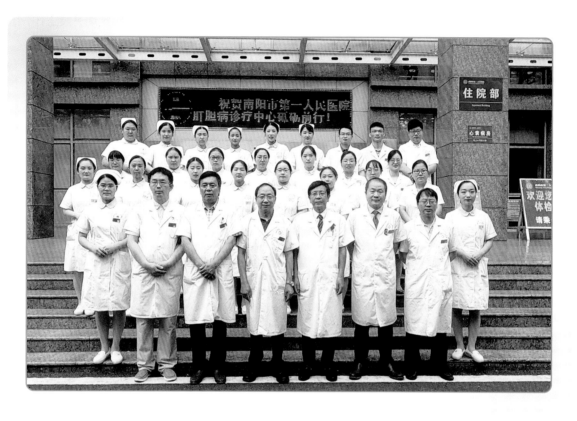

南阳市第一人民医院肝胆疾病诊疗中心 MDT 团队合影

# 四川大学华西医院肝癌 MDT 团队

四川大学华西医院肝癌 MDT 团队在专家组长徐明清教授的带领下，每周定期开展工作，为肝脏肿瘤病人制订个体化诊疗方案，特别是在肿瘤负荷较大，合并肝内转移、肝外转移、血管癌栓或淋巴结转移等晚期肝癌病人的规范化综合治疗领域积累了丰富的工作经验。

## 团队组织架构

专家组长　徐明清（肝脏外科）

团队成员　张　鸣（肝脏外科）　　　卢武胜（肝脏外科）　　　杨　雨（肝脏外科）

　　　　　王　辛（腹部肿瘤科）　　吴东波（感染性疾病中心）　卢春燕（放射科）

　　　　　卢　强（超声医学科）

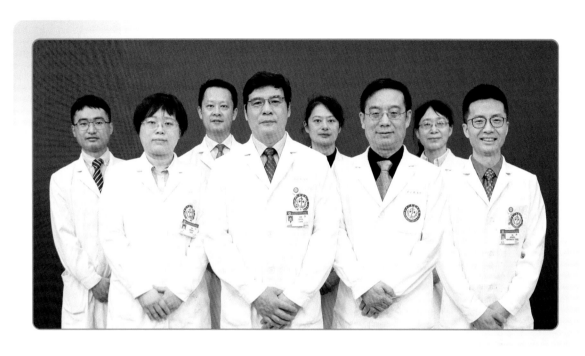

四川大学华西医院肝癌 MDT 团队合影

# 陆军军医大学西南医院肝癌 MDT 团队

　　秉持"肿瘤规范化治疗"与"肿瘤个体化治疗"并重的理念，陆军军医大学西南医院成立肝癌 MDT 团队，开展多学科协作，综合运用化学治疗、放射治疗、手术、靶向治疗和免疫治疗等多种手段，显著提高肿瘤治疗效果，定期对肝癌新发病例和疑难病例进行多学科讨论（肝胆外科、肿瘤科、血管外科、放射科等），制订最优化的治疗模式并进行全程管理，使每一例肝癌病人都得到科学、合理、人性化的治疗。可能的治疗方案包括外科手术切除、放射治疗、介入治疗、靶向治疗、免疫治疗等。

## 团队组织架构

| 首席专家 | 夏　锋（肝胆外科） | | |
|---|---|---|---|
| 参与专家 | 李建军（肿瘤科） | 蒋业贵（肝病中心） | 牟　玮（血管外科） |
| | 彭贵勇（消化内科） | 蔡　萍（放射科） | 宁　洁（临床心理科） |

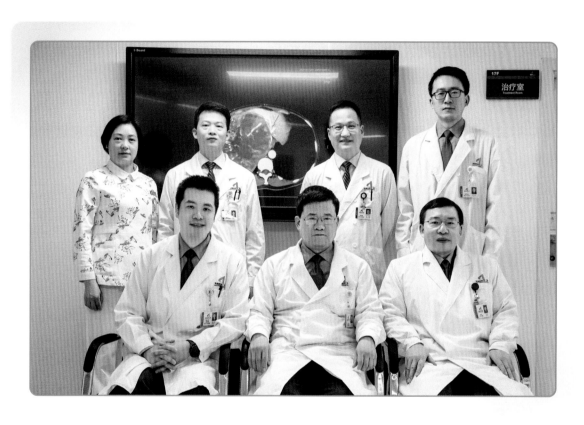

陆军军医大学西南医院肝癌 MDT 团队合影

# 昆明医科大学第二附属医院肝胆胰疾病 MDT 团队

　　昆明医科大学第二附属医院肝胆胰疾病 MDT 团队成立于 2018 年 9 月 14 日，是由孙敏主任领衔，各相关科室主任倡导自发成立的非营利性专业学术组织，旨在对肝胆胰系统的疑难疾病及多学科交叉疾病进行规范化诊治。

　　截至 2021 年 11 月，团队已进行 52 期 MDT 讨论，受益病人达 50 余人次，主要涉及病种包括复杂的肝胆胰良恶性疾病、胃癌及结直肠癌肝转移、肝硬化门静脉高压及肝移植相关疾病。

## 团队组织架构 ———————————————————————————

组　　长　孙　敏（肝胆胰外科）

团队成员　夏要友（超声医学科）　　杨解顺（病理科）　　　严　直（医学影像科）

　　　　　雷学芬（肿瘤科）　　　　程　宇（消化内科）　　杨　雷（核医学科）

　　　　　龙　奎（肝胆胰外科）

秘　　书　曾庆彬（肝胆胰外科）

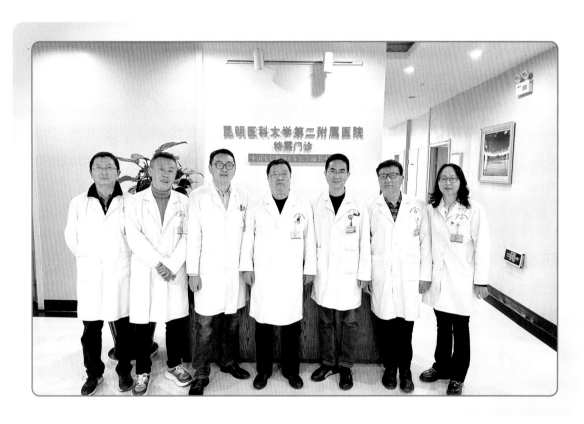

昆明医科大学第二附属医院肝胆胰疾病 MDT 团队合影

# 石河子大学第一附属医院肝脏肿瘤 MDT 团队

石河子大学第一附属医院肝脏肿瘤 MDT 团队成立于 2018 年 4 月，是由张示杰教授领衔，各相关科室主任倡导自发成立的非营利性专业学术组织，旨在对肝胆肿瘤的疑难疾病及多学科交叉疾病进行规范化诊治。

为进一步落实多学科联合诊疗工作，提高学科 MDT 能力，肝胆外科联合介入科、肿瘤内科、影像科、病理科、感染性疾病科等相关科室持续开展 MDT 工作。截至 2021 年底，团队已进行 14 期 MDT 讨论，主要涉及病种包括复杂的肝脏良恶性疾病、肝硬化门静脉高压等相关疾病。

## 团队组织架构 ————————————————————————

首席专家　张示杰（肝胆外科）

团队成员　吴向未（肝胆外科）　　　　刘兵远（介入科）　　　　王成伟（影像科）

　　　　　李　军（超声医学科）　　　胡建明（病理科）　　　　费　晶（肿瘤内科）

　　　　　陈卫刚（消化内科）　　　　谢松松（感染性疾病科）

术后随访和康复指导　杨　剑（肝胆外科）　　张宏伟（肝胆外科）　　张永国（肝胆外科）

专业护理　孔庆丽（肝胆外科）　　　　邵真红（肝胆外科）

秘　书　李　江（肝胆外科）　　　　　杨　婧（肝胆外科）

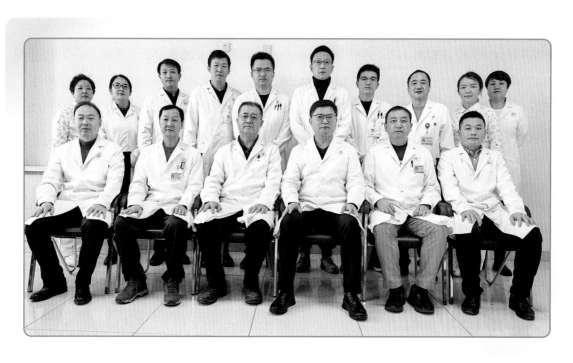

石河子大学第一附属医院肝脏肿瘤 MDT 团队合影

# 青岛市市立医院肝胆胰肿瘤 MDT 团队

　　青岛市市立医院肝胆胰肿瘤 MDT 团队由肝胆胰外科史光军主任牵头成立，通过定期、定时、定员、定址的多学科讨论会的形式，汇集各学科（肝胆胰外科、肿瘤内科、病理科、医学影像科、介入科、放疗科）最新诊疗指南和病人的全面资料，结合医学前沿进展，综合考虑病人的肿瘤分期、诊疗需要、经济情况、社会心理等因素，权衡利弊后制订出更科学、更规范、更个性化的诊疗决策，并能现场解答病人和家属的疑问。团队还负责监督治疗方案的执行，定期评估疗效并调整方案。

## 团队组织架构

首席专家　史光军（肝胆胰外科）

团队成员　徐晓妹（肿瘤及放疗科）　　刘红云（病理科）　　　　徐海滨（医学影像科）

　　　　　程　楷（介入科）　　　　　冷开明（肝胆胰外科）

秘　　书　李　鸾（肝胆胰外科）

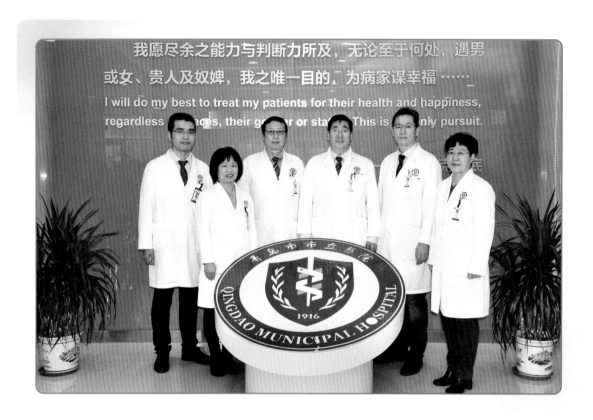

青岛市市立医院肝胆胰肿瘤 MDT 团队合影

# 四川省人民医院肝癌 MDT 团队

　　四川省人民医院肝癌 MDT 团队成立于 2019 年，截至目前，已经对 400 多例肝癌病人进行了 MDT 诊疗，并建立了高效的工作机制，促进了肝癌诊疗水平的提升。团队由肝胆外科俞小炯教授召集相关科室多位专家组成，秉承"精准治疗""个体治疗""人文治疗"的理念，形成标准操作规程（standard operating procedure，SOP）规范诊疗，各专科为病人提供最佳治疗方案，并由秘书负责实施和随访。除此以外，团队会定期针对随访病人进行回顾性讨论，分析重点病例的诊疗方案与预后，从而进一步优化 MDT 团队的诊疗策略。

## 团队组织架构

| | | | |
|---|---|---|---|
| 首席专家 | 谢　坪（放射科） | | |
| 团队成员 | 张　宇（肝胆外科） | 俞小炯（肝胆外科） | 龚　军（肝胆外科） |
| | 熊　伟（肝胆外科） | 邓　颖（肿瘤中心） | 刘　浩（肿瘤中心） |
| | 路　涛（放射科） | 罗　俊（超声科） | 宋林红（病理科） |
| | 杨兴祥（感染科） | | |
| 团队秘书 | 曹　磊（放射科） | 路翔宇（肝胆外科） | |

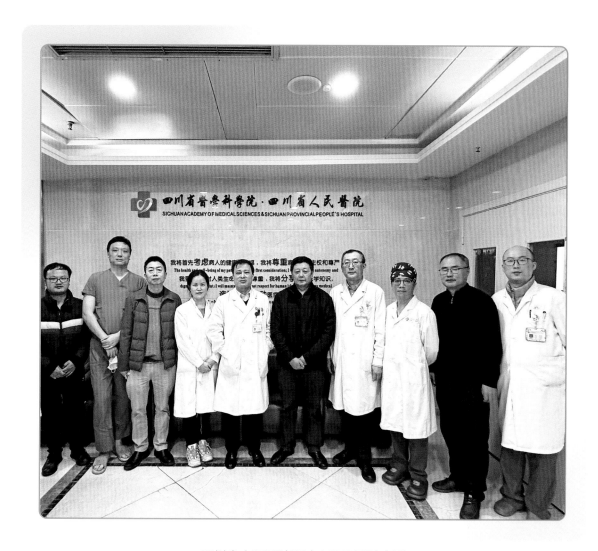

四川省人民医院肝癌 MDT 团队合影

# 云南省保山市第二人民医院肝胆胰疾病 MDT 团队

云南省保山市第二人民医院肝胆胰疾病 MDT 团队成立于 2020 年 1 月 10 日，由李国松主任牵头，各相关专科主任及精英组成治疗团队，涉及肝胆胰疾病的诊断、手术、术后治疗、介入治疗、靶向治疗、免疫治疗等方面，目的是提高疑难杂症及多学科交叉疾病病人的救治成功率。

团队注重与省内外知名肝胆胰诊疗中心密切合作，充分借鉴他们的成熟经验。依托 MDT 团队，为病人制订个体化、全面性、连续性、综合性治疗方案。团队由肝胆胰外科、消化内科、内镜中心、麻醉科、介入科、影像科、超声科、病理科等多学科的专家组成。主要涉及复杂的肝胆胰良恶性疾病、胃肠道恶性肿瘤肝脏转移、肝硬化门静脉高压、梗阻性黄疸等疾病。

## 团队组织架构

| | | | |
|---|---|---|---|
| 首席专家 | 李国松（肝胆胰外科） | | |
| 团队成员 | 董明志（消化内科） | 张园园（内镜中心） | 金大龙（麻醉科） |
| | 丁佑品（病理科） | 张 磊（放射科） | 蒋光近（介入科） |
| | 李岳钊（超声科） | 李大华（肝胆胰外科） | 杨 鹏（肝胆胰外科） |
| 专业护理 | 吴珊珊（肝胆胰外科） | | |
| 秘 书 | 杨 晨（肝胆胰外科） | | |

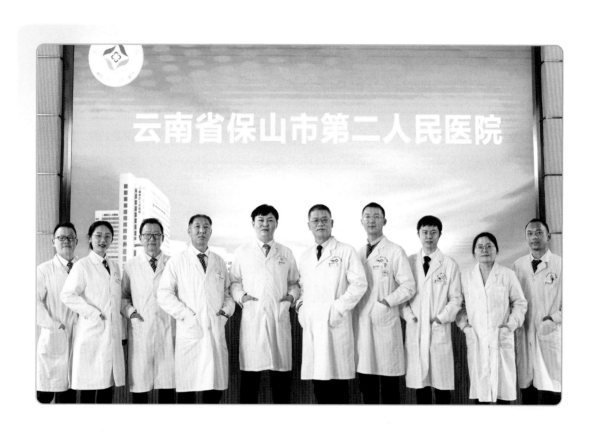

云南省保山市第二人民医院肝胆胰疾病 MDT 团队合影

多学科诊疗（multidisciplinary diagnosis and treatment，MDT）是近年来各类疾病临床推荐的主要诊疗模式，尤其在肿瘤的诊疗过程中发挥重要作用。肝胆胰疾病由于系统的特殊性，在诊疗方案的选择及并发症的防治等方面均具有多学科交叉的特点。因此，MDT 的开展对于肝胆胰疾病诊疗水平的提升起至关重要的作用。国际肝胆胰协会中国分会肝胆胰 MDT 专业委员会及中华医学会外科学分会肝脏外科学组为此做了一系列工作，起草了多部相关专家共识，推动了 MDT 在我国肝胆胰疾病临床诊疗中的规范化开展。

本病例集收集了我国共 15 家医疗机构的典型病例 36 例，其中肝脏疾病 21 例，胆道疾病 7 例，胰腺疾病 8 例。提供病例的医疗机构大多来自我国中西部地区，其中有国内著名的肝胆疾病医疗中心，也有规范化开展 MDT 的县级医院。这些医疗机构均拥有完善的肝胆胰疾病 MDT 团队和稳定的运行机制。因此，病种的分布及来源均具有较好的代表性，很大程度上反映了我国肝胆胰疾病 MDT 规范化开展的情况，对于国内同行有较高的参考价值。病例的筛选和修改由四家大型肝胆中心完成，从专业角度保证了本书的质量。全书内容注重图文并茂，突出 MDT 团队的诊疗思维和理念，在图片选择方面强调影像学和病理资料的质量和完整性。

近年来，肝胆胰疾病诊治进展迅速，尤其是肝细胞癌的治疗手段日新月异。部分病例受初诊时间等影响，诊疗理念存在相对过时的可能性，但这些缺陷并不影响病例给读者带来的参考价值和思考。本书为病例集第一辑，未来还会有不同的续集相继出版。我们恳请读者多提宝贵意见，以期未来提供更好的作品。

陈孝平

2023 年 12 月

# 目录

## 肝脏疾病

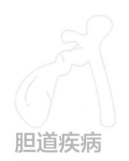

# 胆道疾病

# 胰腺疾病

# 肝脏疾病

病例 **1**

# 巨大肝细胞癌伴肝内转移

案例要点

1. 年轻女性，治疗意愿强烈。

2. 肝右叶单发巨大肿瘤，就诊前经 7 次经导管动脉栓塞化疗（transcatheter arterial chemoembolization，TACE）后，疾病进展期。

3. 病人肝细胞癌（hepatocellular carcinoma，HCC）主瘤位于右前叶上段（段Ⅷ）、右前叶下段（段Ⅴ）和右后叶上段（段Ⅶ）；两处子灶位于左内叶（段Ⅳ），肝体积评估行右三叶切除安全可行。

4. 肝功能 Child-Pugh A 级，美国东部肿瘤协作组（Eastern Cooperative Oncology Group，ECOG）评分 0 分，营养风险筛查 2002（nutritional risk screening 2002，NRS 2002）0 分。

5. 讨论后，行肝右三叶切除 + 口服索拉非尼，建议术后行 TACE，病人未采纳。

6. 随访无瘤生存 27 个月，后失访。

## 一、基本情况

【病史概况】

病人，女性，37 岁，体重 45kg。

病例来源：华中科技大学同济医学院附属同济医院肝胆胰疾病 MDT 团队。

发病时间：2014 年 7 月 10 日。

MDT 就诊时间：2015 年 3 月 9 日。

治疗要点：TACE + 肝右三叶切除 + 口服索拉非尼。

随访截止时间：2017 年 5 月 30 日。

随访截止状态：无瘤生存。

**主诉**：间断性发热、咳嗽 1 年。

**现病史**：病人 1 年前无明显诱因出现间断发热、伴咳嗽。2014 年 7 月 3 日在武汉某医院体检 CT 发现肝右叶肿瘤。无腹痛、腹泻、黄疸、黑便等。在该院先后行 TACE 共 7 次（2014年 7 月、2014 年 9 月、2014 年 10 月、2014 年 11 月、2014 年 12 月、2015 年 1 月、2015 年 3 月）（图 1-1）。治疗过程中有呕吐、腹胀等不适。现因复查 CT 发现肿瘤数量增加来我院。

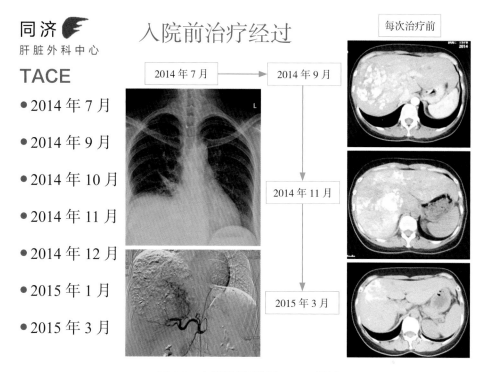

图 1-1　入院前在外院的 TACE 经过

发病以来，精神、饮食、睡眠等一般情况良好，大小便正常。

**既往史:** 2007 年发现有乙型肝炎，口服拉米夫定治疗，乙型肝炎病毒（hepatitis B virus，HBV）-DNA 控制在正常范围。

【专科体格检查】

皮肤巩膜无明显黄染，未见蜘蛛痣等。腹部平软，肝脏右侧肋缘下 3 横指，可触及大小约 10cm 肿块，无压痛，活动度差，全腹无压痛及反跳痛。墨菲征阴性，麦氏点无压痛。叩诊肝浊音界位于右侧肋缘下 5cm，移动性浊音阴性。肠鸣音 4 次 /min，无亢进。

【社会背景及治疗意向】

已婚未育。工薪阶层，有商业保险及城镇职工医疗保险，治疗意愿积极，愿意接受手术等有创检查和治疗。

【入院检查】

（一）实验室检查

血常规、尿常规、粪便常规、肝肾功能、电解质、凝血功能均在正常范围。乙肝"小三阳"；HBV-DNA < 100U/ml，甲胎蛋白（alpha fetoprotein，AFP）1 289ng/ml；癌胚抗

原（carcinoembryonic antigen，CEA）1.03ng/ml；糖类抗原 125（carbohydrate antigen 125，CA125）8.2U/ml；糖类抗原 19-9（carbohydrate antigen 19-9，CA19-9）6.13U/ml，吲哚菁绿 15 分钟滞留率（indocyanine green retention rate at 15 minutes，ICG R15）特殊原因未查。

（二）影像学检查

1. 肝脏彩超 肝硬化，肝内实质性肿瘤（肝癌）侵及门静脉右前支及肝右静脉，肝囊肿。

2. 胃镜 慢性浅表性胃炎，十二指肠球炎。

3. 胸部计算机断层扫描（computed tomography，CT）、心电图 未发现异常。

4. 腹部增强 CT 肝右叶肿瘤侵及门静脉右前支，左内叶可见两处肿瘤性病变（图 1-2、图 1-3）。

5. 磁共振成像（magnetic resonance imaging，MRI）增强 + 弥散加权成像（diffusion weighted imaging，DWI） 结果与 CT 一致，左内叶两处结节弥散受限，考虑新发肿瘤性病变（图 1-4）。

6. 肝脏三维重建（图 1-5） 肝右叶肿瘤主要位于段 V、段 Ⅷ，推挤段 Ⅶ，右肝蒂被

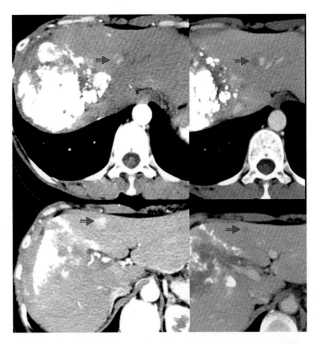

图 1-2 肝脏增强 CT

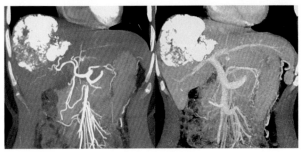

图 1-3 肝脏增强 CT 动脉期及门静脉重建

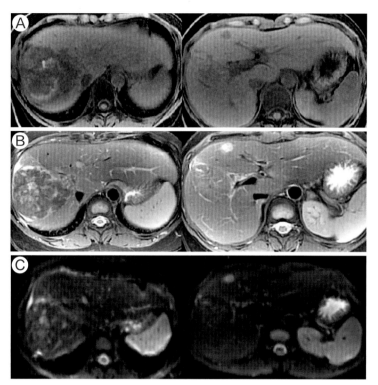

图 1-4　肝脏 MRI 增强 + DWI
A. $T_1WI$；B. $T_2WI$；C. DWI。

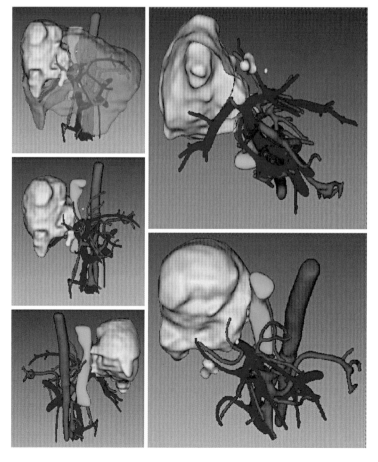

图 1-5　肝脏三维重建

肿瘤包绕；肝右静脉受推挤或侵犯，下腔静脉受推挤。段Ⅳ膈面包膜下病灶约 2cm，有独立的段Ⅳb 肝蒂供血；另一处约 0.5cm 的肿瘤位于段Ⅳ深面的左侧，与左外叶相邻。肝脏三维重建体积：全肝体积 1 269.33cm³；肿瘤体积 324.65cm³；无瘤肝体积 944.68cm³；肿瘤体积 / 全肝体积 25.58%；左外叶肝体积 447.24cm³；左外叶 / 体重 0.994%。

### （三）专科相关评估

1. 肝功能 Child-Pugh A 级。
2. ICG R15 特殊原因未查。
3. HBV-DNA ＜ 100U/ml。
4. AFP 1 289ng/ml。
5. 肝硬化程度：影像学提示无明显硬化。
6. ECOG 评分 0 分。
7. NRS 2002 0 分。

## 二、MDT 讨论过程

【病史要点】

1. 入院前 7 次 TACE 后，疾病进展期（肿瘤数目增多）。
2. 肝脏 HCC 主瘤位于段Ⅷ、段Ⅴ和段Ⅶ；两处子灶位于段Ⅳ，肝体积评估行右三叶切除安全可行。
3. 肝脏无明显硬化，肝功能 Child-Pugh A 级。
4. 病人无明显症状，一般状况良好，ECOG 评分 0 分，NRS 2002 0 分。
5. 年轻女性，治疗意愿强烈。

【疾病诊断】

1. 肝细胞癌巴塞罗那分期（Barcelona clinic liver cancer，BCLC）C 期，TACE 后。
2. 慢性乙型肝炎。

【MDT 讨论疑难点】

1. TACE 的时机和次数。
2. 巨大肝癌合并肝内不同肝段转移病例治疗方式的选择。
3. 危险因素及预后预测。
4. 肝癌的治疗如何兼顾外科学特点和肿瘤学特点以达到提高疗效的目的。
5. 预防复发转移的治疗方案。

## 三、讨论结论

【目前临床诊断】

肝细胞癌 BCLC C 期 TACE 后，慢性乙型肝炎。

检查很充分，肝脏行 MRI 增强及 DWI 检查，肝右三叶 3 处肿瘤，门静脉右支及肝右静脉受肿瘤侵犯可能，并排除肝外转移，MDT 讨论时（2015 年）主要按 BCLC 分期标准进行术前评估，考虑 C 期可能性大。但是门静脉右支也可能是被肿瘤压迫，而非侵犯，因而可能仍属于 B 期。根据撰稿时的《原发性肝癌诊疗规范（2021 年版）》，肿瘤的临床分期为中国肝癌分期（China liver cancer staging，CNLC）Ⅱa 期。

【前序治疗评价】

目前为 TACE 后，疾病进展（progressive disease，PD）。

病人初诊时为右叶单发肿瘤，BCLC A 期，可以建议直接行右半肝切除，或者在 TACE 后达到疾病稳定（stable disease，SD）或部分缓解（partial response，PR）状态下尽快行肝切除手术治疗。根据入院前多次影像学检查资料，在多个时间点具有行右半肝切除的可行性。入院前短时间内多次频繁的 TACE 存在争议。这一现象从侧面反映出肝细胞癌 MDT 诊疗模式的必要性和紧迫性。

【治疗方案】

肝右三叶切除 + TACE + 口服索拉非尼。终身抗病毒治疗，注意复查 HBV-DNA。

病人无明显肝硬化，肝功能 Child-Pugh A 级，体能状态良好，ECOG 评分 0 分，肝左外叶占体重比接近 1%，左外叶入肝通道及流出道无异常，行右三叶切除安全可行。此病例虽然肿瘤分布在肝右三叶，但主瘤占据绝大部分右半肝，两处子灶距离主瘤不远，肝脏无明显硬化，考虑肝内转移的卫星结节可能性大。右三叶切除技术上可行，且因为肿瘤巨大，右侧正常肝组织所剩不多，行右三叶切除所损失的正常肝组织较少。术中超声进一步确定肿瘤情况，优势明显。若术中评估右三叶切除技术上不可行或不安全，可以考虑行右半肝切除 + 左内叶两次结节微波消融治疗。

考虑病人体型较小，肝肿瘤巨大，且两处卫星灶离残存的左外叶较近，多次行 TACE 的病史，不推荐腹腔镜手术。首选开腹手术。

手术重点注意事项：①肝段Ⅳb 深面病灶邻近左外叶，行右三叶切除时需术中超声引导，保证无瘤切缘。②右侧肝蒂受肿瘤侵犯或包绕，注意胆道变异情况，保证左外叶胆管的通畅，避免胆道损伤及狭窄。③肝静脉处理注意保证肝左静脉通畅。④肝尾状叶可以保留，在保证手术切缘的前提下，尽量保留残肝，确保手术安全性。

BCLC C 期病人，术后行 TACE 联合索拉非尼治疗，对于提高无病生存期（disease-free survival，DFS）和总生存期（overall survival，OS）有利。具体方案根据术后病理诊断分期决定。

【预后】

病人在 TACE 后进展，肿瘤分期晚，预计微血管侵犯（microvascular invasion，MVI）发生率较高，均为预后不良因素。

## 四、实际执行方案

病人于 2015 年 3 月行肝右三叶切除术，术后口服索拉非尼治疗。按 MDT 讨论方案与病人及家属沟通后，最终没有接受术后TACE，选择直接口服索拉非尼（400mg，2次/d）治疗。

## 五、反馈

**【方案进行中各阶段执行情况】**

1. 2015年3月行肝右三叶切除术（图1-6、图1-7）。

2. 手术过程顺利（表1-1），术后恢复良好，术后第4天谷丙转氨酶（glutamic-pyruvic transaminase，GPT）105U/L，谷草转氨酶（glutamic-oxaloacetic transaminase，GOT）52U/L，白蛋白（albumin，ALB）39.3g/L，血清总胆红素（total bilirubin，TBil）10.2μmol/L，凝血酶原时间（prothrombin time，PT）15.2秒，凝血酶原活动度（prothrombin activity，PTA）76%，国际标准化比值（international normalized ratio，INR）1.22，未出现并发症，术后7天出院。术后30天，复查AFP为31.67ng/ml。

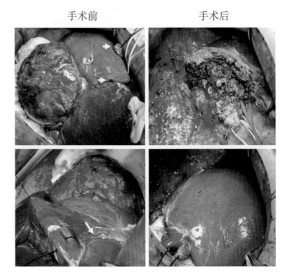

**图1-6　肝右三叶切除术中**

肝脏质地正常，无明显肝硬化。术中超声确认肿瘤情况与术前评估一致。段Ⅳ肝蒂离断后，发现段Ⅳa缺血线位于镰状韧带偏右侧约0.5cm。移除标本后可见肝左外叶血供及回流正常。

**表1-1　肝切除术中参数**

| 术中指标 | 参数 |
| --- | --- |
| 手术时间/min | 192 |
| 肝切除时间/min | 44 |
| 出血量/ml | 400 |
| 输血量/ml | 0 |
| 肿瘤大小 | 12cm×10cm |
| 肝门阻断时间/min | 0 |
| 下腔静脉阻断时间/min | 0 |

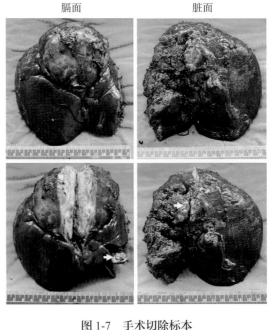

**图1-7　手术切除标本**

肿瘤主体主要位于段Ⅷ、段Ⅴ，挤压段Ⅶ，右肝蒂被肿瘤包裹，段Ⅳb深面肿瘤靠近左外叶，近肿瘤切缘<0.5cm。

3. 术后病理检查提示右叶肿瘤大部分坏死，门静脉右支及肝右静脉未见肿瘤侵犯，未见门静脉癌栓（portal vein tumor thrombus，PVTT），两处新增结节为活性肿瘤，癌旁组织可见MVI（图1-8）。

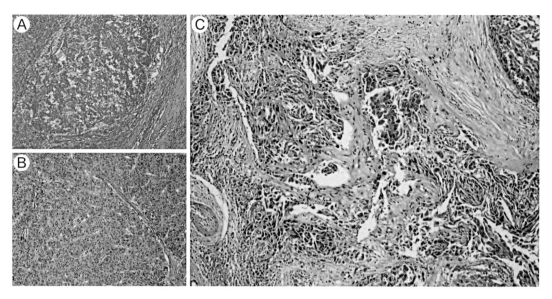

图 1-8　术后病理

肿瘤最大径 15cm，边界清楚，膨胀性生长；组织类型为肝细胞癌，主瘤为粗梁型（A），子灶为假腺管型（B），可见大量肿瘤坏死，符合治疗后反应；中分化；两处卫星灶，最大径分别为 1.1cm、0.8cm；未见大脉管侵犯；可见微脉管侵犯（C），近癌处 N=1，远癌处未见；无胆管侵犯；无周围神经侵犯；手术切缘阴性；肝被膜未侵犯；无肝硬化；慢性肝炎 G2S2。

4. 2015 年 4 月，肝切除术后 2 周开始口服索拉非尼治疗（400mg，2 次 /d）。

【治疗过程及随访情况总结】

病人为右肝巨大肝癌，初诊为可切除病例，于外院多次 TACE 后肿瘤进展。MDT 讨论时为肝右叶巨大肝癌伴两处卫星灶，BCLC B 期，行肝右三叶切除，术后辅助口服索拉非尼治疗，随访截止日期为无瘤生存 26 个月（图 1-9）。

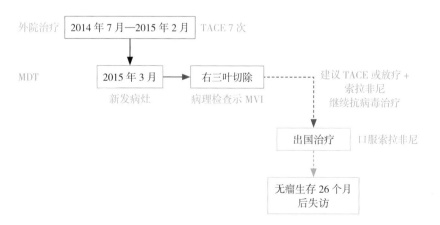

图 1-9　治疗过程及随访情况

# 疑似肝癌的腹膜后骨肉瘤

案例要点

1. 年轻女性,有肋骨外伤史。
2. 腹膜后巨大肿瘤,与肝右叶关系紧密,初诊考虑肝脏来源可能。
3. MDT 讨论后考虑腹膜后肿瘤,肾上腺来源可能性大,警惕嗜铬细胞瘤。
4. 肝功能 Child-Pugh A 级,ECOG 评分 0 分,NRS 2002 0 分。
5. 讨论后,行右半肝切除 + 右肾上腺切除 + 右第 11 肋骨切除 + 膈肌修补。
6. 术后病理提示软骨肉瘤。
7. 截至随访截止时间,无瘤生存 20 个月。

## 一、基本情况

【病史概况】

病人,女性,32 岁,体重 51kg。

病例来源:华中科技大学同济医学院附属同济医院肝胆胰疾病 MDT 团队。

发病时间:2019 年 4 月 10 日。

MDT 就诊时间:2019 年 5 月 9 日。

治疗要点:术前 MDT 充分讨论 + 术中多学科合作行右半肝切除 + 右肾上腺切除 + 右第 11 肋骨切除。

随访截止时间:2020 年 12 月 17 日。

随访截止状态:无瘤生存。

**主诉:**嗳气 1 月余,体检发现肝占位 1 周。

**现病史:**病人 1 个月前无明显诱因出现嗳气。无寒战、发热,无恶心、呕吐,无腹痛、腹泻、黄疸、黑便,无尿频、尿急、尿痛等。在当地医院行彩超检查提示:肝脏巨大肿瘤性病变。胃镜提示:浅表性胃炎伴胆汁反流,十二指肠球炎。病人于当地医院未做治疗。症状无明显加重或缓解,为行进一步诊治来我院。

发病以来，精神、饮食、睡眠等一般情况良好，大小便正常，体力体重无明显变化。

**既往史**：3 年前右腰部外伤（撞到门把手上）致右腰部肿痛，未行特殊检查治疗。孕5 产 3，其中人工流产 2 次，剖宫产 3 次。最后一次于 2018 年 10 月 17 日孕 27$^{+5}$ 周早产行剖宫产手术（术前检查未发现腹部有肿瘤），余无特殊。

【专科体格检查】

体温 36.8℃，心率 77 次 /min，呼吸 20 次 /min，血压 120/80mmHg。按压腹部肿瘤区域测量血压无波动。腹平软，右上腹膨隆，未见胃肠蠕动波，腹壁未见明显静脉曲张，右上腹部触及明显肿块，边界不清，质硬，不可推动。全腹无压痛及反跳痛，肝脾肋下未触及，墨菲征、肝区叩击痛、移动性浊音均为阴性，肠鸣音 4 次 /min。双下肢无水肿。

【门诊及外院检查】

2019 年 4 月 11 日我院门诊查胸部 X 线片提示：双肺纹理增强，右侧第 10 肋局部骨皮质显示稍欠光整，右上腹部片状混杂高密度影（图 2-1）。

2019 年 5 月 2 日产后半年体检：外院行肝脏 B 超提示肝脏肿瘤性病变。胃镜提示浅表性胃炎伴胆汁反流，十二指肠球炎。

【社会背景及治疗意向】

已婚已育。经济状况一般，治疗意愿积极，要求手术治疗。

【入院检查】

（一）**实验室检查**

血常规、肝肾功能、电解质、凝血功能无明显异常，乙肝血清学标志物、丙

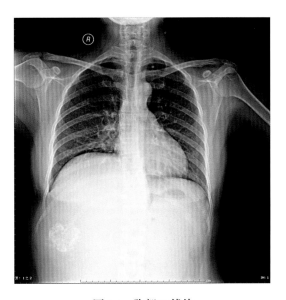

图 2-1　胸部 X 线片

型肝炎病毒抗体、人类免疫缺陷病毒（human immunodeficiency virus，HIV）抗体及梅毒抗体均正常范围。凝血功能：纤维蛋白原（fibrinogen，FIB）4.12g/L。相关肿瘤标志物：CA125 92.9U/ml。尿常规：白细胞（粒）（++），尿蛋白（+），比重＞ 1.030，尿酮体（±），血白细胞计数 106.70×10$^9$/L。

（二）**影像学检查**

1. 肝脏彩超　肝右叶囊实混合性病灶伴钙化（肿瘤性病变可能），肝中静脉受压移位，胆囊结石（图 2-2）。

2. 胃镜　浅表性胃炎伴胆汁反流，十二指肠球炎。

3. 胸部 CT、心电图、心脏彩超、胸部 CT　未发现异常。

4. 盆腔 MRI　子宫体后壁及宫颈多发小囊肿，少量盆腔积液。

5. 肾动态显像　①左肾血流灌注及摄取功能大致正常，排泄通畅。②右肾血流及摄

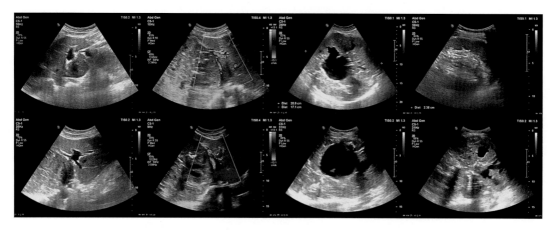

图 2-2　肝脏彩超

取功能受损，排泄轻度延缓。

6. 腹部增强 CT　肝右叶巨大肿块，考虑肿瘤性病变，累及右侧肾上腺、右肾及右后腹壁、肝右静脉，门静脉主干和右支栓子形成，胆囊结石（图 2-3 ~ 图 2-6）。

7. MRI 增强 + DWI　肝右叶巨大肿块，考虑肿瘤性病变，累及右侧肾上腺、右肾及右后腹壁、肝右静脉，门静脉主干和右支栓子形成，胆囊结石（图 2-7）。结果与 CT一致。

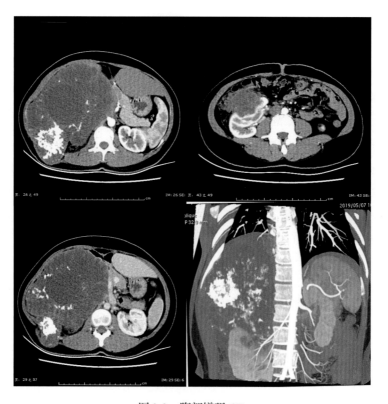

图 2-3　腹部增强 CT

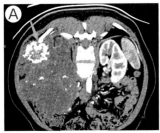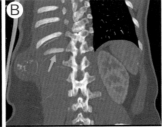

图 2-4　腹部增强 CT 提示肿瘤与肋骨关系
A. 肿瘤与第 11 肋骨相连；
B. 第 12 肋骨有陈旧骨折。

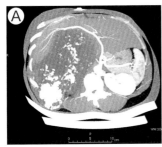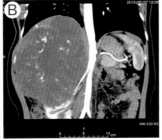

图 2-5　腹部增强 CT 提示肿瘤与邻近脏器关系
A. 肿瘤与肝右叶关系紧密；
B. 肿瘤与右肾及肾动脉关系紧密。

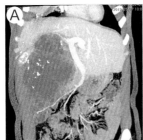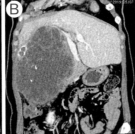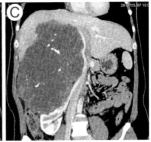

图 2-6　腹部增强 CT 提示肿瘤与周围血管关系
A、B. 肿瘤与肝右叶及门静脉关系紧密；
C. 肿瘤与右肾及肾静脉关系紧密。

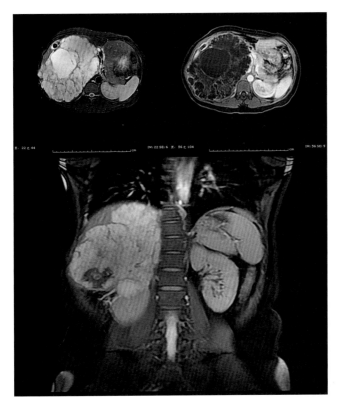

图 2-7　MRI 增强

8. 肝脏三维重建（图 2-8）　全肝体积 3 285.93cm³。肿瘤体积 2 180.8cm³。无瘤肝体积 1 105.84cm³。肿瘤体积 / 全肝体积 66.37%。左半肝体积（占全肝体积比）604.04cm³（18.38%）。右半肝体积（占全肝体积比）2 681.88cm³（81.62%）。

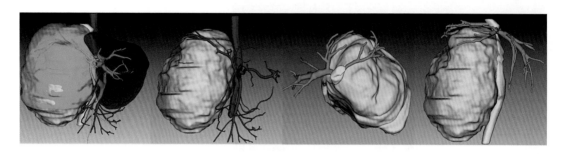

图 2-8　肝脏三维重建

### （三）专科相关评估

1. 肝功能 Child-Pugh A 级。

2. ICG R15 为 2.1%。

3. AFP 1.24ng/ml。CA125 92.9U/ml。

4. 肝硬化程度：影像学提示无明显硬化。

5. 肾动态显像：左肾血流灌注及摄取功能大致正常，排泄通畅。

6. ECOG 评分 0 分。

7. NRS 2002 0 分。

## 二、MDT 讨论过程

【病史要点】

1. 超声与 CT 报告存在出入。

2. 肿瘤累及膈肌、右肾上腺、右肾前筋膜及肾包膜，肝体积评估行右叶切除安全可行。

3. 左肾血流灌注及摄取功能大致正常，排泄通畅，右肾切除安全可行。

4. 肝脏无明显硬化，肝功能 Child-Pugh A 级。

5. 病人无明显症状，一般状况良好，ECOG 评分 0 分，NRS 2002 0 分。

6. 年轻女性，手术治疗意愿强烈。

【疾病诊断】

腹膜后肿瘤？肝肿瘤？

【MDT 讨论疑难点】

1. 肿瘤来源，是否是肝脏肿瘤。

2. 巨大肿瘤合并多器官受累治疗方式的选择。

3. 危险因素及预后预测。

4. 腹膜后巨大肿瘤的治疗如何兼顾外科学特点和肿瘤学特点以达到提高疗效的目的。

5. 术后预防复发转移的治疗方案。

## 三、讨论结论

【目前临床诊断】

腹膜后巨大肿瘤侵及肝右叶及右肾（肾上腺来源可能），胆囊结石。

结合增强 CT 及 MRI，腹膜后巨大肿瘤，未见肝动脉及门静脉向肿瘤供血，考虑为肝外肿瘤。就肿瘤部位而言，右侧肾上腺来源可能性大。需警惕嗜铬细胞瘤可能，但病人无高血压等病史，建议查儿茶酚胺全套（血和尿儿茶酚胺及其代谢物检测，尿 17- 羟类固醇、17- 酮类固醇定量，血皮质醇、肾素、醛固酮联合检测等），排除嗜铬细胞瘤。为确保手术安全，降低手术风险，建议术前按嗜铬细胞瘤诊断，给予扩容治疗。

【治疗方案】

右半肝切除 + 右肾上腺切除 + 右第 11 肋骨切除 + 膈肌修补。

影像学检查可见肝右叶被腹膜后巨大肿瘤压迫，形态扁平，体积很小，而左半肝体积明显代偿增大。肿瘤与肝右叶、肝蒂及肝静脉关系紧密，若术中探查肝右叶仅为压迫，则可以不切肝；若肿瘤侵及肝实质，考虑手术安全及术后并发症发生，最好切除右半肝。

病人无明显肝硬化，肝功能 Child-Pugh A 级，肝左外叶占体重比超 1%，左外叶入肝通道及流出道无异常，行右半肝切除安全可行。术中多学科会诊进一步精确手术方式选择。

手术重点注意事项：①术前按嗜铬细胞瘤准备，给予充分扩容，警惕术中血压呈过山车式变化，以免增加颅内出血等风险；②充分显露，必要时采用胸腹联合切口，不考虑腹腔镜手术；③肝脏是否切除根据术中探查情况决定，术前评估行右半肝切除可能性大；④膈肌损伤及修复，需请胸外科医师会诊；⑤右肾的切除需请泌尿外科医师术中会诊；⑥肿瘤累及肾静脉等血管处理。

【预后】

目前难以判断预后，待术后病理检查结果，明确肿瘤性质及来源，提示预后因素。

## 四、实际执行方案

右半肝切除 + 右肾上腺切除 + 右第 11 肋骨切除 + 膈肌修补，术后定期复查。

## 五、反馈

【方案进行中各阶段执行情况】

1. 2019 年 5 月行腹膜后巨大肿瘤切除 + 右半肝切除 + 胆囊切除 + 右肾上腺切除 + 右第 11 肋骨切除 + 膈肌修补（图 2-9、图 2-10）。

2. 手术过程顺利，术后恢复良好，未出现并发症（表 2-1、表 2-2）。术后 7 天出院。

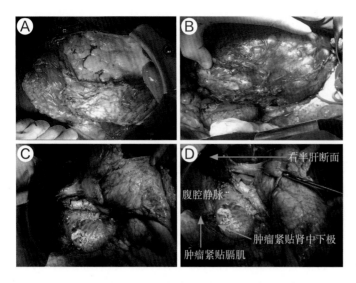

图 2-9　术中照片

A、B. 肿瘤切除前；C、D. 肿瘤切除后。

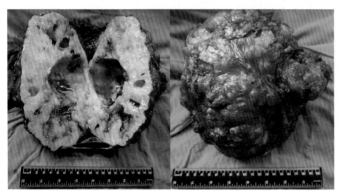

图 2-10　切除标本

巨大肿块 20cm×16cm×13cm，包膜完整，切面囊实性、质硬、透明状，部分区域可见疑似肾上腺结构，粘连紧密。上附部分肝组织 11cm×9cm×3cm，肿块与肝脏粘连紧密，胆囊 9cm×3cm×1.5cm，胆囊切开，内容大量棕色质硬结石，直径约 1cm，胆囊未与肿块粘连。

| 表 2-1　肝切除术中参数 | | 表 2-2　术后肝功能恢复情况 | |
| --- | --- | --- | --- |
| 术中指标 | 参数 | 术后第 3 天检查项目 | 结果 |
| 手术时间 /min | 410 | GPT/（U·L$^{-1}$） | 85 |
| 肝切除时间 /min | 24 | GOT/（U·L$^{-1}$） | 76 |
| 出血量 /ml | 500 | ALB/（g·L$^{-1}$） | 28.2 |
| 输血量 /ml | 0 | TBil/（μmol·L$^{-1}$） | 5.3 |
| 肿瘤大小 | 20cm×16cm×10cm | PT/s | 16.6 |
| 肝门阻断时间 /min | 0 | PTA | 65% |
| 下腔静脉阻断时间 /min | 0 | INR | 1.33 |

3. 术后病理检查提示肿瘤推挤周围肝组织，没有侵犯。肿瘤未侵犯肾上腺组织（图 2-11）。

术后病理报告：①软骨源性肿瘤，符合软骨肉瘤（部分为 1 级，部分为 2 级）。肿瘤组织推挤邻近脏器，并与周围脏器组织粘连，镜下膈肌结构不清；送检肋骨切缘切片中未见肿瘤组织；送检肾上腺及肝组织未见肿瘤侵犯；送检腹腔静脉旁淋巴结 3 枚切片中未见

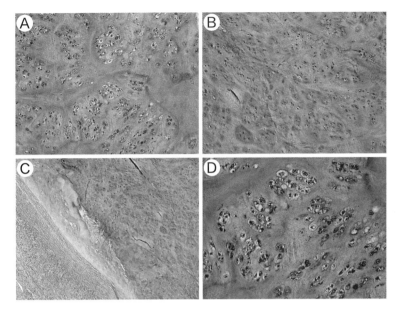

图 2-11　术后病理

A、B. ×100，细胞密度略低，核略小，属于 1 级的区域；

C. ×40，可见肿瘤推挤周围肝组织，没有侵犯；

D. ×200，软骨肉瘤，肿瘤细胞密度较大，核大，核仁较清楚。

肿瘤组织。免疫组化结果：SATB2（－），CDK4（－），MDM2（－），P16（－），P63（－），PCK（－），EMA（－），CK8/18（－），Brachyury（－），Ki-67 Li 约 5%。②慢性胆囊炎伴结石形成。

4. 2019 年 6 月，肝切除术后 1 个月复查（图 2-12）。

5. 2019 年 9 月，术后 4 个月复查（图 2-13）。

2020 年 7 月，术后 14 个月外院复查腹部 CT 后来我院肿瘤科门诊及放射科会诊，未见肿瘤复发，建议继续随访定期复查。

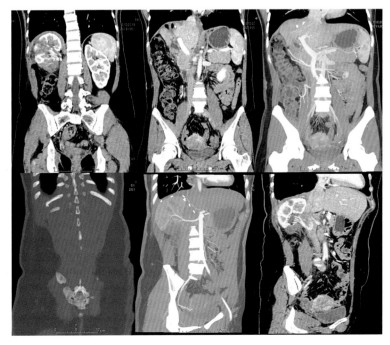

图 2-12　肝切除术后 1 个月复查 CT

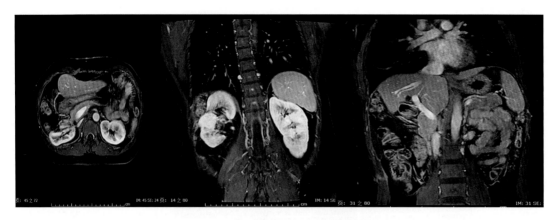

图 2-13　肝切除术后 4 个月复查 CT

2020 年 12 月电话随访病人目前一般情况良好，无特殊不适症状，继续定期随访复查。

【治疗过程及随访情况总结】

病人有肋骨外伤史，入院初步诊断考虑腹膜后肿瘤侵犯肝脏及右侧肾上腺。MDT 讨论后行手术治疗，术中考虑软骨来源肿瘤，行腹膜后巨大肿瘤切除 + 右半肝切除 + 胆囊切除 + 右肾上腺切除 + 右第 11 肋骨切除 + 膈肌修补。随访截止日期，无瘤生存 20 个月（图 2-14）。

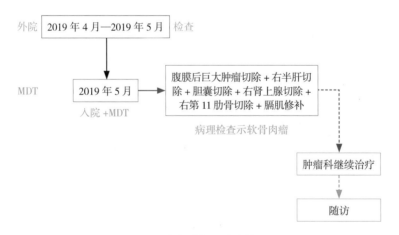

图 2-14　治疗过程及随访情况

# 先天性肝外门体分流行亲属供肝辅助性肝移植术后远期阻塞性黄疸并门静脉高压

案例要点

1. 14 岁女孩，9 岁时发病，发育异常。
2. 罕见先天性肝外门体分流及相关性肿瘤形成。
3. 亲属供肝辅助性肝移植后，生长发育正常，术后 5 年自体肝内肿瘤复发并梗阻性黄疸。
4. 诊断　先天性肝外门体分流行肝移植术后，自体肝肝硬化，门静脉高压，自体肝多发实质性病变，脾大，梗阻性黄疸。
5. 第二次手术行自体肝切除 + 供肝门静脉与脾静脉旁路移植 + 供肝胆管空肠吻合。
6. 术后因肝衰竭死亡。

## 一、基本情况

【病史概况】

病人，女性，14 岁，体重 50kg。

病例来源：华中科技大学同济医学院附属同济医院肝胆胰疾病 MDT 团队。

发病时间：2013 年 11 月。

MDT 就诊时间：2018 年 9 月。

治疗要点：第一次治疗为亲属供肝辅助性肝移植；第二次治疗为自体肝切除 + 供肝门静脉与脾静脉旁路移植 + 供肝胆管空肠吻合。

随访截止时间：2018 年 11 月 19 日。

随访截止状态：死亡，自发病后总体生存 60 个月。

**主诉**：肝移植术后 5 年，黄疸、乏力 7 天。

**现病史**：病人 5 年前因发育异常至我院确诊为先天性肝外门体分流Ⅰb 型，于 2013 年 11 月 26 日全身麻醉下行亲属供肝辅助性左半肝背驮式肝移植。术后病理检查示：符合先天性肝外门体分流之肝脏结节状增生病变。术后给予抗排斥、护肝、护胃、抗凝及对症支持治疗。术后规律复查，恢复良好，无移植排斥反应，生长发育明显改善，与同龄人相仿。病人于 7 天前无明显诱因出现黄疸、乏力，无寒战发热、腹痛腹泻、恶心呕吐、呕血黑便等不适。为求进一步诊治来我院，门诊以"肝移植术后，梗阻性黄疸"收入院。

发病以来，精神、饮食，睡眠等一般情况可，大小便正常，体力体重无异常。

**既往史：** 2005 年右肾盂积水。否认家族遗传性疾病史，否认乙型肝炎、结核、血吸虫病病史，否认糖尿病、高血压、冠心病病史，否认输血史，否认食物、药物过敏史。

【专科体格检查】

皮肤巩膜黄染，未见蜘蛛痣。腹部平软，可见手术瘢痕，全腹无压痛及反跳痛，墨菲征、肝区叩击痛、移动性浊音均为阴性，肠鸣音 4 次 /min。双下肢无水肿。

【社会背景及治疗意向】

发病后一直处于休学状态。家庭经济状况一般。第一次手术活体供肝的供者为家庭主要劳动力。治疗意愿积极，对前序治疗效果满意，希望进一步积极手术治疗。

【入院检查】

（一）实验室检查

白细胞（white blood cell，WBC）$2.34 \times 10^9$/L，红细胞（red blood cell，RBC）$1.46 \times 10^{12}$/L，血红蛋白（hemoglobin，HGB）42g/L，血小板（platelet，PLT）$87 \times 10^9$/L，GPT 45U/L，GOT 140U/L，ALB 21.9g/L，TBil 110.2μmol/L，直接胆红素（direct bilirubin，DBil）99.5μmol/L，PT 15.7 秒，PTA 69%。肾功能正常。

（二）影像学检查

彩超：自体肝肝硬化，自体肝多发实质性病变，门静脉海绵样变，脾大（图 3-1）。

胃镜：食管胃底静脉曲张（图 3-2）。

胸部 CT、心电图等其他检查未见明显异常。

增强 CT、肝门静脉 CT 血管成像（computed tomography angiography，CTA）：辅助性肝移植术后改变；门静脉期自体肝可见 2 个稍低密度灶，建议 MRI 进一步检查；移植肝（右半肝）密度稍低；门静脉主干与供肝门静脉吻合显示稍窄；移植肝动脉起始部显示欠佳（图 3-3 ~ 图 3-5）。肝内胆管扩张；脾大；右肾积水；左肾结节灶，囊肿可能。

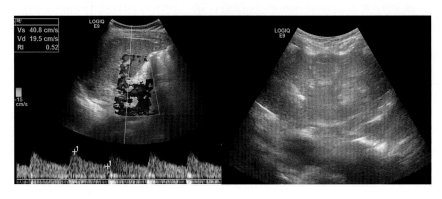

图 3-1　肝脏彩超

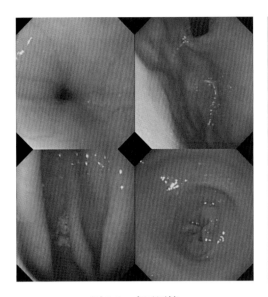

图 3-2 电子胃镜

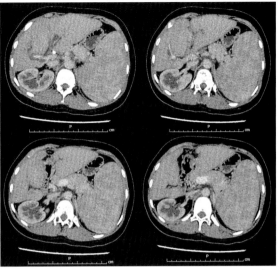

图 3-3 腹部增强 CT 门静脉期

门静脉主干起始部之后供肝门静脉显示不清，海绵样变。

磁共振胆胰管成像（magnetic resonance cholangiopancreatography，MRCP）：移植肝（右半肝）肝内胆管明显扩张，吻合口显示欠佳，吻合口狭窄可能（图 3-6）。

（三）专科相关评估

1. 肝功能 Child-Pugh B 级。

2. ICG R15 为 9.3%。

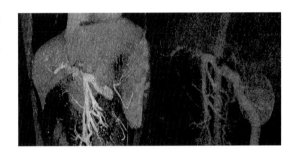

图 3-4 门静脉 CTA 示门静脉海绵样变

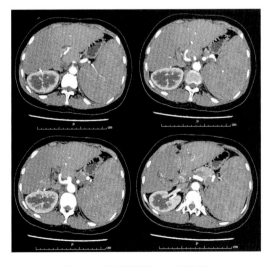

图 3-5 腹部增强 CT 动脉期

可见移植肝（右半肝）起始部显示欠佳。

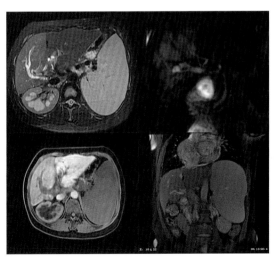

图 3-6 MRCP

3. 肝硬化程度：移植肝（右半肝）无肝硬化，自体肝（左半肝）中度硬化。

4. ECOG 评分 0 分。

5. NRS 2002 0 分。

## 二、MDT 讨论过程

【病史要点】

1. 病人 9 岁时诊为先天性肝外门体分流，经辅助性肝移植后效果满意，现 14 岁，发育正常。

2. 梗阻性黄疸。

3. 自体肝肝硬化，肝内多发肿物。

4. 供肝门静脉海绵样变，肝内胆管扩张，胆管吻合口狭窄。

5. 肝功能 Child-Pugh B 级。

6. 病人一般状况良好，ECOG 评分 0 分，NRS 2002 0 分。

7. 病人及家属对疾病认识度高，治疗意愿积极。

【前序治疗回顾】

1. 2013 年 11 月病人因先天性肝外门体分流 I b 型，肝右叶肿瘤，行亲属供肝辅助性左半肝背驮式肝移植。供者为直系亲属，家庭主要劳动力，提供肝左外叶，因体积相对不足，选择辅助性肝移植。病人行右三叶肝切除，保留肝左外叶；将左外叶供肝移植在病人的右半肝部位。

术前检查：血尿粪常规、肝肾功能、电解质、凝血功能均正常范围。乙型肝炎表面抗原（hepatitis B surface antigen，HBsAg）阴性，AFP 1.38ng/ml，CEA 2.06ng/ml，CA19-9 247.25U/ml，血型 O 型、Rh 阳性，肝功能 Child-pugh A 级，ECOG 评分 0 分。

2. 术前增强 CT 及 MRI 提示肝右叶肿瘤（图 3-7）。

3. CTA 提示门静脉显示不清，肠系膜上静脉与脾静脉汇合后直接汇入肝下下腔静脉（图 3-8）。

4. 亲属供肝辅助性肝移植

（1）供肝切取与准备。切取供者肝左外叶，供肝门静脉及肝左静脉架桥，待吻合（图 3-9）。

（2）病肝右半肝切除（图 3-10 ~ 图 3-12）。

5. 肝移植术后恢复良好。

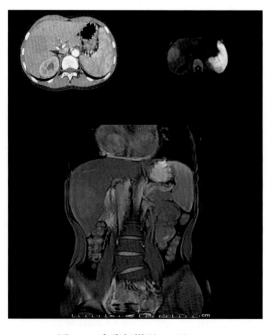

图 3-7　上腹部增强 CT 及 MRI

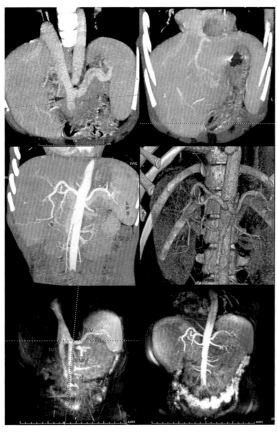

图 3-8　CTA

IVC. 下腔静脉；SMV. 肠系膜上静脉；SV. 脾静脉。

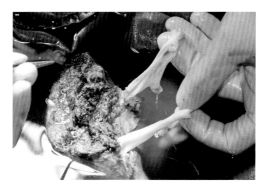

图 3-9　供肝切取与准备

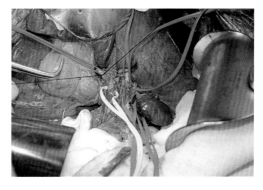

图 3-10　肝门部解剖

可见胆总管（黄色吊带）及肝动脉走行正常，肝固有动脉发出肝左、中、右三支肝动脉（红色吊带），其中肝右动脉穿行于胆总管后方。

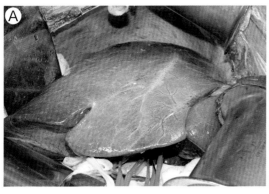
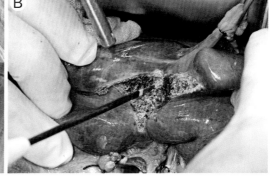

图 3-11　肝实质离断

A. 阻断肝右动脉后可见右半肝缺血线；B. 阻断肝中动脉后可见右三叶缺血线，沿缺血线行肝实质离断，切除右三叶。

（1）术后 1 周复查肝脏血流及 CT 平扫（图 3-13）。

（2）术后肝功能恢复顺利（图 3-14、图 3-15）。

6. 术后病理　肿瘤周围肝组织内可见正常肝小叶结构，门管区内缺乏静脉，轻度慢性炎症细胞浸润，肿块内未见正常肝小叶，肝组织呈结节状，静脉分布无规律，纤维结缔

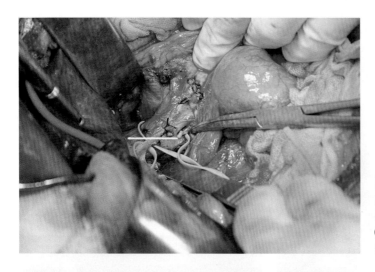

**图 3-12　肝外门体分流情况**
肠系膜上静脉与脾静脉汇合后于门静脉起始部直接汇入肝下下腔静脉（白色实线标记）；入肝门静脉非常细小，管腔内无明显血流充盈。

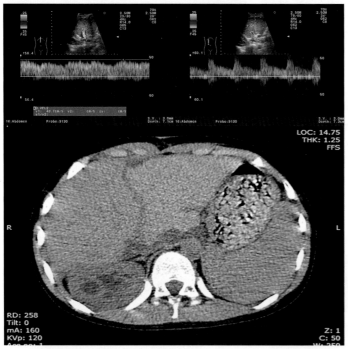

**图 3-13　术后复查情况**
术后 1 周复查肝脏血流良好，移植门静脉流速 43.7cm/s；供肝血运正常，质地均匀。

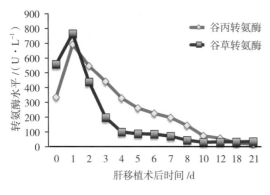

图 3-14　术后转氨酶水平

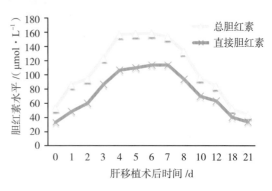

图 3-15　术后胆红素水平

组织与慢性炎症细胞增多，将肝小叶分隔，未见小胆管，部分肝细胞水样变性伴胆汁淤积及肝细胞再生，未见其他。肝门淋巴结 3 枚呈反应性增生，胆囊未见异常，结合临床，符合先天性肝外门体分流之肝脏结节状增生病变（图 3-16）。

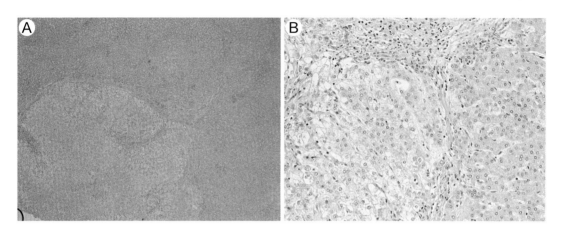

图 3-16　术后病理
A. ×40；B. ×200。

7. 先天性肝外门体分流（Abernethy 畸形）　是一种罕见的门静脉系统异常，本应经门静脉进入肝脏的部分或全部血流经分流通道进入体静脉，进而进入循环系统。虽然很少见，但由于未经治疗的病人临床预后不佳，其诊断越来越受到重视。临床表现多样，从完全无症状到门静脉高压、消化道出血、肝脏发育不全、肝脏多发结节、肝脏恶性肿瘤（肝母细胞瘤、肝细胞癌）、肝性脑病、肝肺综合征、严重肺动脉高压和弥漫性肺动静脉畸形均有报道。因肝脏为双重血供，70%～80% 的血液来自门静脉，20%～30% 的血液来自肝动脉，Abernethy 畸形因门静脉血供减少导致肝脏营养供给不足，可能发生癌变，具体机制尚不明确（图 3-17、图 3-18）。

【疾病诊断】

1. 亲属供肝辅助性肝移植术后。

2. 梗阻性黄疸。

3. 自体肝肝硬化，肝脏肿瘤性病变。

4. 门静脉高压，食管胃底静脉曲张，脾功能亢进。

【MDT 讨论疑难点】

1. 治疗方式的选择　自体肝切除 + 供肝门静脉与脾静脉旁路移植物搭桥 + 供肝胆管空肠吻合；再次肝移植；单纯供肝胆管空肠吻合。

2. 病人年龄较小，治疗方式对生活质量的影响。

3. 手术及预后预测。

4. 病人家庭经济情况的影响。

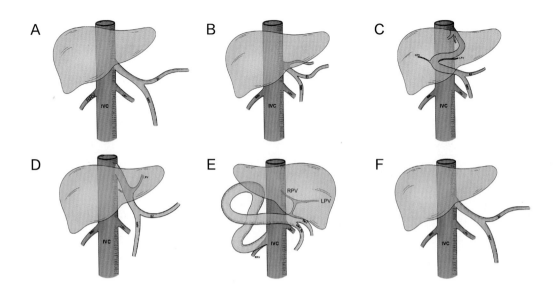

**图 3-17　Abernethy 畸形的门静脉解剖示意图**

A. 分流血管将肠系膜静脉血直接引流至肾上腺下腔静脉；B. 肝圆韧带未显影，未灌注肝脏及分流血管，肠系膜静脉血全部引流至肾上腺下腔静脉；C. 静脉导管未合并肝内门静脉；D. 静脉导管未合并肝左静脉；E. 倒位，肠系膜上静脉直接引流；F. 同 A。

IVC. 下腔静脉；RRV. 右肾静脉；LRV. 左肾静脉；SMV. 肠系膜上静脉；SV. 脾静脉；RPV. 门静脉右支；LPV. 门静脉左支。

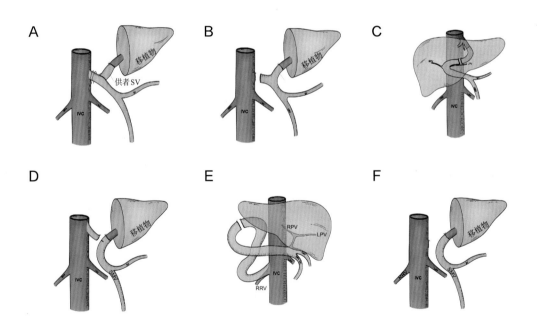

**图 3-18　Abernethy 畸形门静脉重建（活体肝移植或分流结扎）的解剖示意图**

A. 采用静脉间置移植物（供体远端脾静脉）行门静脉重建，通过部分侧夹与分流血管端侧吻合，保留门静脉血流；B. 肝圆韧带重建肝门静脉，与移植肝左静脉端端吻合，保留门静脉血流量；C、E. 分流结扎术；D、F. 门静脉重建术，在不保留门静脉血流的情况下，将分流血管端对端直接与移植物 LPV 吻合。

IVC. 下腔静脉；RRV. 右肾静脉；LRV. 左肾静脉；SMV. 肠系膜上静脉；SV. 脾静脉；RPV. 门静脉右支；LPV. 门静脉左支。

# 三、讨论结论

【目前临床诊断】

亲属供肝辅助性肝移植术后、梗阻性黄疸、自体肝肝硬化、肝脏肿瘤性病变、门静脉高压、门静脉海绵样变、食管胃底静脉曲张、脾功能亢进。

检查充分。供肝移植后体积增大，病人发育程度符合对应年龄水平。此例辅助性肝移植较为特殊，供肝为左外叶，但移植在右半肝部位。随着病人的发育，体型及器官增大，可能引起胆管扭曲或狭窄，导致梗阻性黄疸。另外，据文献报道，先天性肝外门体分流较大概率会发生肝脏肿瘤，其中部分肿瘤易发生恶变。综上，目前病人治疗的必要性很大，不宜长期观察等待不良结局。

【前序治疗评价】

亲属供肝辅助性肝移植术后恢复理想，病人治疗后发育正常，疗效满意。回顾分析，病人初诊时为先天性肝外门体分流，若首次治疗不保留自体肝，可能获得更好效果。但是当时，因为亲属供肝活体辅助性肝移植，供者为家庭主要劳动力，提供主要经济来源，供者的安全是首要的。经术前评估，决定切取供肝左外叶，因体积不够，最后行辅助性肝移植。事实证明，这样的选择使结果非常顺利，供者绝对安全，快速恢复后可以继续照顾家庭；病人恢复也超出预期。医患双方对疗效都非常满意。

目前因病人发育后出现相应问题，病人家属表示疗效已超出家庭期望值。现愿意进一步积极治疗。

【治疗方案】

手术主要解决以下几个问题：①解除胆道梗阻；②消除门静脉高压；③切除辅助性肝移植保留的自体肝（肝左叶），既切除了肿瘤和病肝，也为移植肝（右半肝）腾出空间进一步生长发育。

治疗方案一：自体肝切除＋供肝门静脉与脾静脉旁路移植物搭桥＋供肝胆管空肠吻合。

该方案移除肿瘤、重建门静脉血供、解决阻塞性黄疸，相比再次行肝移植可行性更高，且治疗效果好于单纯供肝胆管空肠吻合。但手术较大，风险较高，需与家属充分沟通。目前考虑家庭经济情况等因素，为首选方案。

治疗方案二：再次肝移植。

该方案可解决病人自体肝肝硬化及肿瘤问题，但肝源不足，而亲属供肝已用于前序治疗，再次进行肝移植需较长时间等待，且费用过高。另外，辅助性肝移植后再次移植技术难度大，加上门静脉海绵样变等，给手术技术增加难度。再次移植风险高，代价大。

治疗方案三：单纯供肝胆管空肠吻合。

病人年龄较小，该方案虽可以解决梗阻性黄疸的情况，但为姑息性治疗，自体肝肿瘤及门静脉高压将缩短病人生存时间。

【预后】

本病例核心在于手术风险。若能顺利完成手术（方案一或方案二）并顺利恢复，可以获得较好的临床效果。病人自体肝切除，但供肝存在肿瘤转移可能。方案三相对保守，预后不良。

## 四、实际执行方案

自体肝切除＋供肝门静脉与脾静脉旁路移植物搭桥＋供肝胆管空肠吻合。

## 五、反馈

【方案进行中各阶段执行情况】

病人于2018年10月行自体肝切除＋供肝门静脉与脾静脉旁路移植物搭桥＋供肝胆管空肠吻合（图3-19、图3-20）。

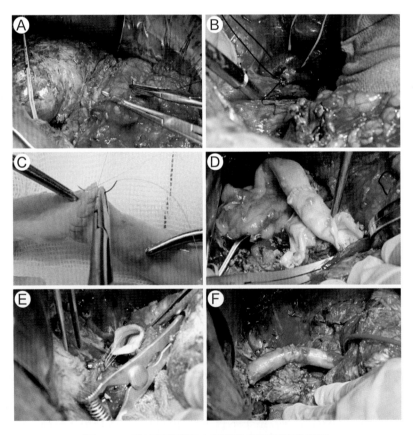

图3-19　移植肝门静脉与脾静脉旁路移植物搭桥

A. 术中探查可见腹腔内广泛致密粘连，肝门区难以显露，自体肝颜色暗黄，移植肝颜色红润；B. 胰腺上缘游离脾静脉，予以悬吊；C. 血管准备，采用异体髂动脉作为旁路移植血管；D. 脾静脉上缘开口行端侧吻合；E. 移植肝门静脉行端端吻合；F. 门静脉与脾静脉旁路移植物搭桥效果满意，血流通畅，无梗阻及出血。

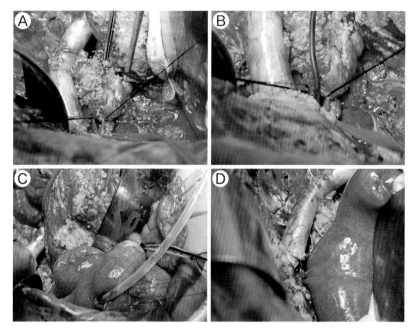

图 3-20　移植肝胆管空肠吻合

A. 自吻合口上方寻找移植肝的肝外胆管，切开悬吊；
B. 探查肝内胆管通畅；
C. 行胆管空肠 Roux-en-Y 吻合，留置吻合口支持管；
D. 胆肠吻合效果。

术后病理检查：切除部分肝 8cm×6.5cm×0.5cm，靠近被膜侧见一结节样肿物，大小 3cm×2.5cm×0.5cm，呈深墨绿色，其余肝切缘散在灰白区，直径 0.1~1.0cm（图 3-21）。（自体肝脏肿物）胆汁性肝硬化。免疫组化：Hepatocyte（＋），Glypican-3（－），Arginase-1（＋），AFP（－），EMA（－），CD34（血管＋），Ki-67（Li 约 3%）。

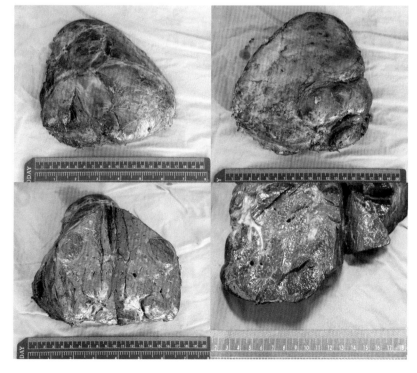

图 3-21　切除标本

【治疗过程及随访情况总结】

治疗过程及随访情况见图 3-22。

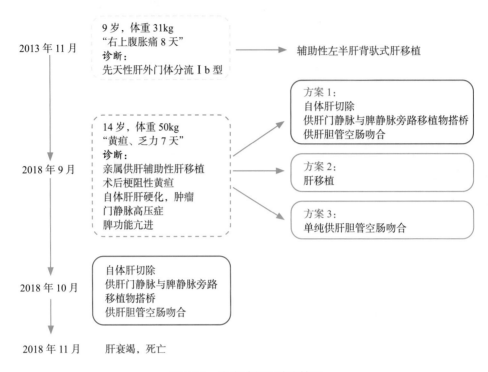

图 3-22　治疗过程及随访情况

# 病例 **4**
## 结肠癌肝转移

---

**案例要点**

1. 中年男性，治疗意愿强烈。
2. 结肠癌伴肝脏多发转移。
3. 病人一般情况较好，肝功能 Child-Pugh A 级，体能状态（performance status，PS）评分 0 分，CRS 4 分。
4. 讨论后建议化疗联合靶向治疗，病情无进展进行手术治疗。
5. 随访无瘤生存 18 个月，后失访。

---

## 一、基本情况

【病史概况】

病人，男性，47 岁。

病例来源：武汉大学中南医院肝胆胰外科 MDT 团队。

发病时间：2018 年 4 月 27 日。

MDT 就诊时间：2018 年 5 月 14 日。

治疗要点：FOLFIRI（伊立替康＋奥沙利铂＋5-氟尿嘧啶）化学治疗＋西妥昔单抗靶向治疗＋手术。

随访截止时间：2019 年 11 月 18 日。

随访截止状态：无瘤生存。

**主诉：** 大便不成形半年，胸闷胸痛 2 小时。

**现病史：** 病人半年前开始无明显诱因出现大便不成形，无腹痛、腹胀、恶心、呕吐等。未予检查及治疗，症状无明显加重。2 小时前无明显诱因出现胸闷、胸痛，休息后无缓解，不伴放射痛，无头晕、头痛，无腹痛、腹胀，无咳嗽、恶心、呕吐等，无畏寒发热。于 2018 年 4 月 27 日急诊入院，急诊查心电图、心肌酶等结果均正常，胸部 CT 发现肝脏多发占位：肝癌并肝内转移可能。于急诊科行镇痛治疗后胸痛症状消失，4 月 28 日门诊以"肝转移瘤"收住肝胆胰外科。

发病以来，病人神志清楚，精神尚可，饮食睡眠正常，大便不成形，小便正常，体力体重未见明显变化。

**既往史：** 2015 年外院体检发现肝脏多发占位，MRI、彩超等检查考虑良性病变；30+年吸烟饮酒史。否认高血压、糖尿病、冠心病等病史，否认乙型肝炎、结核等传染病史，否认手术、外伤史、输血史，否认食物、药物过敏史。否认消化系统肿瘤家族史。

【专科体格检查】

贫血貌，上腹部轻压痛，无反跳痛，全身皮肤巩膜无黄染，余无明显阳性体征。

【社会背景及治疗意向】

经济状况较好，治疗意愿积极。

【入院检查】

（一）**实验室检查**

血常规示 HGB 91.4g/L；粪便隐血（＋）；肝肾功能、凝血功能均正常；肿瘤标志物（肝胆）：AFP 1.43ng/ml；CA19-9 7 907.00U/ml；CEA 64.50ng/ml。乙肝血清标志物输血前检查无异常。

（二）**影像学检查**

1. 2018 年 5 月 2 日腹部 CT　结肠肝曲管壁不均匀增厚，考虑结肠癌，包绕部分肠系膜、肠系膜上动脉部分属支（系膜套叠）；肝内肿块及结节，考虑转移（图 4-1）。

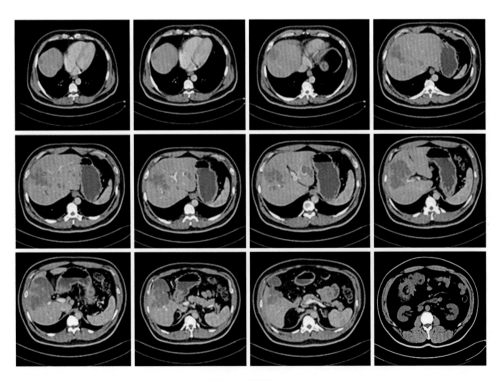

图 4-1　腹部 CT

2．2018年5月3日肠镜　进镜19cm可见一环腔生长巨大新生物，表面凹凸不平，覆苔，触之易出血，活检5块；镜身无法通过（图4-2）。

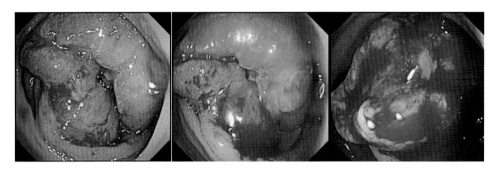

图4-2　肠镜（2018年5月3日）

3．肠镜病理　（乙状结肠活检）腺癌（中等分化）。免疫组化示：MLH1（+），MSH2（+），MSH6（+），PMS2（+），提示错配修复（mismatch repair，MMR）蛋白无缺失。

4．2018年5月11日正电子发射计算机体层显像（positron emission tomography and computed tomography，PET/CT）　①乙状结肠管壁不均匀环周增厚，代谢异常增高，符合恶性肿瘤性病变征象。②肝内多发稍低密度结节、肿块，代谢异常增高，考虑为转移性病变。③结肠肝曲肠管壁局限性环周不均匀增厚，管腔扩张，部分肠系膜呈套叠改变，周伴多发小淋巴结，代谢异常增高，考虑多为恶性肿瘤性病变（图4-3）。

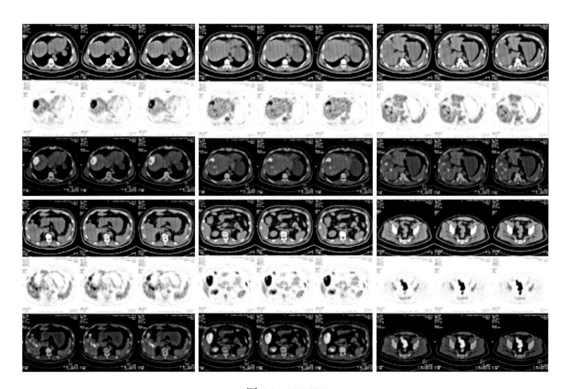

图4-3　PET/CT

### （三）专科相关评估

1. 肝功能 Child-Pugh A 级。

2. ICG R15 9.8%。

3. PS 评分 0 分。

4. CRS 4 分。

## 二、MDT 讨论过程

【病史要点】

1. 中年男性，治疗意愿强烈。

2. 乙状结肠、升结肠双原发癌伴肝脏多发转移。

3. 中肝区集中主要病灶，左、右半肝部分子灶。

4. 肝功能 Child-Pugh A 级，PS 评分 0 分，CRS 4 分。

【疾病诊断】

乙状结肠、升结肠双原发癌伴肝脏多发转移。

【MDT 讨论疑难点】

1. 结肠癌合并肝转移灶的治疗方式选择。

2. 手术范围大、风险大，非根治性手术可能适得其反导致进展加速，选择保守治疗还是手术治疗。

3. 危险因素及预后预测。

## 三、讨论结论

【目前临床诊断】

乙状结肠、升结肠双原发癌伴肝脏多发转移。

【治疗方案】

初始不可切除转移性结肠癌，建议化疗联合靶向治疗；继续完成一个周期放化疗及靶向治疗方案后，若病情无进展可以考虑手术治疗，两处结肠手术和肝脏手术可以同期或分期进行，包括是否行预防性肠造口等手术方案细节应尊重病人本人及家属意见。

手术重点注意事项：目前无手术时机；若选择手术治疗，无法做到根治性切除，可能加速病情进展，中肝叶切除主要集中病灶＋左、右半肝多发灶局部切除＋术中射频＋升结肠、乙状结肠双原发癌根治切除，手术创伤巨大，风险高。

【预后】

病人确诊时肿瘤分期较晚，先化疗联合靶向治疗，若病情无进展则可以考虑手术治疗，预后较差。

## 四、实际执行方案

FOLFIRI 化学治疗 + 西妥昔单抗靶向治疗 + 手术。

## 五、反馈

【方案进行中各阶段执行情况】

1. 2018 年 5 月 16 日行第一周期 FOLFIRI 方案化疗，化疗后肿瘤标志物下降；5 月 30 日开始 FOLFIRI 化疗联合西妥昔单抗靶向治疗；6 月 13 日、6 月 27 日继续行第 3、4 周期 FOLFIRI 化疗联合西妥昔单抗靶向治疗。

2. 2018 年 7 月 12 日复查腹盆腔增强 MRI（图 4-4），可见原发灶明显退缩，原肝区病变实际为回盲部病变；肝脏病变大小无明显变化（病灶大部分囊性变坏死）。

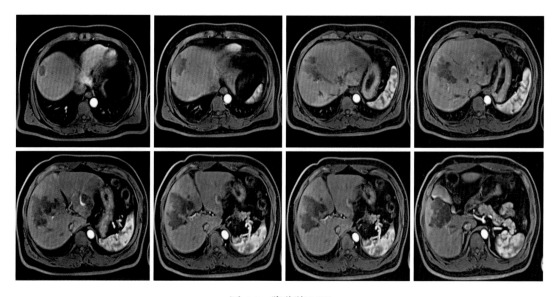

图 4-4　腹盆腔 MRI

3. 2018 年 7 月 13 日复查肠镜（图 4-5），于乙状结肠见一环腔生长肿物，致管腔狭窄，镜身尚可通过，肿物质脆，触之易出血。回盲部见一花样肿物，大小约 3.0cm × 2.0cm，表面黏膜糜烂，部分溃疡形成，质脆，触之易出血，已取材活检。

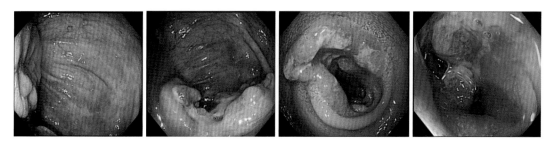

图 4-5　肠镜（2018 年 7 月 13 日）

4. 2018年7月14日、7月30日、8月14日、8月30日继续FOLFIRI方案化疗联合西妥昔单抗靶向治疗；定期复查肿瘤标志物：CA19-9波动于600～900U/ml，未再继续下降；上述治疗过程顺利，无3/4级不良反应。2018年8月28日行肝脏MRI平扫+增强+DWI（图4-6）。

2018年9月13日复查行全腹部+盆腔CT平扫+增强（图4-7）。

5. 2018年9月20日、10月11日行第9、10周期FOLFIRI方案化疗联合西妥昔单抗靶向治疗；定期复查肿瘤标志物CA19-9波动于600～1 200U/ml，未再继续下降；上述治疗过程顺利，无3/4级不良反应。9月28日行肝脏穿刺活检提示：①（肝左外叶、肝右叶穿刺标本）转移性腺癌，结合病史及形态，符合结肠腺癌转移；②（肝左内叶穿刺标本）送检肝组织内未见癌转移。

6. 2018年10月26日行第11周期FOLFIRI方案化疗；10月25日、11月7日继续按时行西妥昔单抗靶向治疗；11月22日肝胆外科和结直肠外科联合行"左半肝转移瘤切

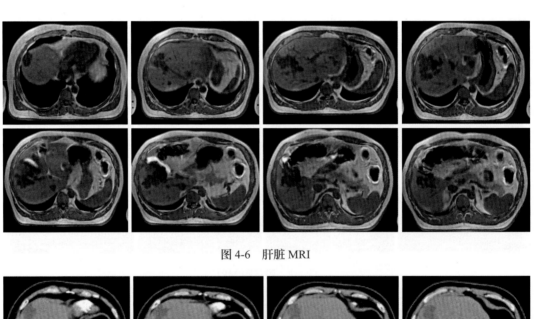

图4-6　肝脏MRI

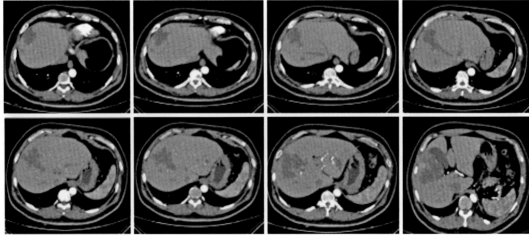

图4-7　腹盆腔CT（2018年9月13日）

除，右半结肠根治性切除术（回肠结肠吻合），乙状结肠部分切除术（直肠乙状结肠吻合），肝段Ⅳ、段Ⅴ、段Ⅷ联合切除，右后叶肝转移瘤切除（图4-8、图4-9）"。

7. 术后病理检查（图4-10）

（1）右半结肠绒毛：管状腺瘤恶变（中等分化腺癌，部分呈黏液腺癌图像），肿瘤侵及浆膜下纤维结缔组织，可见脉管内癌栓及神经累犯；肿瘤退缩分级（tumor regression grade，TRG）评分2分；送检两断端及环肠系膜切缘未见癌；扪及肠系膜淋巴结（2/16枚）可见癌转移；右半结肠病理分期 $ypT_3N_1M_1$。

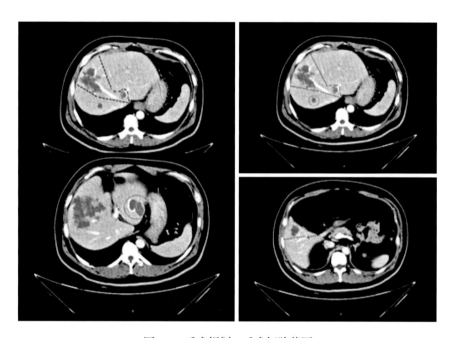

图4-8　手术规划：手术切除范围

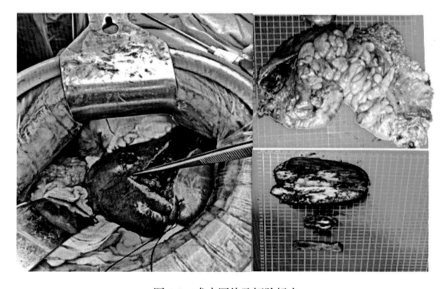

图4-9　术中图片及切除标本

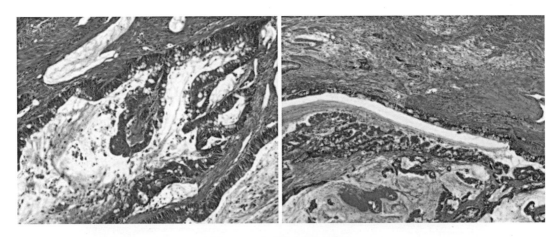

图 4-10　术后右半结肠病理

（2）乙状结肠绒毛：管状腺瘤恶变（中等分化腺癌，局灶呈黏液腺癌图像），肿瘤侵及浆膜下层纤维结缔组织，未见明确脉管内癌栓及神经累犯；TRG 评分 2 分；Ki-67（Li：60%）；送检两断端及环肠系膜切缘未见癌；扪及肠系膜淋巴结（14 枚）内未见癌转移；乙状结肠病理分期 $ypT_3N_0$。

（3）送检肝组织内可见黏液腺癌图像，切缘组织未见癌。

8．术后治疗　术后肿瘤标志物 CEA、CA19-9 均降至正常；考虑病人术后身体恢复情况，2019 年 1 月 16 日仅行西妥昔单抗靶向治疗；2 月 28 日、3 月 14 日、3 月 29 日、4 月 15 日行术后 4 周期 FORFIRI 方案化疗；同时继续按时行双周西妥昔单抗靶向治疗；2019 年 5 月 7 日开始行亚叶酸钙（calcium folinate, CF）/5- 氟尿嘧啶（5-fluorouracil, 5-FU）联合西妥昔单药维持治疗（共 12 周期）；2019 年 8 月 5 日循环肿瘤细胞检测回报 7 个 /3ml；定期复查肿瘤标志物未见明显升高；2019 年 11 月 18 日复查腹盆腔增强 MRI（图4-11）示肝右叶第二肝门旁及段Ⅵ异常信号，较前未见明显变化。

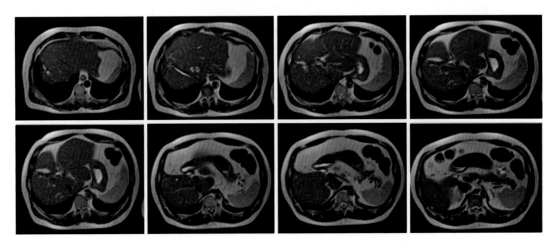

图 4-11　腹盆腔 MRI（2019 年 11 月 18 日）

【治疗过程及随访情况总结】

病人术后于放化疗科继续就诊，定期复查，及时评估治疗效果，需要时更改化疗方案。

治疗过程及随访情况总结见图 4-12。

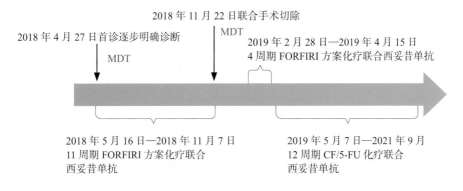

图 4-12　治疗过程及随访情况

# 巨大肝内胆管细胞癌综合治疗

---

**案例要点**

1. 中年女性，治疗意愿强烈。
2. 肝左内叶单发巨大肿瘤，侵犯十二指肠，手术治疗难度较大。
3. 首次讨论后病人先行基因检测，术前给予三周期 GEMOX 方案（吉西他滨联合奥沙利铂）新辅助化疗。
4. 术前化疗敏感，但病灶与十二指肠界限仍不清，再次讨论后行肝段切除＋胆囊切除＋肝门淋巴结清扫术＋十二指肠浆膜层部分切除＋肠修补术。
5. 病人术后 1 个月复查未见明显异常。

---

## 一、基本情况

【病史概况】

病人，女性，58 岁。

病例来源：武汉大学中南医院肝胆胰外科 MDT 团队。

发病时间：2019 年 7 月 26 日。

MDT 就诊时间：2019 年 8 月 5 日。

治疗要点：新辅助化疗＋手术＋术后靶向治疗、化疗。

随访截止时间：2021 年 9 月。

随访截止状态：无瘤生存 24 个月。

**主诉**：腹痛腹胀 2 天。

**现病史**：病人 2 天前无明显诱因出现腹痛、腹胀，为持续性腹痛，无肩背部放射痛，无畏寒、发热，无恶心、呕吐等。至鄂州某医院就诊，行彩超、增强 CT 等检查，诊断为"肝右叶肿瘤性病变并胆囊及十二指肠受累，腹腔、腹膜后淋巴结转移"，未予以特殊治疗，症状无明显缓解。为求进一步治疗来我院，门诊以"肝占位性病变"收入。

发病以来，病人精神、睡眠一般，饮食较差，大小便次数增多，体力下降，体重近 2

个月下降 6kg。

**既往史：** 2019 年 5 月 24 日行内镜下胃息肉切除术。有高血压病史 10 年，最高血压 160/100mmHg，服用硝苯地平缓释片（每日 1 次，每次 1 片），血压控制情况可。否认糖尿病、心脏病等病史，否认肝炎、结核等传染病史，否认食物、药物过敏史；否认外伤史及输血史，预防接种史具体不详。

【专科体格检查】

全身皮肤巩膜无黄染，腹软，右上腹轻压痛，腹部未触及包块，墨菲征阴性，移动性浊音阴性，肝区无叩击痛，肠鸣音正常。

【社会背景及治疗意向】

经济状况一般，治疗意愿强烈。

【入院检查】

（一）实验室检查

血常规：WBC $10.01 \times 10^9$/L，RBC $4.45 \times 10^{12}$/L，HGB 124.7g/L，PLT $350 \times 10^9$/L；肝功能：GPT 26U/L，GOT 22U/L，TBil 9.8μmol/L，DBil 2.0μmol/L，间接胆红素（indirect bilirubin，IBil）7.8μmol/L，ALB 40.3g/L；肿瘤标志物测定：AFP 4.49ng/ml，CEA 67.70ng/ml，CA125 824.60U/ml，CA19-9 ＞ 1 000.0U/ml；凝血功能：PT 13.8 秒，INR 1.27；余检验未见明显异常。

（二）影像学检查

1. 2019 年 7 月 24 日鄂州某医院彩超 ①肝右叶实性占位性病变（考虑肝癌不除外，建议进一步检查）；②胆囊萎缩并其内结石。

2. 2019 年 7 月 25 日鄂州某医院增强 CT ①肝右叶肿瘤性病变并胆囊及十二指肠受累及；②胆囊萎缩，胆囊炎；③左肾囊性病变；④右肾小结石及钙化；⑤腹腔、腹膜后淋巴结转移。

3. 2019 年 7 月 29 日全腹部增强 CT 肝左内叶可见不规则肿块影，大小约 99mm×62mm，增强呈混杂不均匀强化。右侧肠周可疑软组织灶，考虑：肝左内叶占位，多考虑恶性占位性病变，胆囊癌累及肝脏可能性大（图 5-1）。

4. 2019 年 7 月 29 日肝脏 MRI 肝左内叶可见边界尚清不规则肿块，呈稍长 $T_2$ 信号为主混杂信号，大小约 100mm×63mm；肝内血管及胆管受压改变，肝内胆管轻度扩张；胆囊显示欠佳，胆囊颈管见充盈缺损；DWI 示肝内叶肿块呈弥散受限高信号，肝门处见弥散受限结节（图 5-2）。考虑：肝左内叶肿块，胆囊显示不清，胆囊颈部充盈缺损，肝门淋巴结，考虑胆囊癌侵及肝脏可能性大。

5. 2019 年 7 月 30 日行超声引导下肝穿刺活检术，病理检查结果为肝内胆管细胞癌（图 5-3）。免疫组化：Glypican-3（－），Arginase-1（－），CK（＋），CK7（＋），CK20（－），Vimentin（间质＋），P53（＋，突变型），Melan-A（－），HMB45（－），MUC1（＋），MUC2（－）。

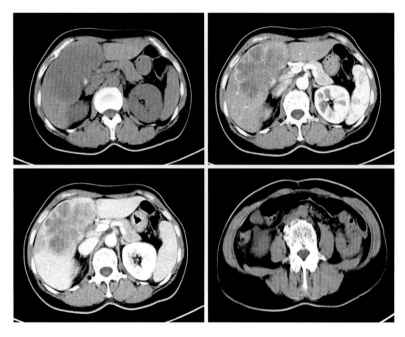

图 5-1　全腹部增强 CT

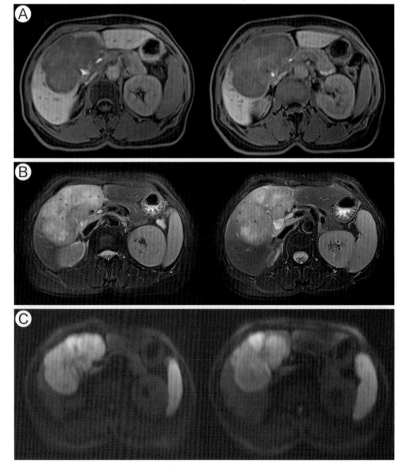

图 5-2　肝脏 MRI（2019
年 7 月 29 日）
A. T₁WI；B. T₂WI；C. DWI。

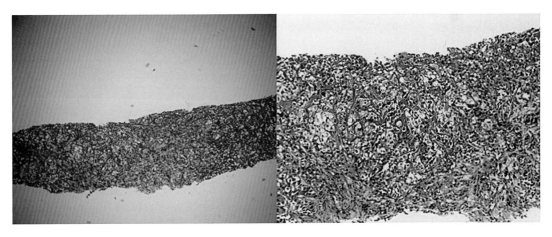

图 5-3　肝穿刺活检病理结果

### （三）专科相关评估

1. 肝功能 Child-Pugh A 级。

2. ICG R15 特殊原因未查。

3. HBV-DNA 阴性。

4. 肿瘤标志物：AFP 4.49ng/ml，CEA 67.70ng/ml，CA125 824.60U/ml，CA19-9 > 1 000.0U/ml。

5. 肝硬化程度：影像学提示无明显硬化。

6. ECOG 评分 0 分。

7. NRS 2002 1 分。

## 二、MDT 讨论过程

【病史要点】

1. 肝左内叶单发巨大肿瘤，侵犯十二指肠，手术治疗难度较大。

2. 肿块来源不清，病人诊断存在争议。

3. 肝脏无明显硬化，肝功能 Child-Pugh A 级。

4. 病人一般状况良好，ECOG 评分 0 分，NRS 2002 1 分。

5. 中年女性，治疗意愿强烈。

【疾病诊断】

1. 胆囊恶性肿瘤伴肝脏十二指肠侵犯？

2. 胃息肉切除术后。

【MDT 讨论疑难点】

1. 病人诊断　肝内胆管细胞癌侵犯胆囊？胆囊癌伴肝脏侵犯？

2. 病人是否能行手术治疗，若能手术切除，能否达到 $R_0$ 手术切除。

3. 是否需要术前新辅助化疗，观察能否控制病灶，使病人进一步获益。

## 三、讨论结论

【目前临床诊断】

1. 胆囊恶性肿瘤伴肝脏十二指肠侵犯?

2. 胃息肉切除术后。

【治疗方案】

1. 病人目前病灶较大（大小约 100mm×63mm），难以手术切除，MRI 显示肝内血管及胆管受压改变，肝内胆管轻度扩张；胆囊显示欠佳，胆囊颈管见充盈缺损。建议病人先行肝肿瘤穿刺活检、基因检测，确定术前新辅助治疗方案。

2. 观察病人对新辅助治疗的反应，作为评估进一步手术治疗价值的指标。

3. 手术切除后，可术后再讨论是否继续化疗或结合靶向治疗，使病人更加获益。

【预后】

病人肝脏病灶较大，且侵犯十二指肠，肿瘤分期较晚，均为预后不良因素。

## 四、实际执行方案

1. 经 MDT 多学科讨论后，病人于 2019 年 8 月 5 日转入腹部肿瘤放化疗科行术前新辅助化疗。

2. 完善相关检查未见异常。于 2019 年 8 月 6 日、8 月 27 日、9 月 20 日行三周期 GEMOX 方案（吉西他滨 1.4g，第 1、第 8 天；奥沙利铂 140mg，第 1 天，每 21 天 1 次）术前新辅助化疗。

## 五、反馈

【方案进行中各阶段执行情况】

1. 三次新辅助化疗后病人再次入院查肿瘤标志物：AFP 由 4.49ng/ml 转为 6.80ng/ml；CEA 由 67.70ng/ml 转为 13.10ng/ml；CA125 由 824.60U/ml 转为 30.74U/ml；CA19-9 由 ＞1 000.0U/ml 转为 445.10U/ml。

2019 年 10 月 11 日查 CT 可见：肝段Ⅳ、段Ⅴ见范围大小约 58mm×30mm 稍低密度肿块影，并与胆囊分界欠清（图 5-4）。对比 2019 年 9 月 17 日检查可见肝内肿块较前缩小，余未见明显变化。

2. 进行第二次 MDT 讨论关键问题　①化疗进行 1 月余，肿瘤明显缩小，十二指肠受压解除，但是局部界限似乎仍然不清。此时手术治疗是否可行？②若此时加行肝门区放疗，预计肿瘤会进一步缩小。直接手术还是放疗后手术？

3. 治疗方案及理由

（1）手术：①病人目前全身状况良好，可耐受手术，建议直接手术。②影像学提示目前病灶较之前明显缩小，手术切除可望达到 $R_0$ 切除。③超声内镜检查提示病人病变与

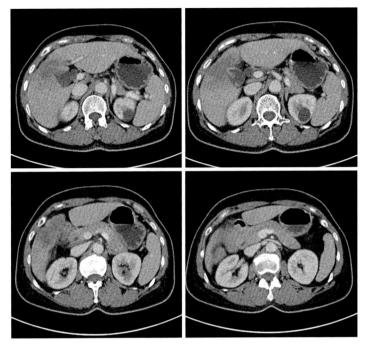

图 5-4　腹部 CT（2019 年 10 月 11 日）

十二指肠浆膜层关系密切、固有肌层完整，有望避免大规模的肝胰十二指肠手术。④不建议放疗，会增加十二指肠水肿及相关手术风险。

（2）化疗：病人术前新辅助化疗三周期，病灶较之前明显缩小，该病人对化疗转化治疗敏感。

（3）系统治疗：后续评估是否需靶向治疗。

4．手术治疗（图 5-5）

手术时间：2019 年 10 月 21 日。

手术名称：肝段切除＋胆囊切除＋肝门淋巴结清扫术＋十二指肠浆膜层部分切除＋肠修补术。

术中诊断：①肝内胆管细胞癌化疗后；②肝内胆管细胞癌伴十二指肠侵犯。

病灶部位：肝段Ⅳb、段Ⅴ。

其他描述：质硬，十二指肠球降部浆膜层与肿块有明显粘连，部分侵犯。

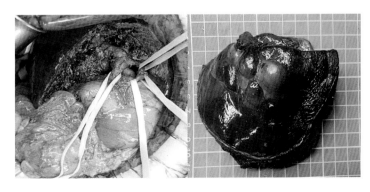

图 5-5　术中图片及切除标本

术中出血：300ml。

术中未输血，术后无明显并发症。

术后病理（图 5-6）：肝内胆管细胞癌化疗后肝脏切除标本示肝内胆管细胞癌（中 - 低分化），呈中度治疗后反应，肿瘤大小约 5.5cm×3.5cm×3cm，未见明确脉管及神经侵犯。十二指肠转移灶示转移性胆管细胞癌。免疫组化检测：A1，CK（－）；C14，CK（－）；C15，CK（－）；C17，CK（－）。病理分期：$ypT_{1b}N_0Mx$。

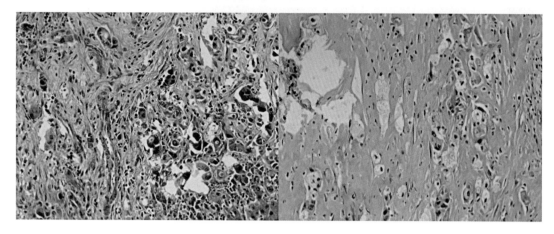

图 5-6　术后十二指肠转移灶病理

【治疗过程及随访情况总结】

病人因"腹痛腹胀 2 日"于 2019 年 7 月 26 日入院。

2019 年 7 月 30 日肝穿刺活检提示肝内胆管细胞癌。

2019 年 8 月 5 日第一次 MDT 讨论，考虑病人当前无手术切除适应证，建议先行术前新辅助化疗，待病灶控制住后再行手术切除。

2019 年 8 月 6 日、8 月 27 日、9 月 20 日行 3 周期 GEMOX 方案（吉西他滨 1.4g，第 1、第 8 天；奥沙利铂 140mg，第 1 天，每 21 天 1 次）术前新辅助化疗。

2019 年 10 月 14 日第二次 MDT 讨论，考虑病人当前已有手术切除适应证，建议病人行手术切除，术后辅以化疗及靶向治疗，使病人最大限度获益。

2019 年 10 月 21 日手术。手术名称：肝段切除＋胆囊切除＋肝门淋巴结清扫术＋十二指肠浆膜层部分切除＋肠修补术。术后病理：肝内胆管细胞癌（中 - 低分化），呈中度治疗后反应，肿瘤大小约 5.5cm×3.5cm×3cm，未见明确脉管及神经侵犯。

2019 年 11 月病人入院复查未见明显异常。

# 直肠癌肝转移的手术与辅助治疗

---

┌─ **案例要点** ─────────────────────────────────

1. 老年男性，治疗意愿强烈。

2. 直肠癌多发肝转移靶向治疗联合化疗加 TACE 治疗，肝转移灶得到明显控制，直肠原发灶未有进展。

3. 肝脏主瘤位于肝右叶，肝体积评估行肝右叶切除安全可行。

4. 肝脏储备功能正常，肝功能无异常，Child-Pugh 分级 A 级。

5. 讨论后，行肝肿瘤切除术 + 肿瘤射频消融术 + 直肠癌根治术，病人拒绝行直肠癌根治术。

6. 随访无瘤生存 1 年，后失访。

└─────────────────────────────────────────

## 一、基本情况

【病史概况】

病人，男性，64 岁。

病例来源：武汉大学中南医院肝胆胰外科 MDT 团队。

发病时间：2016 年 8 月 29 日。

MDT 就诊时间：2018 年 7 月 2 日。

治疗要点：术前新辅助化疗 + 手术 + 术后靶向治疗等综合治疗。

随访截止时间：2019 年 9 月 22 日。

随访截止状态：无瘤生存，后失访。

**主诉：** 直肠癌多发肝转移靶向治疗联合化疗后 2 年余。

**现病史：** 病人于 2016 年 8 月 29 日因便血就诊于武汉某医院，肠镜活检提示直肠腺癌，病人无明显不适，无恶心、呕吐，无腹痛、腹胀。因病人拒绝手术及靶向治疗，遂于 2016 年 9 月、10 月行 3 次盆腔放疗，同时行化疗。2017 年 9 月 29 日我院门诊 MRI 示：直肠癌多发肝转移，门静脉癌栓可能，右侧腹壁皮下结节，未行手术，继续化疗。随后行西妥昔单抗靶向治疗，2018 年 5 月 21 日行肝转移灶 TACE 治疗。为求进一步治疗来我院，门诊以"直肠癌肝转移"收入。

发病以来，病人精神睡眠可，清淡饮食，大小便无异常，体力体重无明显变化。

**既往史：**无特殊，否认肝炎、结核等传染病史，否认高血压、糖尿病等慢性病史，否认消化道肿瘤家族史及手术、外伤史。

【专科体格检查】

全身浅表淋巴结未及肿大，心肺腹无异常。直肠指检无异常。

【社会背景及治疗意向】

经济状况好，治疗意愿强烈，但对手术等有创治疗较为抵触。

【入院检查】

（一）**实验室检查**

2018 年 6 月 29 日查：CEA 148.20ng/ml，GPT 28U/L，GOT 41U/L，DBil 17.9μmol/L。

2018 年 7 月 2 日查：ICG R15 < 10%。肾功能、电解质、凝血功能等在正常范围。

（二）**影像学检查**

1. 2016 年 8 月 29 日外院肠镜　距肛门 7cm 处可见环肠腔 1/2 新生物，表面溃烂充血，粗糙不平，触之易出血。病理检查示：①（直肠活检）腺癌；②（升结肠活检）管状腺癌（低级别上皮内瘤变）。

2. 2016 年 9 月 5 日盆腔 MRI　直肠中段直肠癌累及浆膜并盆腔淋巴结转移可能（图 6-1）。

3. 2016 年 9 月 5 日腹部 CT　肝脏多发肿块（图 6-2）。

4. 2016 年 9 月 12 日经皮肝穿刺活检　转移性中等分化腺癌。免疫组化检测肿瘤细胞示：CK19（-）；CK20（+）；CK7（-）；MLH1（+）；MSH2（+）；MSH6（+）；PMS2（+）；Villin（+）；结合临床，支持肿瘤来自于直肠腺癌。分子病理示：*KRAS*、*NRAS*、*BRAF*、*PIK3CA* 基因上述检测位点未检测到突变（图 6-3）。

5. 辅助治疗后影像学复查　增强 CT（图 6-4）示：直肠癌多发肝转移，肝脏病灶较前缩小；肝脏 CT 三维重建（图 6-5）示：剩余肝体积比为 50.8%，残肝体重比为 0.873%，标准化残肝体积比为 43.7%。

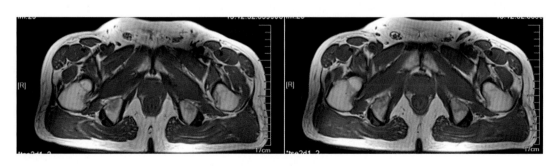

图 6-1　盆腔 MRI（2016 年 9 月 5 日）

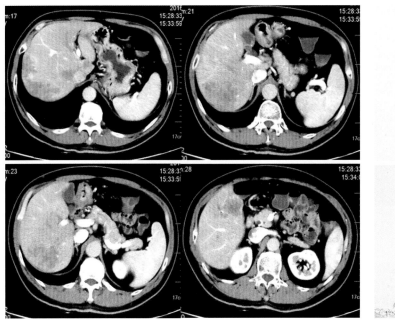

图 6-2　腹部 CT（2016 年 9 月 5 日）

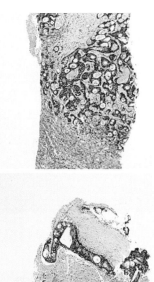

图 6-3　经皮肝穿刺活检病理图
片（2016 年 9 月 12 日）

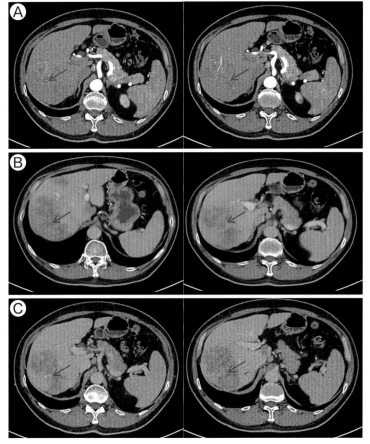

图 6-4　增强 CT（2018 年 6 月
28 日）

A. 动脉期；

B. 门静脉期；

C. 静脉期。

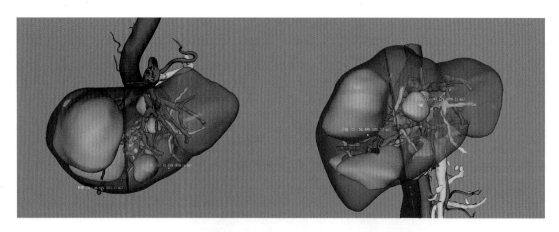

图 6-5　肝脏 CT 三维重建

### （三）专科相关评估

1. 肝功能 Child-Pugh A 级。

2. 肝硬化程度：影像学提示无明显硬化。

3. ECOG 评分 0 分。

4. NRS 2002 1 分。

## 二、MDT 讨论过程

【病史要点】

1. 老年男性，身体状况较好，治疗意愿强烈。

2. 术前化疗，化疗后肿瘤得到控制。直肠病灶可切除，肝脏病灶行 CT 扫描三维重建评估可切除。

【疾病诊断】

直肠恶性肿瘤（腺癌）伴肝多发转移 $cT_3N_+M_{1a}$，Ⅳ期。

【MDT 讨论疑难点】

1. 经靶向联合化疗，肝转移灶已得到明显控制，直肠原发灶未有进展，CEA 水平明显下降。

2. 肝脏储备功能正常，肝功能无异常，Child-Pugh 分级 A 级。

3. 多维度评估肝脏残余体积均达标。

## 三、讨论结论

【目前临床诊断】

直肠恶性肿瘤（腺癌）伴肝多发转移 $cT_3N_+M_{1a}$，Ⅳ期。

【前序治疗评价】

2016 年初诊时，该病人 CRS 4 分，评估高危，术后复发风险高。因此讨论决定肝转移灶暂不手术，先行术前化疗，如果化疗后肿瘤得到控制，再行手术治疗。

2016 年 9 月 19 日—11 月 2 日行盆腔放疗，计划靶区（planning target volume，PTV）-肿瘤靶区（gross tumor volume，GTV）=50.8Gy/28F。

2016 年 9 月 22 日—12 月 7 日进行四周期 mFOLFOX6（亚叶酸、5- 氟尿嘧啶和奥沙利铂）同步化疗。

2016 年 12 月 3 日 MRI 示：与前片（2016 年 11 月 1 日）比较，未见明显变化。

疗效评价为 SD，随后病人 1 年未复查。

2017 年 9 月 29 日复查 CEA 为 392.64ng/ml。

2017 年 9 月 29 日 MRI 示：①直肠癌多发肝转移，门静脉癌栓可能；②右侧腹壁皮下结节；③ $T_{12}$、$L_2 \sim L_3$ 椎体异常信号，考虑脂肪沉积或血管瘤（图 6-6）。

拟行西妥昔单抗靶向联合 FOLFIRI 方案化疗，病人及家属拒绝。

2017 年 10 月 25 日行 XELOX 方案（卡培他滨和奥沙利铂）化疗一周期。

2017 年 11 月 16 日查 CEA 为 736.30ng/ml ↑。

2017 年 11 月 20 日 MRI 示：肝脏病灶部分较前增大（图 6-7），最终家属同意靶向治疗联合化疗。

2017 年 11 月 23 日—12 月 28 日行 3 次西妥昔单抗靶向治疗联合 FOLFIRI 方案化疗。

2017 年 12 月 26 日 MRI 示：直肠癌多发肝转移，肝脏病灶较前稍缩小；多发椎体异常信号结节，较前未见明显变化；双肾小囊肿；胆囊小结石；右侧腹壁皮下结节，较前未见明显变化（图 6-8）。

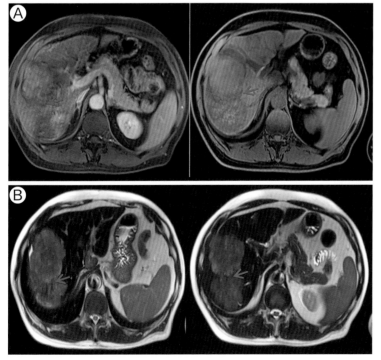

图 6-6　腹部 MRI（2017 年 9 月 29 日）

A. $T_1WI$；B. $T_2WI$。

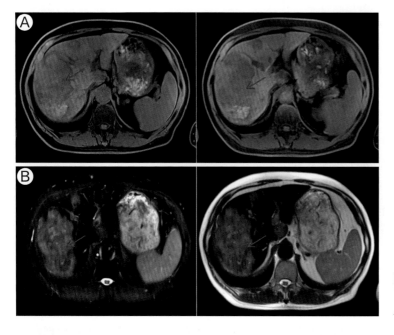

图 6-7　腹部 MRI（2017 年 11 月 20 日）
A. $T_1WI$; B. $T_2WI$。

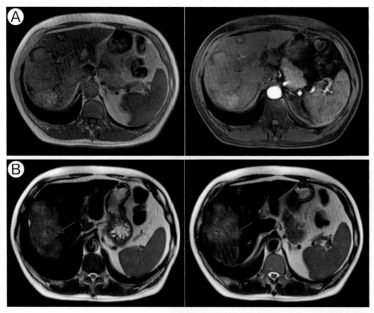

图 6-8　腹部 MRI（2017 年 12 月 26 日）
A. $T_1WI$; B. $T_2WI$。

2017 年 12 月 26 日查 CEA 为 463.86ng/ml ↑。

疗效评价为 SD。

其间出现轻度胆碱能反应、消化道反应、Ⅱ度白细胞下降及粒细胞缺乏、Ⅰ度血小板下降，对症处理后好转。

2018 年 1 月 10 日颈部血管彩超示：右侧颈内静脉异常回声（血栓形成）。转入血管外科对症治疗后好转出院。

2018 年 1 月 27 日入院复查彩超示：右侧颈内静脉中远端管腔内可见条状低回声区，

长约 8.7cm，前后径 0.4cm，局部管腔内填满低回声区。再次行抗凝治疗好转后出院。

2018 年 2 月 26 日 MRI 示：直肠癌多发肝转移，肝脏病灶较前缩小，直肠病变较前无明显变化（图 6-9）。

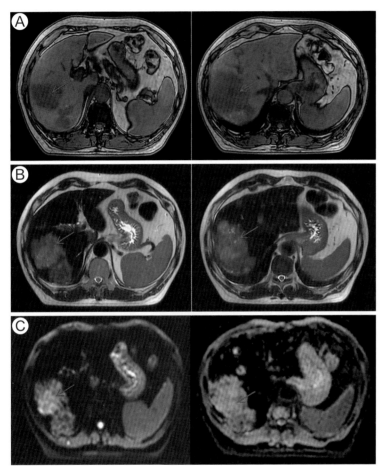

图 6-9　盆腹腔 MRI（2018 年 2 月 26 日）
A. T₁WI；B. T₂WI；C. DWI。

2018 年 2 月 24 日查 CEA 为 129.73ng/ml ↑。

检查结果提示病情稳定，并且病人静脉血栓较前好转。

经 MDT 讨论：肝脏转移灶得到控制缩小，CEA 水平明显下降，直肠病灶未见进展。直肠病灶可切除。肝脏病灶可切除性取决于残存肝脏体积，建议先行肝脏 CT 扫描三维重建，但病人及家属拒绝手术。

2018 年 3 月 1 日—4 月 9 日行 2 周期 mXELIRI 方案化疗 + 西妥昔单抗靶向治疗。

2018 年 5 月 21 日行 TACE。

【治疗方案】

决定行肝肿瘤切除术 + 肿瘤射频消融术 + 直肠癌根治术。

【预后】

病人直肠恶性肿瘤伴肝多发转移，肿瘤分期晚，均为预后不良因素。

## 四、实际执行方案

病人及家属拒绝行直肠癌根治术。

2018 年 7 月 11 日行腹腔镜下肝右叶肿瘤切除术＋胆囊切除＋肝肿瘤射频消融术。

## 五、反馈

【方案进行中各阶段执行情况】

1. 2018 年 7 月 11 日行腹腔镜下肝右叶肿瘤切除术＋胆囊切除＋肝肿瘤射频消融术（图 6-10）。

2. 术后病理（肝肿瘤及胆囊切除标本）（图 6-11）

（1）转移性腺癌，结合既往病史，符合转移性直肠癌。其中直径 7cm 肿块电灼切缘距癌组织最近距离＜ 1mm。其余切缘净。

（2）其余肝组织轻度胆汁淤积并慢性炎（G2S2）。

（3）慢性胆囊炎，胆固醇息肉。

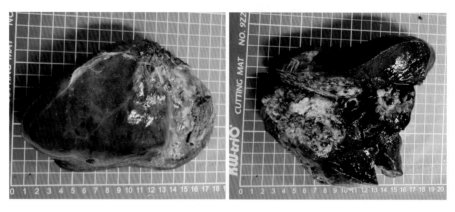

图 6-10　手术切除标本

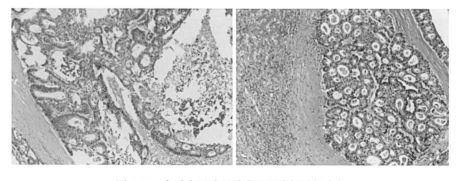

图 6-11　术后病理（肝肿瘤及胆囊切除标本）

【治疗过程及随访情况总结】

2018 年 7 月 17 日（术后 6 天）查：GPT 107U/L，GOT 45U/L，TBil 32.2μmol/L。

2018 年 9 月 3 日查 CEA 为 31.96ng/ml。

2018 年 7 月 18 日查 CT（图 6-12）示肝尾状叶可疑病灶，复发?

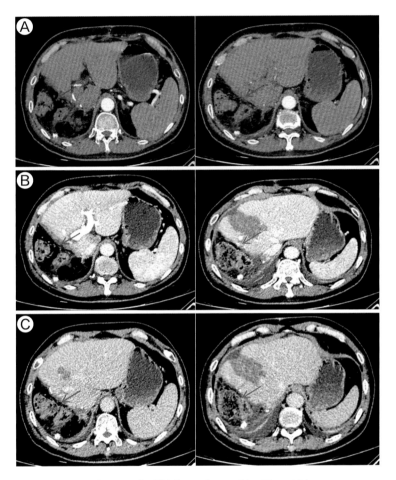

图 6-12　术后复查 CT（2018 年 7 月 18 日）

A. 动脉期；B. 门静脉期；C. 静脉期。

2018 年 8 月 22 日行肝尾状叶肿瘤无水乙醇注射。

2018 年 9 月 7 日于上海交通大学医学院附属仁济医院行肝尾状叶腔静脉旁肿瘤微波消融治疗。

2018 年 10 月 9 日查 CEA 为 20.9ng/ml。

2018 年 10 月 25 日查 CEA 为 17.1ng/ml。

2018 年 10 月 9 日复查 MRI（图 6-13）示肝尾状叶腔静脉旁肿瘤微波消融治疗后改变。

2019 年 2 月 27 日行直肠原发灶根治术（Dixon）+ 末端回肠造瘘。

2019 年 9 月 22 日行造口还纳术。

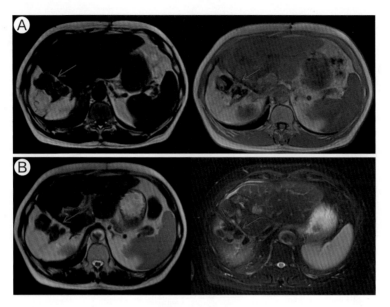

图 6-13　复查 MRI（2018 年 10 月 9 日）

A. $T_1WI$；B. $T_2WI$。

# 肝转移瘤手术及综合治疗

---

案例要点

1. 中年女性，治疗意愿强烈。
2. 结肠癌术后行化疗及靶向治疗后发现肝脏多发结节及占位。
3. 肝右后区集中主要病灶及部分子灶，术前评估能够耐受手术。
4. 肝功能 Child-Pugh A 级，ECOG 评分 1 分，NRS 2002 2 分。
5. 讨论后，行肝右后叶切除术 + 肝肿瘤射频消融术。
6. 随访带瘤生存 1 年，后失访。

---

## 一、基本情况

【病史概况】

病人，女性，56 岁。

病例来源：武汉大学中南医院肝胆胰外科 MDT 团队。

发病时间：2017 年 10 月 20 日。

MDT 就诊时间：2018 年 6 月 13 日。

治疗要点：化疗 + 手术 + 靶向免疫治疗。

随访截止时间：2019 年 10 月 31 日。

随访截止状态：带瘤生存。

**主诉：** 结肠癌术后 8 个月，发现肝脏多发转移占位 1 天。

**现病史：** 病人于 2017 年 10 月 24 日行左半结肠切除术，术后行化疗及靶向治疗，术后常规复查。1 天前复查 CT 发现肝脏多发结节及占位。无腹痛、腹胀，无恶心、呕吐，无胸闷、胸痛等不适。

发病以来，病人神志清楚，精神尚可，饮食、睡眠正常，大小便正常，体力体重未见明显变化。

**既往史：** 高血压病史 4 年，甲状腺瘤切除术，右侧乳腺纤维瘤切除术，结肠癌根治术，否认高血压、糖尿病、冠心病等病史，否认乙型肝炎、结核等传染病史，否认外伤史，否认食物、药物过敏史。

【专科体格检查】

PS 评分 0 分，皮肤巩膜无黄染，浅表淋巴结未及肿大，甲状腺右叶可触及肿块，质地软，双肺呼吸音清，未闻及明显干湿啰音，心脏听诊律齐、心音有力，未闻及明显病理性杂音，腹部可见陈旧性纵向手术切口瘢痕，长约 15cm，腹软，全腹无压痛、反跳痛，未触及肝、脾大，肝脾区无叩击痛，双下肢无水肿。

【社会背景及治疗意向】

经济状况可，治疗意愿强烈。

【入院检查】

（一）实验室检查（表 7-1）

表 7-1　实验室检查项目及结果

| 检查项目 | 结果 | 检查项目 | 结果 |
| --- | --- | --- | --- |
| CEA | 9.44ng/ml | CA125 | 27.42U/ml |
| AFP | 1.77ng/ml | CA19-9 | 9.93U/ml |
| ALB | 39.3g/L | TB | 10.1μmol/L |
| GPT | 48U/L | DB | 1.3μmol/L |
| GOT | 37U/L | PT | 9.2s |
| 肌酐 | 55μmol/L | WBC | $3.05 \times 10^9$/L |
| 尿素氮 | 3mmol/L | HGB | 128.1g/L |

（二）影像学检查

增强 MRI 见图 7-1。

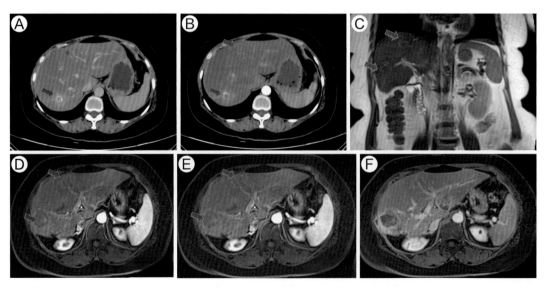

图 7-1　增强 MRI

A. 静脉期；B. 动脉期；C. $T_2WI$；D、E. $T_1$ 动脉期；F. $T_1$ 门静脉期。

## （三）专科相关评估

1. 肝功能 Child-Pugh A 级。

2. ICG R15 < 10%。

3. CRS 3 分。

4. ECOG 评分 1 分。

5. NRS 2002 2 分。

# 二、MDT 讨论过程

【病史要点】

1. 中年女性，治疗意愿强烈。

2. 结肠癌术后行化疗及靶向治疗后发现肝脏多发结节及占位。

3. 肝右后区集中主要病灶及部分子灶。

4. 肝功能 Child-Pugh A 级，ECOG 评分 1 分，NRS 2002 2 分。

【疾病诊断】

1. 结肠癌（$pT_3N_1M_1$）。

2. 肝脏多发转移。

【MDT 讨论疑难点】

1. 肝脏多发转移治疗后 SD，病灶多，分布广，是否有外科干预的必要？技术上是否可行？

2. 外科干预后续治疗如何实施？

# 三、讨论结论

【目前临床诊断】

结肠癌（$pT_3N_1M_1$），肝脏多发转移。

【前序治疗评价】

2017 年 10 月 24 日行左半结肠切除术 + 淋巴结清扫术。术后病理：腺癌 $pT_3N_1M_1$ ⅣA 期。

2017 年 11 月 17 日行第二周期 XELOX 方案化疗。肝脏发现小结节，疗效评价为 PD。

2018 年 1 月 5 日—2018 年 5 月 25 日行 10 周期西妥昔单抗靶向治疗 + FOLFIRI 方案化疗。疗效评价为 PR。

2018 年 6 月 13 日复查 CT 示：肝脏多发转移瘤，未见缩小，疗效评价为 SD。行第一次 MDT。

目标病灶的评价：完全缓解（complete response，CR），指所有目标病灶消失；部分缓解（PR），指基线病灶长径总和缩小≥30%；疾病进展（PD），指基线病灶长径总和增加≥20% 或出现新病灶；疾病稳定（SD），指基线病灶长径总和有缩小但未达 PR 或有增加但未达 PD。

非目标病灶的评价：CR，指所有非目标病灶消失和肿瘤标志物水平正常；SD，指一个或多个非目标病灶和 / 或肿瘤标志物高于正常持续存在；PD，指出现一个或多个新病灶和 / 或存在非目标病灶进展。

2018 年 6 月 13 日增强 CT 示（图 7-2）：肝内多发大小不等类圆形、片状稍高密度软组织结节影，边界模糊，较大者位于肝右后叶，大小约 60mm×36mm，部分病灶可见结节状、环形致密影。增强见肝内结节不均匀环形强化，囊性病灶无强化；双肾可见未强化结节。

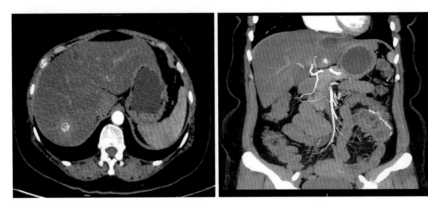

图 7-2　增强 CT（2018 年 6 月 13 日）

对比 2018 年 5 月 8 日 CT 可见肝实质密度弥漫性降低，肝内结节显示较前清晰，对比 2018 年 5 月 9 日 MRI 可见肝内多发结节肿块改变不明显。

【治疗方案】

**（一）手术**

病人肝内结节及占位明显，肝右后叶集中了较大的主要病灶和部分小的子灶；病人化疗性肝损伤恢复期且并存脂肪肝，有限范围的（右后区）肝切除术＋剩余病灶射频消融术，术前评估能够耐受。

**（二）射频消融**

肝脏多发转移，有限范围的肝切除去除主要病灶，剩余肝脏内小病灶行射频消融。

**（三）系统治疗**

原发肿瘤对化疗敏感；有靶向治疗的指征。

【预后】

病人结肠癌术后肝多发转移，为预后不良因素。

## 四、实际执行方案

肝右后叶切除术＋肝肿瘤射频消融术。

## 五、反馈

【方案进行中各阶段执行情况】

1. 2018 年 6 月 14 日行肝右后叶切除术 + 肝肿瘤射频消融术（radiofrequency ablation，RFA）（图 7-3）。

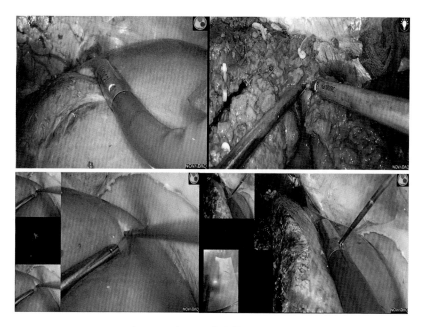

图 7-3　术中情况

病灶部位：肝右后叶（段Ⅵ、段Ⅶ）多发。

病灶大小：最大病灶 60mm×36mm。

其他相关描述：ICG 荧光引导下行肝右后叶切除 + RFA。

术中出血：100ml；未输血，未出现术后并发症。

2. 术后病理　肝肿瘤大小约 14cm×12cm×3cm，灰黄、灰褐色不整形碎组织，解剖结构毁损，无法辨认。其中较大一块沿最大面切开，切面见灰黄肿块，其余碎组织切面相似。显微镜下见：送检肝组织内见中等分化腺癌（图 7-4），结合病史支持肿瘤来源

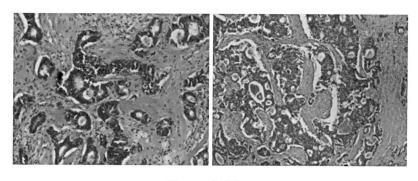

图 7-4　术后病理

于降结肠。其余肝组织符合"非酒精性脂肪性肝炎"之改变。病理诊断：中等分化腺癌（转移性）。

3. 术后 1 周，2019 年 6 月 20 日复查腹部增强 CT（图 7-5）见肝内数个稍低密度灶，未见明显强化，考虑射频消融术后改变。复查肿瘤标志物：AFP 1.77ng/ml，CA125 77.44U/ml。

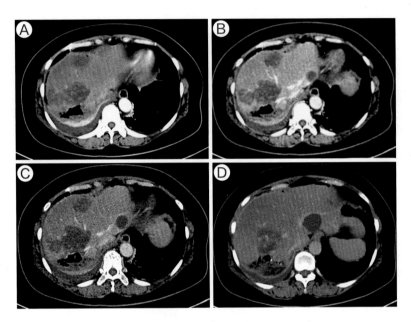

图 7-5　腹部增强 CT（2019 年 6 月 20 日）
A. 动脉期；B、C、D. 门静脉期。

4. 后续治疗

诊疗措施：病人复查血常规、肝功能恢复顺利。术后 1 个月复查 CT，继续化疗及靶向治疗。

2018 年 7 月 11 日：开始行西妥昔单抗联合卡培他滨维持治疗。

2018 年 10 月：疗效评价为 SD。

2018 年 12 月 3 日：PET/CT 报告未见肝脏转移瘤复发。

2018 年 12 月 26 日：因Ⅲ~Ⅳ度手足不良反应，暂停卡培他滨化疗。

2019 年 1 月 29 日：开始行第 12 周期卡培他滨化疗。

2019 年 2 月 12 日：复查腹部 + 盆腔 MRI 见肝脏多发转移灶（较前增大、增多）。疗效评价为 PD。

2019 年 2 月 14 日、2019 年 3 月 4 日开始行第 1、第 2 周期 FOLFIRI 方案化疗联合西妥昔单抗靶向治疗（西妥昔单抗注射液 0.8g 静脉滴注，每 2 周 1 次）。

5. 术后 3 个月随访　2018 年 10 月 12 日腹部增强 MRI 示肝右叶体积减小，呈术后改变，其余病灶符合射频消融术后改变，未见新发结节（图 7-6）。

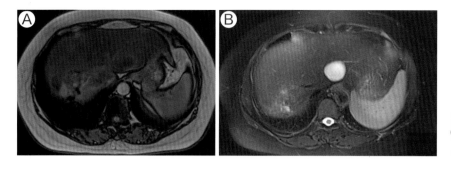

图 7-6　腹部 MRI
（2018 年 10 月 12 日）
A. $T_1WI$；B. $T_2WI$。

6. 术后 5 个月随访　2018 年 12 月 5 日 PET/CT 全身显像（图 7-7）示：①肝右叶切缘处高密度影伴条状代谢增高；其余肝脏形态缩小，肝内多个条状低密度灶及高密度影，代谢不高。以上符合转移灶治疗后改变，病灶活性明显受抑。②双肺散在小结节，代谢不高，考虑多为炎性增殖灶。③降结肠呈术后改变，吻合口处未见恶性肿瘤复发征象。

7. 术后 8 个月随访　2019 年 2 月 13 日 MRI 示：肝内多发大小不等类圆形稍长 $T_1/T_2$ 信号结节及肿块，信号欠均匀，较大者大小约 32mm×40mm，考虑肝转移瘤，继续化疗及靶向治疗密切观察。

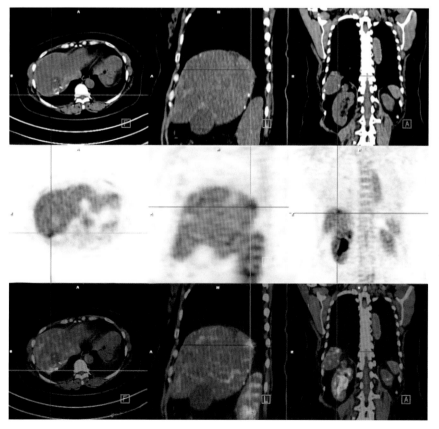

图 7-7　PET/CT

术后 9 个月随访,2019 年 3 月 19 日 MRI 示:甲状腺右侧叶见大小约 40mm×28mm×41mm 低密度结节,邻近气管明显受压左偏,管腔局部稍狭窄;肝脏呈术后改变,肝实质内可见多发大小不等低密度灶,考虑肝转移瘤。

病人肝转移瘤较前增大,遂再次 MDT 会诊。

8. 第二次 MDT 讨论的核心问题　肝脏新生肿瘤在内科综合治疗情况下增大,是否需要手术?手术方式?综合治疗方案如何调整?

9. 治疗选择及理由

(1)射频消融术:复发性及转移性肝转移瘤小于 3cm 首选。

(2)系统治疗:靶向药物调整,阿帕替尼调整为瑞戈非尼;联合化疗;免疫治疗等。

(3)最终行肝肿瘤射频消融术:2019 年 3 月 29 日术中超声检查示肝内可见 4 个稍低回声光团,周边轮廓不清晰,内回声不均,其中一个大小范围约为 2.8cm×2.1cm。病人半左侧卧位,全身麻醉后常规消毒铺巾,在超声引导下分 8 次进单极射频针入上述 4 个稍低回声光团内射频治疗,治疗时间共约为 70 分钟。

第二次术后 1 个月(2019 年 4 月 18 日)复查 MRI 示:肝右叶部分切除,肝内见数个稍长 $T_2$ 信号灶,符合射频消融术后改变(图 7-8)。

2019 年 4 月 28 日—2019 年 6 月 28 日:口服瑞戈非尼靶向治疗 2 个月。

第二次术后 3 个月(2019 年 6 月 29 日)复查肿瘤标志物:CA19-9 43.37ng/ml,CA72-4 13.97U/ml。

2019 年 7 月 1 日复查 MRI 示:肝内见多个混杂稍短 $T_1$ 等 / 稍短 $T_2$ 信号结节(图 7-9)。对比 2019 年 4 月 18 日 MRI:肝左内叶包膜下结节 16mm×13mm 的转移灶较前增大,左外叶直径 11mm 的转移灶较前增大。肝内结节较前缩小。

术后 4 个月(2019 年 8 月 22 日)复查 MRI 示:肝右叶部分缺损,肝内见多个混杂

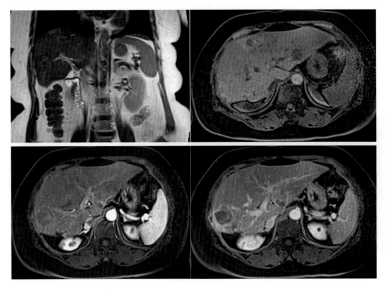

图 7-8　腹部 MRI(2019 年 4 月 18 日)

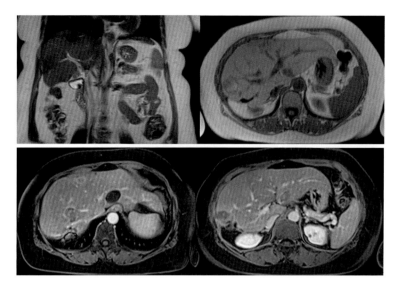

图 7-9　腹部 MRI（2019 年 7 月 1 日）

稍短 $T_1$ 等 / 稍短 $T_2$ 信号结节。对比 2019 年 7 月 1 日 MRI：肝内实性结节较前减少，余未见明显变化（图 7-10）。

后续治疗：2019 年 7 月 11 日—2019 年 9 月 20 日行 4 周期雷替曲赛单药化疗联合阿帕替尼靶向治疗。2019 年 9 月 20 日：PD-1 单抗免疫治疗一次。

术后 5 个月（2019 年 10 月 15 日）复查 MRI 示：肝内见多个混杂稍短 $T_1$ 等 / 稍短 $T_2$ 信号结节，右下肺可见类圆形结节（图 7-11）。对比 2019 年 8 月 22 日 MRI：肝内实性结节较前部分增多、增大，余未见明显变化。

胸部 CT 示：肺部多枚结节，考虑增殖灶，较前无变化。

综合检查结果，考虑病人病情评估为 PD。2019 年 10 月 28 日行上腹部调强适形放射

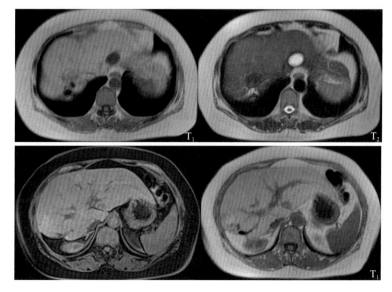

图 7-10　腹部 MRI（2019 年 8 月 22 日）

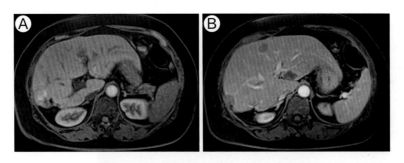

图 7-11　腹部 MRI（2019 年 10 月 15 日）
A. $T_1WI$；B. $T_2WI$。

治疗（intensity-modulated radiation therapy，IMRT）（肝左叶）PTV-GTV=30Gy/10F。2019
年 10 月 31 日行 PD-1 单抗 200mg 免疫治疗。

目前病人生命体征平稳，生活自理，无特殊不适。

【治疗过程及随访情况总结】

病人治疗过程及随访情况见图 7-12。

通过 MDT 模式，晚期病人目前生存期获益为 25 个月。

诊疗过程严密监测病人肝转移灶变化，严格按照指南要求进行随访复查，尽早发现复
发、转移、进展趋势，积极采取 MDT 治疗模式，联合外科手术治疗和化疗、靶向治疗、
免疫治疗及放疗等综合治疗，最大限度延长病人生存时间。

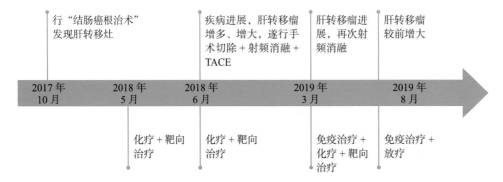

图 7-12　治疗过程及随访情况

# 肝细胞癌合并门静脉癌栓

---

**案例要点**

1. 中年男性，治疗意愿强烈。
2. 肝右叶实性占位，门静脉主干合并门静脉右支癌栓形成。
3. 肝功能 Child-Pugh A 级，ECOG 评分 0 分，NRS 2002 1 分。
4. MDT 讨论后，行抗病毒治疗＋载药微球经导管动脉栓塞化疗（drug-eluting beads transcatheter arterial chemoembolization，D-TACE）＋射频消融术＋放疗＋靶向治疗。
5. 随访 27 个月，因肝功能失代偿去外院行肝移植后失访。

---

## 一、基本情况

【病史概况】

病人，男性，43 岁，体重 58kg。

病例来源：空军军医大学西京医院肝癌 MDT 团队。

发病时间：2018 年 10 月 22 日。

MDT 就诊时间：2018 年 10 月 25 日。

治疗要点：D-TACE ＋射频消融术＋放疗＋索拉非尼序贯瑞戈非尼靶向治疗。

随访截止时间：2020 年 11 月 20 日。

随访截止状态：带瘤生存。

**主诉**：乏力、消瘦、食欲食量减退 2 个月，体检发现肝占位 3 天。

**现病史**：病人近 2 个月无明显诱因出现乏力、消瘦、食欲食量减退，未重视，近期在西安某医院体检发现肝占位 3 天来我院，无腹痛、腹泻、黄疸、黑便等。

发病以来，精神、饮食、睡眠等一般情况良好，大小便正常。

**既往史**：1998 年发现患乙型肝炎，2011 年开始抗病毒治疗，HBV-DNA 控制在正常范围。

【专科体格检查】

皮肤巩膜无明显黄染，未见蜘蛛痣等。腹部平软，肝脏右侧肋缘下 3 横指，全腹无压痛及反跳痛。墨菲征阴性，麦氏点无压痛。移动性浊音阴性。肠鸣音 4 次 /min，无亢进。

【社会背景及治疗意向】

已婚已育。治疗意愿积极，愿意接受有创检查和治疗，但对外科手术较抵触。

【入院检查】

（一）**实验室检查**

血尿粪常规、肝肾功能、电解质、凝血功能均正常范围。乙肝"小三阳"；HBV-DNA < 100U/ml，AFP 31.6ng/ml；维生素 K 缺乏或拮抗剂 - Ⅱ 诱导的蛋白质（protein Induced by vitamin K absence or antagonist- Ⅱ，PIVKA- Ⅱ）75 000mAU/ml，ICG R15 4.3%。

（二）**影像学检查**

1. 肝脏彩超　肝硬化，慢性肝损害、肝内实性占位，多为肝癌，门静脉主干及右支内癌栓形成。

2. 胸部 CT、心电图　未发现异常。

3. 腹部增强 CT　结果与 B 超一致，见肝右叶实性占位，考虑肝细胞癌，门静脉主干及右支内癌栓形成（图 8-1）。

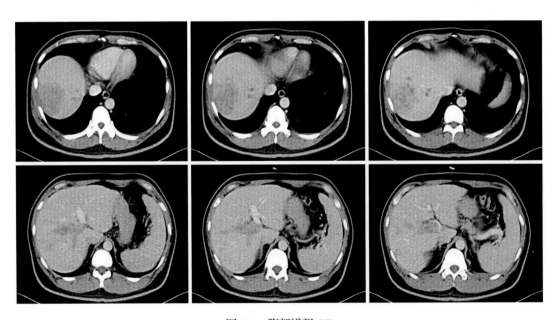

图 8-1　腹部增强 CT

肝右叶 7.0cm×6.3cm 实性占位，考虑肝右叶肿瘤侵及门静脉主干及右支，另有肝硬化、脾大、门静脉高压、食管胃底静脉曲张。

（三）**专科相关评估**

1. 肝功能 Child-Pugh A 级。

2. ICG R15 为 4.3%。

3. HBV-DNA < 100U/ml。

4. AFP 31.6ng/ml；PIVKA-Ⅱ 75 000mAU/ml。

5. 肝硬化程度：影像学提示肝硬化。

6. ECOG 评分 0 分。

7. NRS 2002 1 分。

## 二、MDT 讨论过程

【病史要点】

1. 肝右叶实性占位，多为肝癌，门静脉主干及右支内癌栓形成。

2. 肝脏明显硬化，肝功能 Child-Pugh A 级。

3. 病人无明显症状，一般状况良好，ECOG 评分 0 分，NRS 2002 1 分。

4. 中年男性，治疗意愿强烈。

【疾病诊断】

1. 肝细胞癌（CNLC Ⅲa 期）合并门静脉癌栓（Ⅲa 型）。

2. 肝硬化。

3. 慢性乙型肝炎。

【MDT 讨论疑难点】

1. 肝癌合并门静脉癌栓病例治疗方式的选择。

2. 预后预测及危险因素分析。

## 三、讨论结论

【目前临床诊断】

肝细胞癌（CNLC Ⅲa 期）合并门静脉癌栓（Ⅲa 型），肝硬化，慢性乙型肝炎。

肝脏 B 超及 CT 检查：肝右叶实性占位，多为肝癌，门静脉主干及右支内癌栓形成，并排除肝外转移。MDT 讨论时主要按《原发性肝癌诊疗规范（2017 版）》与《肝细胞癌合并门静脉癌栓多学科诊治中国专家共识（2018 版）》进行术前评估，考虑肝细胞癌 CNLC Ⅲa 期合并门静脉癌栓（Ⅲa 型）。

【治疗方案】

### （一）抗病毒治疗 + D-TACE + 射频消融术 + 放疗 + 靶向治疗

病人肝硬化明显，肝功能 Child-Pugh A 级，体能状态良好，ECOG 评分 0 分。根据《肝细胞癌合并门静脉癌栓多学科诊治中国专家共识 2018 版》，治疗方案可选择右半肝切除 + 术后放疗 /TACE 或癌栓放疗 + TACE + 手术切除，考虑病人对外科手术较抵触，选择抗病毒治疗 + D-TACE + 射频消融术 + 放疗 + 靶向治疗。

## （二）注意事项

1. 终身抗病毒治疗，定期复查 HBV-DNA。

2. 肝细胞癌 BCLC C 期，恶性程度高，进展快，强调全程管理理念，定期复查，根据病情需要及时调整方案。

3. 病人长期口服靶向药物治疗，加强不良反应管理。

【预后】

CNLC Ⅲa 期肝癌，肿瘤分期晚，同时合并门静脉侵犯（Ⅲa 型），提示预后不良。

## 四、实际执行方案

2018 年 11 月：抗病毒治疗 + D-TACE + 射频消融术 + 放疗 + 靶向治疗。

## 五、反馈

【方案进行中各阶段执行情况】

1. 肝脏穿刺活检病理　肝脏穿刺标本查见异型细胞巢，肿瘤细胞呈不规则结节状生长，细胞核深染，大小不一，周围肝组织汇管区脉管内可见癌栓，结合病史、形态及现有免疫表型考虑肝细胞癌（图 8-2）。

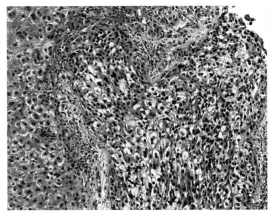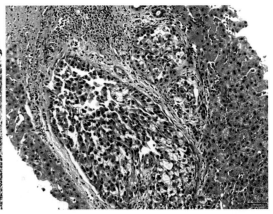

图 8-2　肝脏穿刺活检病理

2. 2018 年 11 月行第一次 D-TACE（洛铂 50mg 灌注，聚乙烯醇栓塞微球栓塞 / 载药吡柔比星 60mg）+ 射频消融术。

3. 2018 年 12 月复查 AFP 13.94ng/ml；PIVKA-Ⅱ 2 940mAU/ml。行放疗 + 靶向治疗；靶向治疗为索拉非尼 400mg 口服，2 次 /d。残存病灶和门静脉癌栓行调强适形放射治疗：48Gy/8F（图 8-3）。

4. 2019 年 1—2 月复查 AFP 11.37ng/ml；PIVKA-Ⅱ 683mAU/ml。行第二次 D-TACE + 射频消融术。

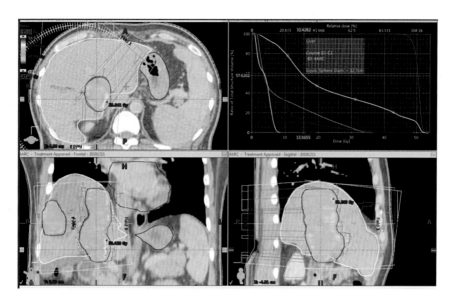

图 8-3　残存病灶和门静脉癌栓放疗

5．2019 年 7 月复查 AFP 4.71ng/ml；PIVKA-Ⅱ 2 569mAU/ml。增强 CT 见肝左外叶可疑转移灶，最长径 8.25mm（图 8-4）。行第三次 D-TACE。

6．2019 年 10 月复查 AFP 5.41ng/ml；PIVKA-Ⅱ 7 115mAU/ml。增强 CT 见肝左外叶转移灶确诊，明显增大，最长径 14.5mm（图 8-5）。行第四次 D-TACE。

7．2019 年 11 月，行肝左外叶转移灶射频消融术。

8．2019 年 12 月复查 AFP 7.5ng/ml；PIVKA-Ⅱ 2 964mAU/ml。靶向治疗调整为序贯瑞戈非尼 160mg 口服，1 次 /d。

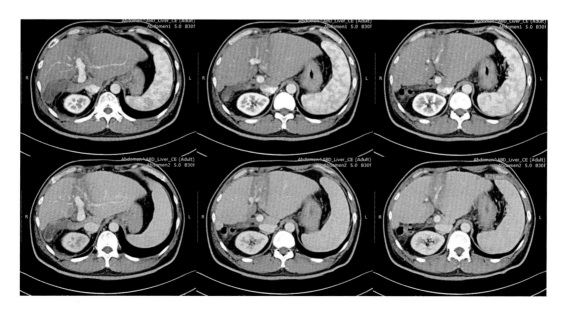

图 8-4　腹部增强 CT（2019 年 7 月）

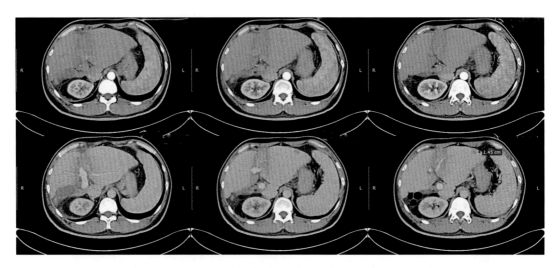

图 8-5    腹部增强 CT（2019 年 10 月）

9. 2020 年 1 月复查 AFP 5.88ng/ml；PIVKA-Ⅱ 3 499mAU/ml。行第五次 D-TACE。

10. 2020 年 5 月复查 AFP 12ng/ml；PIVKA-Ⅱ 8 121mAU/ml。梗阻性黄疸，TBil 为 84.2μmol/L，DBil 为 50.9μmol/L，行经皮穿刺肝胆道引流术（percutaneous transhepatic cholangial drainage，PTCD）。肝脏 CT 及 MRCP 提示肝门及胆管下段狭窄，肝内外胆管明显扩张（图 8-6）。

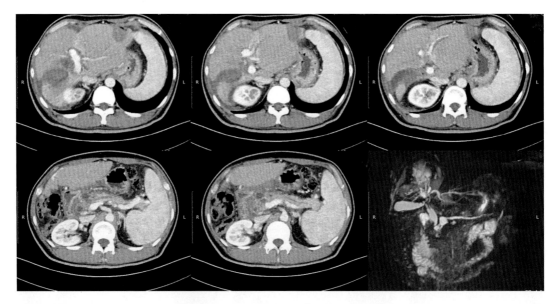

图 8-6    腹部增强 CT 及 MRCP

11. 2020 年 11 月，病人肝功能失代偿，外院肝移植后失访。

【治疗过程及随访情况总结】

病人治疗过程及随访情况见图 8-7。

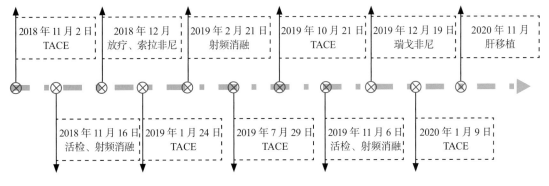

图 8-7　治疗过程及随访情况

本病例为 CNLC Ⅲa 期肝细胞癌，合并门静脉癌栓（程氏分型Ⅲa 型），肝硬化，脾大，门静脉高压，属肝癌晚期，文献报道中位生存时间仅 5.7 个月，预后极差。根据《原发性肝癌诊疗规范（2017 版）》与《肝细胞癌合并门静脉癌栓多学科诊治中国专家共识（2018 版）》，本例病人经过 D-TACE、射频消融术、放疗及索拉非尼序贯瑞戈非尼治疗后疾病得到有效控制，病人生存已 27 个月，体现了 MDT 诊疗为病人带来的生存获益。治疗过程总体遵循肝癌个体化 MDT 诊疗思路，贯彻全程管理理念，依据病人病情变化，及时调整治疗策略。总而言之，个体化 MDT 是肝癌合并门静脉癌栓治疗的必然趋势。

# 原发性肝癌全程管理

---

**案例要点**

1. 老年男性，一般情况良好，治疗意愿强烈。

2. 术后病理示"脉管内查见癌栓"，提示预后不良，术后1年肿瘤复发。

3. 肿瘤复发后给予射频消融术（局部）＋索拉非尼＋免疫治疗（全身），病人病情稳定3年半。

4. 肿瘤出现复发及肺部转移，给予氩氦刀＋TACE（局部）＋索拉非尼＋免疫治疗（全身），病情稳定1年。

5. 肿瘤出现复发及腹膜后淋巴结转移，给予放疗＋索拉非尼＋免疫治疗（全身），临床症状缓解。

6. 病人总生存期达到6年9个月。

---

## 一、基本情况

【病史概况】

病人，男性，67岁。

病例来源：空军军医大学西京医院肝癌 MDT 团队。

发病时间：2010 年 5 月 17 日。

MDT 就诊时间：2010 年 5 月 26 日。

治疗要点：肝切除术＋术后口服索拉非尼。

随访截止时间：2017 年 3 月 5 日。

随访截止状态：肝癌多发转移，肝衰竭，病人去世。

**主诉：** 体检发现肝脏占位 1 周。

**现病史：** 病人 1 周前体检时行腹部 B 超检查提示肝脏低回声占位，进一步在外院行 CT 提示肝右前叶大小约 3.4cm×3.1cm 低密度影，考虑为肝癌。病人无寒战、高热，无腹痛、腹胀，无消瘦、乏力，未发现皮肤巩膜黄染，无呕血、黑便，无胸闷、气短。自发病以来，病人精神可，饮食及睡眠正常，大小便正常，体重无明显改变。

**既往史：**乙型肝炎病史 8 年，口服"阿德福韦酯"治疗。

**个人史：**无吸烟、饮酒史。

**家族史：**否认家族遗传病史。

【专科体格检查】

腹平坦，未见胃肠型及蠕动波，未见腹壁静脉曲张。全腹无压痛，无反跳痛，无肌紧张，墨菲征阴性，全腹未扪及包块，肝、脾肋下未及。肝、肾区无叩击痛，腹部移动性浊音阴性。听诊肠鸣音正常。

【社会背景及治疗意向】

老年男性，家庭经济条件一般，治疗意愿强烈。

【入院检查】

**（一）实验室检查**

病人入院后实验室检查（表 9-1）。

表 9-1　2010 年 5 月 24 日实验室检查

| 检查项目 | 结果 | |
| --- | --- | --- |
| 血常规 | WBC：$5.23 \times 10^9$/L | RBC：$4.87 \times 10^{12}$/L |
| | Hb：154g/L | PLT：$117 \times 10^9$/L |
| 肝功能 | GPT：22U/L | GOT：19U/L |
| | TP：68.9g/L | ALB：43.6g/L |
| | TBil：21.2μmol/L | DBil：8.0μmol/L |
| 凝血功能 | PT：11.2s | PTA：102.2% |
| 乙肝五项 | HBsAg 阳性，HBcAb 阳性 | |
| HBV-DNA | ＜1 000 拷贝/ml | |
| AFP | 51.90ng/ml | |

**（二）影像学检查**

2010 年 5 月 18 日外院腹部 CT 示：肝右前叶大小约 3.4cm×3.1cm 低密度影，边界欠清，提示肝右叶低密度占位灶，考虑为肝癌（图 9-1）。

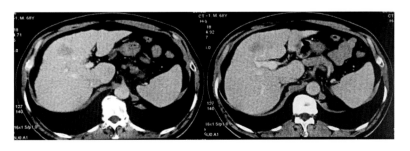

图 9-1　外院腹部 CT（2010 年 5 月 18 日）

### （三）专科相关评估

1. 肝功能 Child-Pugh A 级。

2. HBV-DNA ＜ 100U/ml。

3. AFP 51.9ng/ml。

4. 肝硬化程度：影像学提示轻度肝硬化。

5. ECOG 评分 0 分。

## 二、MDT 讨论过程

【病史要点】

1. 体检发现肝脏占位 1 周。

2. 腹部 CT 示肝右前叶大小约 3.4cm×3.1cm 低密度影，边界欠清，考虑为肝癌。

3. 既往有乙型肝炎病史 8 年。

【疾病诊断】

1. 原发性肝癌。

2. 乙型肝炎。

【MDT 讨论疑难点】

1. 治疗方案的选择，手术及方式。

2. 术后进一步治疗方案。

## 三、讨论结论

【目前临床诊断】

肝细胞癌 BCLC A 期，乙型肝炎后肝硬化。

【治疗方案】

首次治疗决策由肝胆外科、消化科、影像科、超声医学科、介入科共同讨论决定。

1. 首选肝移植　小肝癌，肝硬化较重，但病人拒绝。

2. 肝切除　段Ⅳb＋段Ⅴ部分肝切除术，术前肝功能等评估，手术安全可行。

【预后】

经 MDT 讨论考虑病人肿瘤体积较小，术前肝功能评估较好，手术完整切除后根据病理结果综合考虑后期治疗，预后应较好。

## 四、实际执行方案

2010 年 5 月 26 日行段Ⅳb＋段Ⅴ部分肝切除术，手术顺利，术后标本送病理检查。

# 五、反馈

**【方案进行中各阶段执行情况】**

1．病理检查　2010 年 5 月 28 日术后病理示：中分化肝细胞癌，切缘未查见癌组织，周围为结节性肝硬化，脉管内查见癌栓，按现在的标准重新阅读病理切片，检测 MVI ＞ 5，属于 M2，高危（图 9-2）。

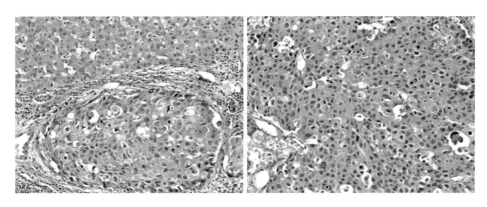

图 9-2　术后病理

2．围手术期处理

（1）氟尿嘧啶植入剂 600mg。

（2）良好镇痛：伤口局部麻醉，术后使用镇痛泵。

（3）早期下地活动，预防下肢血栓、肺炎等发生，促进胃肠道功能尽快恢复。

（4）术后恢复顺利，但引流管出现胆汁样液体，考虑胆漏，给予营养支持（脂肪乳氨基酸葡萄糖注射液 1 440ml/d），补充白蛋白，持续引流，量逐渐减少，2 周后予以拔除。

3．术后治疗

（1）抗病毒护肝治疗：恩替卡韦 + 五灵胶囊。

（2）预防性肝脏灌注化疗 1 次（术后 1 个月）：丝裂霉素 8mg，表柔比星 40mg（未见肿瘤病灶）。

（3）抗肿瘤治疗：替吉奥 40mg/ 次，2 次 /d，连续给药 14 天，休息 7 天，为一个治疗周期，共 6 个周期。

平消胶囊，1.15g/ 次，3 次 /d，服用 6 个月。

（4）定期复查：乙型肝炎病毒、肝功能、血常规、AFP、B 超。

4．肝癌复发　术后 1 年间 AFP 检测结果见图 9-3。

第二次 MDT 由肝胆外科、消化内科、肿瘤科、介入科、放射治疗科、病理科、超声医学科、影像科共同讨论决定。

2011 年 7 月 29 日超声造影示：肝右前叶及右后叶表面见大小约 1.6cm×1.2cm、1.7cm×1.5cm、1.4cm×1.2cm 的暗淡回声（多为新生病灶），为"快进快出"造影表现，

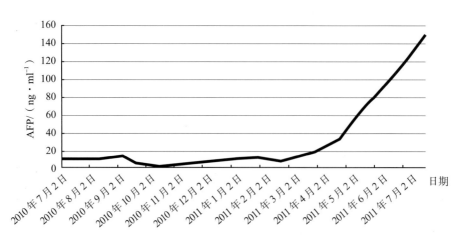

图 9-3　术后 1 年间 AFP 检测结果

符合恶性肿瘤造影特征。

2011 年 7 月 25 日查 AFP 为 150.5ng/ml。

2011 年 8 月 2 日行肝脏肿瘤射频消融术。

生物靶向药物：索拉非尼 0.4g 口服，2 次 /d。

免疫治疗：胸腺法新 2 次 / 周。

5. 联合治疗后 2011 年 12 月 27 日复查腹部 CT（图 9-4）。

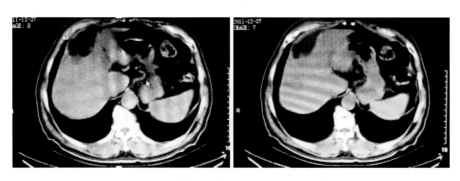

图 9-4　腹部 CT（2011 年 12 月 27 日）

索拉非尼副作用：右足皮肤发红、肿胀，多发水疱（图 9-5）。

联合治疗后 4 年间 AFP 检测结果见图 9-6。

2015 年 3 月 9 日腹部 CT 示：肝右叶前段片状低密度影，大小约 1.8cm，边缘欠清，肝右叶近肝顶见类圆形低密度影，直径约 2.5cm，肝右叶下段可见一低密灶，大小约 2.4cm，无明显变化，肝硬化同前（图 9-7）。

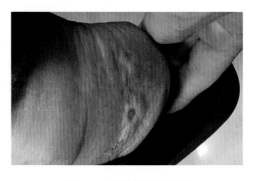

图 9-5　索拉非尼副作用

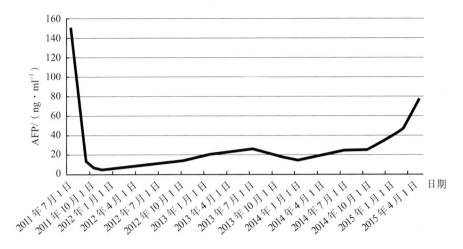

图 9-6　联合治疗后 4 年间 AFP 检测

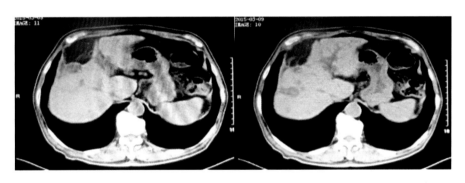

图 9-7　腹部 CT（2015 年 3 月 9 日）

病人病情稳定 43 个月后，肝癌进展。

2015 年 5 月 18 日超声造影示：肝右叶内见两个低回声区，大小约 0.5cm×0.5cm、1.5cm×1.4cm，肝左叶近膈顶处见一大小约 1.5cm×1.5cm 的低回声区，肝右叶低回声病灶符合恶性肿瘤造影特征，肝左叶近膈顶处低回声区，考虑肝硬化增生结节。

2015 年 5 月 27 日行肝脏肿瘤射频消融术。

2015 年 8 月 10 日超声造影示：肝右叶内见两处低回声区，大小约 1.5cm×1.5cm、1.5cm×0.8cm，病灶符合恶性肿瘤造影特征。

2015 年 8 月 14 日行肝脏肿瘤射频消融术。

其间未行 TACE 治疗，原因不清。

肝癌肺转移：2015 年 9 月 15 日胸腹部 CT 示右肺分叶状高密度结节影，大小约 2.3cm×1.6cm（图 9-8）。系肝癌术后右肺病变，考虑转移瘤可能性大，肝内多发病变大致同前。

第三次 MDT 由肝胆外科、消化内科、肿瘤科、介入科、放射治疗科、病理科、超声医学科、影像科共同讨论决定。

2015 年 9 月 18 日行右肺转移癌氩氦刀冷冻消融术。

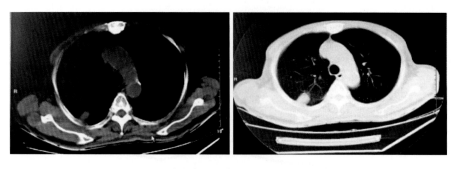

图 9-8　胸腹部 CT（2015 年 9 月 15 日）

2015 年 9 月 23 日行经皮肝动脉化疗灌注及栓塞术（洛铂 50mg，丝裂霉素 8mg，表柔比星 40mg）。

生物靶向药物：索拉非尼 0.4g 口服，2 次 /d。

免疫治疗：胸腺法新 2 次 / 周。

肺转移治疗后病情稳定 1 年。

联合治疗后 AFP 检测结果见图 9-9。

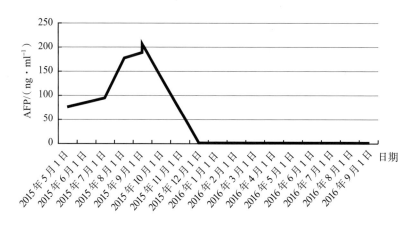

图 9-9　联合治疗后 AFP 检测

联合治疗后 2016 年 8 月 22 日复查：2016 年 7 月初病人出现腰背部疼痛。CT 示：肝右叶实质见数个类圆形低密度灶，大致同前，有腹水征；腹膜后多发肿大淋巴结，多考虑转移，但 AFP 正常。

第四次 MDT 由肝胆外科、消化内科、肿瘤科、介入科、放射治疗科、病理科、超声医学科、影像科共同讨论决定。

2016 年 7 月 22 日—8 月 23 日行腹膜后淋巴结放疗 18 次，病人腰背部疼痛缓解。

生物靶向药物：索拉非尼 0.4g 口服，2 次 /d。

免疫治疗：胸腺法新 2 次 / 周。

联合治疗后 2016 年 9 月 6 日复查 CT 示：肝右叶实质见数个类圆形低密度灶，有腹水征，大致同前；腹膜后多发肿大淋巴结，较前减少缩小；膈肌右侧部结节样增厚，多考虑转移（图 9-10）。

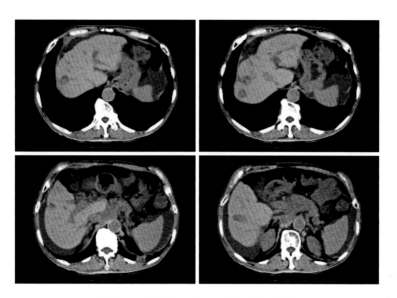

图 9-10　腹部 CT（2016 年 9 月 6 日）

2017 年 3 月 5 日病人因肝癌多发转移、肝衰竭离世。

【治疗过程及随访情况总结】

肝癌的全程管理需要以下几方面内容：来源于 MDT + 加速外科康复（enhanced recovery after surgery，ERAS）观念的深入人心；高危人群的筛查，早发现、早诊断、早治疗；可切除肝癌的精准术前评估（影像学评估和功能性评估）；术中的精准操作，术后的一系列 ERAS 措施；不可切除肝癌的降期处理（TACE、RFA、放疗）；靶向治疗、免疫治疗等新方法的尝试；每 3 个月一次的定期检查随访，数据库建设。

# 病例 10

# 肝癌伴肝内转移综合治疗

## 案例要点

1. 中年男性，一般情况良好，治疗意愿强烈。
2. 肝癌伴肝内转移，BCLC B 期，CNLC Ⅱa 期。
3. 经 MDT 讨论，行肝左三叶切除术，术后口服索拉非尼靶向治疗。

## 一、基本情况

【病史概况】

病人，男性，45 岁。

病例来源：空军军医大学西京医院肝癌 MDT 团队。

入院时间：2018 年 9 月 5 日。

发病时间：2018 年 8 月 20 日。

MDT 就诊时间：2018 年 9 月 11 日。

治疗要点：行左半肝切除术，术后口服索拉非尼靶向治疗。

随访截止时间：2019 年 10 月。

随访截止状态：带瘤生存。

**主诉：** 右上腹胀痛半月。

**现病史：** 病人于半月前无明显诱因间断出现右上腹胀痛，无恶心、呕吐，无发热、寒战，1 周前当地医院就诊超声提示"肝占位"；为进一步治疗来我院就诊。

**既往史：** 发现乙型肝炎 8 个月，未做规范治疗。

【专科体格检查】

腹平坦，未见胃肠型及蠕动波，未见腹壁静脉曲张。全腹无压痛，无反跳痛，无肌紧张，墨菲征阴性，全腹未扪及包块，肝、脾肋下未触及。肝、肾区无叩击痛，腹部移动性浊音阴性。听诊肠鸣音正常。

【社会背景及治疗意向】

陕西渭南人，工薪阶层，经济状况可。治疗意愿强烈，同意手术、穿刺等有创治疗或检查。

【入院检查】

（一）实验室检查

血常规、尿常规、便常规、肝功能、凝血功能未见明显异常。乙肝五项：乙型肝炎表面抗体（hepatitis B surface antibody，HBsAb）、乙型肝炎 e 抗体（hepatitis B e antibody，HBeAb）、乙型肝炎核心抗体（hepatitis B core antibody，HBcAb）阳性。HBV-DNA 定量 < 100.00U/ml、肿瘤标志物检查结果见表 10-1。

表 10-1　肿瘤标志物检查结果

| 项目 | 定量结果 | 参考值 | 单位 |
| --- | --- | --- | --- |
| AFP | 299.500 ↑ | < 7.0 | ng/ml |
| CA125 | 107.900 ↑ | < 35.000 | U/ml |
| CEA | 1.340 | < 5.000 | ng/ml |
| CA19-9 | 5.120 | < 27.000 | U/ml |
| VEGF | 244.92 ↑ | 0 ~ 160 | pg/ml |

（二）影像学检查

CT 检查：肝癌伴肝内转移，余未见明显异常（图 10-1）。

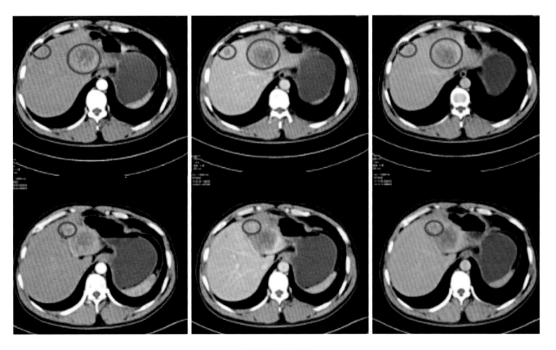

图 10-1　CT

　　B 超检查（图 10-2）：肝脏大小正常（右叶上下径 9 ~ 14cm，左叶上下径 < 10cm）、形态规则，肝内可见数个异常回声区，左叶两处相邻大小约 8.6cm×5.6cm、3.9cm×2.7cm，肝中静脉左侧（包膜下）大小约 1.2cm×0.9cm，边界不清，形态不规则；余肝光点增粗、增强，分布不均匀。门静脉主干内径约 1.2cm，测平均血流速度约 189cm/s。腹腔内未探及明显液性暗区。

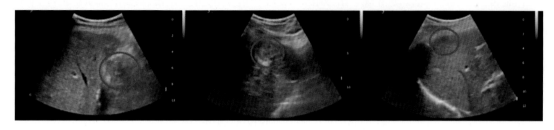

图 10-2　B 超

　　超声造影提示：肝内异常回声病灶呈"快进快出"造影模式，符合恶性肿瘤造影特征。

### （三）专科相关评估

1. 肝功能 Child-Pugh A 级。

2. HBV-DNA < 100U/ml。

3. AFP 299.5ng/ml。

4. ECOG 评分 1 分。

## 二、MDT 讨论过程

【病史要点】

体检超声发现肝脏占位 1 周就诊，CT 检查示肝癌伴肝内转移，BCLC B 期，CNLC Ⅱa 期。

【疾病诊断】

1. 肝癌 BCLC B 期，CNLC Ⅱa 期。

2. 乙型肝炎。

3. 肝炎后肝硬化。

4. 病人入院后第二天腹痛加重，查体腹膜刺激征阳性。

5. 超声检查示（图 10-3）：①肝大小正常，肝硬化；肝内实性包块，考虑新生物；肝硬度 F2 级。②门静脉内径正常，血流通畅；估测门静脉流量 1 436ml/min。③脾静脉内径正常高限，血流通畅；估测脾静脉流量 551ml/min。④肠系膜上静脉内径正常，血流通畅；估测肠系膜上静脉流量 1 078ml/min。⑤脾大，回声未见异常。⑥胆、胰大小正常，图像未见明显异常。⑦腹腔积液（少量）。

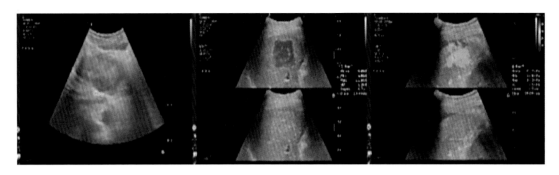

图 10-3    腹部 B 超

【MDT 讨论疑难点】

第一次 MDT 讨论的核心问题：选择手术治疗还是 TACE？如果手术治疗，术后需要其他治疗吗？

## 三、讨论结论

【目前临床诊断】

1. 肝细胞癌 BCLC B 期，CNLC Ⅱa 期。
2. 乙型肝炎。
3. 肝炎后肝硬化。

【治疗方案】

MDT 讨论意见：病人最大瘤体位于左外叶，转移灶位于左内叶，可先行腹腔镜探查，如瘤体完整无破裂可考虑行腹腔镜辅助左半肝切除术，如瘤体破裂开腹行左半肝切除，术后联合 TACE ＋ 靶向药物治疗。

【预后】

MDT 讨论考虑病人出现肝内转移且肿瘤负荷大，可能出现瘤体破裂，总体预后较差。

## 四、实际执行方案

左半肝切除术，术后索拉非尼治疗。病人沟通后，没有接受术后 TACE，选择直接口服索拉非尼（400mg，2 次/d）治疗。

## 五、反馈

【方案进行中各阶段执行情况】

1. 术中探查情况　腹腔镜下探查见腹腔少量积血，网膜、胃、十二指肠、结肠、空肠、胰腺、胆囊未见明显转移灶。肝左外叶见一 7cm×6cm 大小巨大肿瘤呈外生性生长，伴瘤体表面破裂出血，质地硬，表面不平整，其余肝脏为肝硬化表现，肝左内叶肝包膜处见转移灶，直径约 1.5cm，因瘤体已破裂，无法行根治性切除，向家属告知后，决定行中转开腹肝癌切除术，规则切除左半肝，于肝脏膈面、脾窝及网膜植入氟尿嘧啶植入剂。

术后病理检查（图 10-4）：肝小叶结构破坏，异型细胞成腺管样、梁索状或实性片状排列，胞质丰富嗜酸性或透明，核大小不一，核仁明显，局部核偏位，可见坏死。肝脏及肿物切除标本（左叶、右前叶）为中 - 低分化肝细胞癌，切缘及网膜未查见癌组织。脉管内查见癌栓，肿瘤数目 =2，癌周为结节性肝硬化（$G_2S_4$）。病理分期：AJCC $pT_3N_x$。

2. 术后恢复顺利，于第 7 天出院。

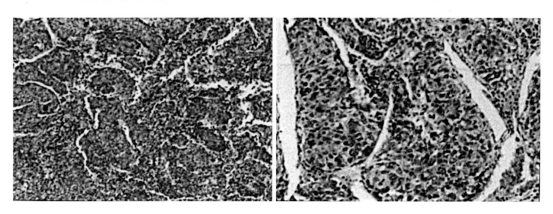

图 10-4　术后病理

3. 术后 1 个月行 TACE。

表现：肝动脉起自腹腔动脉，肝内动脉及其分支走行欠自然（符合术后改变），但未见不规则异常血管显示。动脉晚期和微血管期未见异常造影剂染色。

治疗过程：将导管选择插至肝动脉，经导管依次灌注 5-FU 1.0g、洛铂 50mg、表柔比星 40mg。

术后复查肿瘤标志物结果见图 10-5。

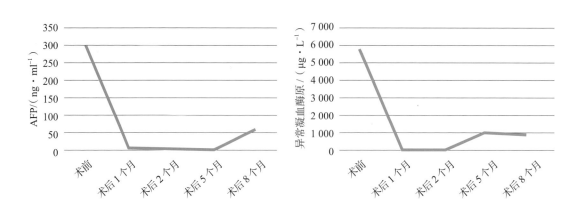

图 10-5　术后复查肿瘤标志物

4. 术后超声复查见图 10-6。

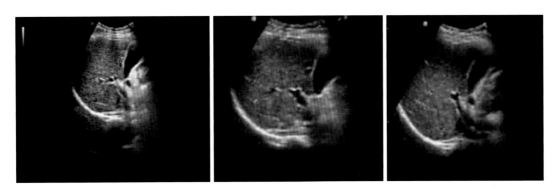

图 10-6　术后超声复查

术后 2 个月影像学检查见图 10-7。

术后 8 个月影像学检查示：肝左叶术后改变，切缘条片状低密度影较前（2018 年 11 月 12 日）范围缩小；门静脉左支残端栓子前范围减小；新增胰头前缘软组织结节，考虑转移灶；左肺上叶舌段少许纤维条索灶（图 10-8）。

5. 术后 1 年病人口服索拉非尼后肿瘤标志物持续下降（图 10-9），但术后 9 个月（2019 年 6 月）和术后 10 个月（2019 年 7 月）腹部 CT 仍显示门静脉左支残端栓子和胰头前缘软组织结节（图 10-10、图 10-11），故第二次 MDT 讨论的核心问题如下。

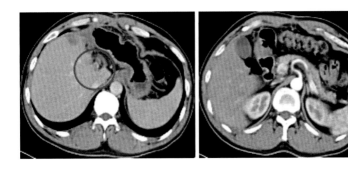
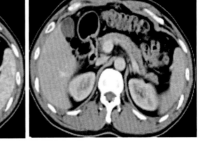

图 10-7　术后 2 个月影像学检查

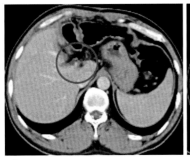
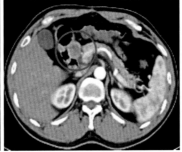
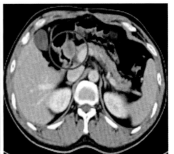

图 10-8　术后 8 个月影像学检查

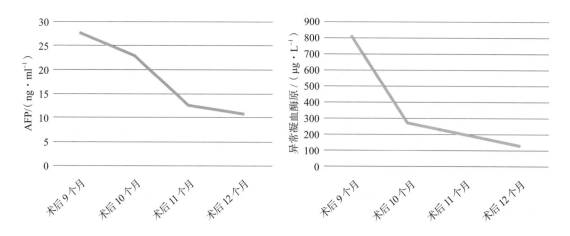

图 10-9　用药后肿瘤标志物复查

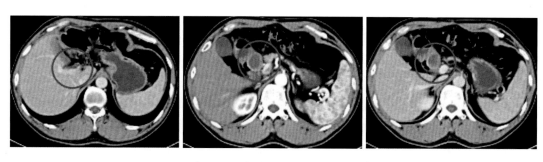

图 10-10　术后 9 个月影像学检查

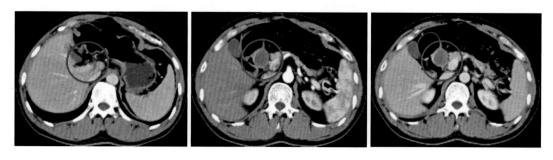

图 10-11　术后 10 个月影像学检查

（1）门静脉左支充盈缺损是血栓还是癌栓。

（2）胰头前方病灶性质，是肿瘤淋巴结转移还是种植。

（3）治疗方案的选择：评估病人一般状况可，全身状况良好，肿瘤主要存在肝外转移及门静脉癌栓可能。治疗方案：继续口服索拉非尼。

术后 12 个月影像学检查（2019 年 9 月 9 日）（图 10-12）。

术后疗效评价（术后 8 个月 vs. 术后 12 个月）：基于改良的实体瘤疗效评价标准（modified response evaluation criteria in solid tumors，mRECIST）评估疗效为 PR（部分缓解）。

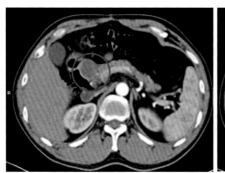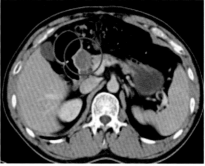

图 10-12　术后 12 个月影像学检查（2019 年 9 月 9 日）

与 2019 年 7 月 10 日比较：肝左叶术后改变，切缘条片状低密度影大致同前，胰头前缘低密度较前略减小。

【治疗过程及随访情况总结】

MDT 治疗模式获得较好治疗效果。

病例通过对 AFP 及 PIVKA-Ⅱ的持续检测，结合影像学检查结果，进行 MDT 讨论，使用索拉非尼治疗，使晚期病人获得较长的生存获益。

# 复发肝细胞癌的序贯治疗

---

**案例要点**

1. 中年男性，一般情况良好，治疗意愿强烈。

2. 初诊时包块位于肝右后叶下段，术前影像学检查未见肝内其他可疑病灶，但肿瘤无明显包膜，边界不清，具备高危复发、转移特征；合并有肝硬化。

3. 第一次肿瘤肝内复发合并肝门淋巴结单发转移，MDT 讨论后认为有手术切除指征，给予肝门淋巴结清扫术 + 肝内病灶射频消融术。

4. 第一次肿瘤复发行外科切除 + 射频消融后，给予 5 次 TACE，同时联合索拉非尼一线靶向治疗，肝内病灶进展后更换为二线靶向药物瑞戈非尼并联合 PD-1 单抗免疫治疗。

5. 再次发生广泛腹腔淋巴结转移后，MDT 讨论决定入腹部肿瘤科给予放疗，病灶控制良好。

---

## 一、基本情况

【病史概况】

病人，男性，55 岁。

病例来源：四川大学华西医院肝癌 MDT 团队。

初诊时间：2015 年 8 月 7 日。

MDT 就诊时间：2015 年 8 月 7 日。

治疗要点：TACE + 开腹手术 + 射频消融 + 索拉非尼、瑞戈非尼。

随访截止时间：2021 年 6 月 10 日。

随访截止状态：带瘤生存，部分病灶略增大，部分略缩小。

**主诉**：乙型肝炎复查发现肝脏占位 6 天。

**现病史**：病人 6 天前因乙型肝炎复查，超声检查发现肝右后叶下段有一大小 2.2cm × 1.6cm 占位性病变。无腹痛、腹胀、恶心、呕吐等不适，无黄疸、发热、皮肤瘙痒等。发现肝占位后，未予以特殊治疗。现为求进一步明确诊断与治疗来我院，门诊以"肝肿瘤"收入院。

发病以来，精神、饮食、睡眠可，大小便正常，体力体重无明显变化。

**既往史：**慢性乙型肝炎20余年，间断中药治疗。4年前，病人开始服用阿德福韦酯，肝功能、HBV-DNA动态观察未发现异常。否认高血压、糖尿病等慢性病史，否认肿瘤家族史及手术外伤史。

【专科体格检查】

皮肤巩膜无黄染，心脏、双肺及腹部查体未见异常。

【社会背景及治疗意向】

城镇居民，治疗意愿强，治疗依从性较好。

【入院检查】

（一）**实验室检查**

病人术前血常规、肝肾功能、电解质、凝血功能均正常；乙肝标志物：HBsAg阳性，HBsAb阴性，HBeAg阴性，HBeAb阴性，HBcAb阳性；HBV-DNA > $1.00 \times 10^7$U/ml。AFP、CA125、CA19-9、CEA均在正常范围。

（二）**影像学检查**

腹部增强CT：肝右后叶下段查见约2.1cm×1.2cm结节状稍低密度影，边界欠清，动脉期强化，静脉期强化减退，考虑为肝癌，肝硬化（图11-1）。

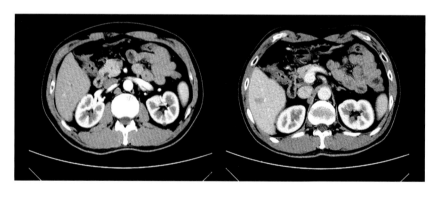

图11-1　初诊术前腹部增强CT

肝脏超声造影检查：肝右后叶下段见约2.0cm×1.7cm弱回声结节，动脉期呈高增强，门静脉期呈稍低增强，实质期呈低增强，考虑为肝癌。肝内见数个无回声结节，较大者约0.5cm，边界清楚，形态规则，超声造影未见强化，考虑肝囊肿。

（三）**专科相关评估**

1. HBV-DNA > $1.00 \times 10^7$U/ml。

2. 肝功能Child-Pugh A级。

3. AFP在正常范围。

4. 肝硬化程度：影像学提示有硬化。

5. ECOG 评分 0 分。

6. NRS 2002 1 分。

## 二、MDT 讨论过程

【病史要点】

1. 乙型肝炎病史，治疗效果欠佳，现为活动性肝炎。

2. 肝细胞癌，CNLC Ⅰa 期，BCLC A 期。

3. 中年病人，身体状况良好，轻度肝硬化。

【疾病诊断】

肝细胞癌（CNLC Ⅰa 期）、慢性乙型肝炎、乙型肝炎后肝硬化。

【MDT 讨论疑难点】

1. 肝细胞癌术后肝内转移及淋巴结转移的治疗方式。

2. TACE 局部治疗的时机。

3. 肿瘤进展时局部与系统治疗方案的调整。

4. 肝癌的治疗如何兼顾外科学特点和肿瘤学特点以达到提高疗效的目的。

## 三、讨论结论

【目前临床诊断】

1. 肝细胞癌，CNLC Ⅰa 期，BCLC A 期。

2. 慢性乙型肝炎。

3. 乙型肝炎后肝硬化。

【前序治疗评价】

病人发现乙型肝炎多年，未经规范抗病毒治疗及复查，HBV-DNA > $1.00 \times 10^7$U/ml，肝功能 Child-Pugh A 级。围手术期应使用恩替卡韦抗病毒治疗，病毒载量控制在 $1.00 \times 10^4$U/ml 以内或抗病毒治疗有效，转氨酶无明显升高的情况下，再考虑外科手术治疗。

【治疗方案】

肝段Ⅴ、段Ⅵ切除术。

【预后】

肝内病灶可能继续出现进展，肝外转移灶可能陆续增加。

## 四、实际执行方案

右半肝肿瘤局部切除 + 射频消融术 + TACE + 索拉非尼 - 瑞戈非尼序贯靶向治疗 + PD-1 单抗免疫联合治疗。

病人初诊为小肝癌，但具有边界不清、无肿瘤包膜等复发、转移的高危因素。

2015 年 8 月，行右肝癌局部切除，术后每 3 个月定期复查一次，至术后 29 个月

（2018年1月）发现肝内肿瘤复发及肝门淋巴结转移，行肝门淋巴结手术切除＋肝脏复发病灶射频消融术。

2018年6月，超声造影发现左外叶下段小病灶复发，行经皮穿刺射频消融术。术后行辅助性TACE并开始索拉非尼靶向治疗。

2018年12月，肿瘤肝内多发复发，更换为瑞戈非尼二线靶向治疗，联合多次局部TACE介入治疗，获得16⁺个月肿瘤无进展生存期（疗效评估为SD）。

2020年8月，再次出现肿瘤进展，表现为腹腔多发淋巴结转移及肝内转移灶增多、部分增大，MDT讨论后建议腹腔淋巴结放疗＋联合PD-1单抗，并继续瑞戈非尼靶向治疗。完成放疗后继续定期局部TACE＋靶向免疫联合系统治疗，随访至今病灶控制为SD。

## 五、反馈

【 方案进行中各阶段执行情况 】

1. 2015年8月11日行右半肝局部切除术，术后29个月（2018年1月12日）复查腹部增强MRI（图11-2）。

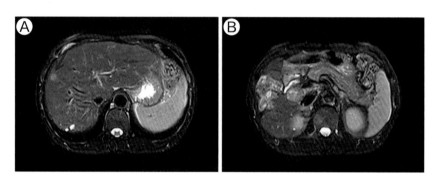

图11-2　腹部增强MRI（2018年1月12日）

A.肝右叶前上段结节影，约1.4cm×1.1cm，弥散受限，轻度强化，多系转移。B.肝门区可见约4.0cm×2.5cm肿块，动脉期强化，弥散受限，多系淋巴结转移。

2. 2018年2月1日进行第二次手术治疗，行肝门部肿瘤切除术＋肝脏穿刺活检术＋肝脏射频消融术，术后20天开始口服索拉非尼。

3. 2018年6月25日复查超声造影，左外叶下段查见大小约1.8cm×1.0cm不均质回声结节，弱回声为主，边界欠清楚，形态欠规则，超声造影考虑HCC。2018年6月29日行经皮穿刺射频消融术，术后继续口服索拉非尼，并辅助行TACE。

4. 2018年12月4日（第一次手术切除后40个月），复查腹部增强MRI（图11-3），提示肝内

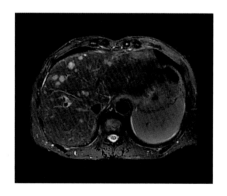

图11-3　腹部增强MRI（2018年12月4日）

肝内弥漫多发肿瘤复发结节。

弥漫多发肿瘤复发结节，由于肿瘤明显进展更换为二线药物瑞戈非尼，并联合多次局部TACE。

5. 瑞戈非尼联合 TACE 期间影像学评估（图 11-4 ～ 图 11-8）。

6. 2020 年 8 月 3 日（第一次术后 60 个月），复查发现腹腔淋巴结转移（图 11-9），MDT 讨论后建议行腹腔淋巴结放疗 + 联合 PD-1 单抗，并继续瑞戈非尼靶向治疗。

7. 2021 年 2 月 22 日，完成所有放疗计划后 3 个月，复查腹部增强 CT 提示腹腔淋巴结病灶明显缩小（图 11-10）。

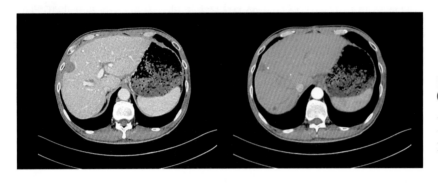

**图 11-4　腹部增强 CT（2019 年 3 月 11 日）**
肝实质内多发大小不等肝癌病灶，与之前 MRI 旧片比较无明显变化。

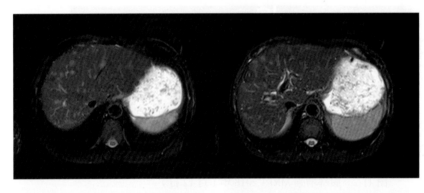

**图 11-5　腹部增强 MRI（2019 年 7 月 10 日）**
肝内多发大小不等肝癌病灶，与 3 月 11 日 MRI 旧片比较无明显变化。

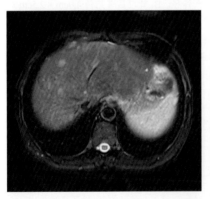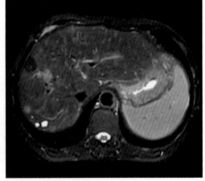

**图 11-6　腹部增强 MRI（2019 年 10 月 11 日）**
肝内多发大小不等病灶，与 7 月 10 日 MRI 旧片比较无明显变化。

**图 11-7　腹部增强 MRI（2019 年 12 月 11 日）**
肝内多发大小不等肝癌病灶，与 10 月 11 日 MRI 旧片比较无明显变化。部分病灶略有增大，部分病灶略有缩小。

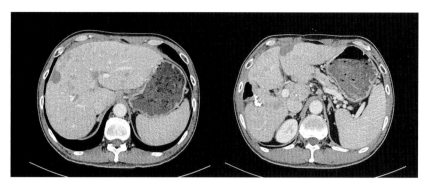

图 11-8　腹部增强 CT（2020 年 4 月 9 日）

肝内多发大小不等强化结节，与 2019 年 12 月 MRI 旧片比较无明显变化。

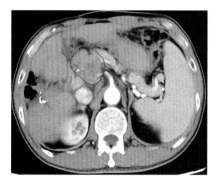

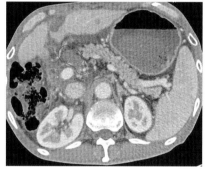

图 11-9　腹部增强 CT（2020 年 8 月 3 日）

肝内多发大小不等强化结节，肝门区、门腔间隙、肝胃韧带、腹主动脉旁多发增大淋巴结。

图 11-10　腹部增强 CT（2021 年 2 月 22 日）

肝内多发大小不等强化结节，肝门区、门腔间隙、肝胃韧带、腹主动脉旁周围淋巴结增多，部分增大，部分缩小。

8. 2021 年 6 月 5 日，完成所有放疗计划后 7 个月，复查腹部增强 CT 提示腹腔淋巴结病灶控制良好（图 11-11）；腹腔淋巴结转移治疗前及治疗后 3 个月、7 个月比较见图 11-12。

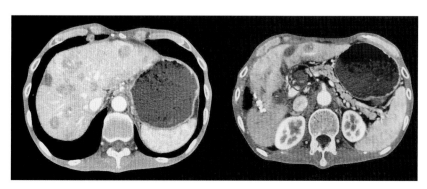

图 11-11　腹部增强 CT（2021 年 6 月 5 日）

肝内多发大小不等强化结节，肝门区、门腔间隙、肝胃韧带、腹主动脉旁周围淋巴结转移，与之前 MRI 旧片比较明显缩小。

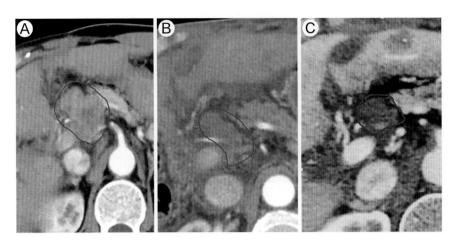

**图 11-12　腹腔淋巴结转移治疗前及治疗后 3 个月、7 个月比较**

A. 治疗前；B. 治疗后 3 个月；C. 治疗后 7 个月。

【 治疗过程及随访情况总结 】

病人诊治过程及预后情况见图 11-13。

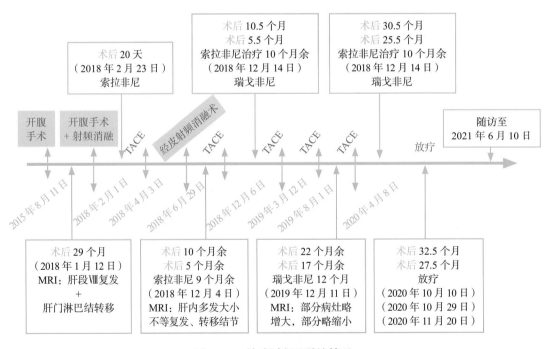

术后 20 天
（2018 年 2 月 23 日）
索拉非尼

术后 10.5 个月
术后 5.5 个月
索拉非尼治疗 10 个月余
（2018 年 12 月 14 日）
瑞戈非尼

术后 30.5 个月
术后 25.5 个月
索拉非尼治疗 10 个月余
（2018 年 12 月 14 日）
瑞戈非尼

开腹手术

开腹手术 + 射频消融

TACE

经皮射频消融术

TACE

TACE

TACE

TACE

放疗

随访至
2021 年 6 月 10 日

2015 年 8 月 11 日　2018 年 2 月 1 日　2018 年 4 月 3 日　2018 年 6 月 29 日　2018 年 12 月 6 日　2019 年 3 月 12 日　2019 年 8 月 1 日　2020 年 4 月 8 日

术后 29 个月
（2018 年 1 月 12 日）
MRI：肝段Ⅷ复发
+
肝门淋巴结转移

术后 10 个月余
术后 5 个月余
索拉非尼 9 个月余
（2018 年 12 月 4 日）
MRI：肝内多发大小
不等复发、转移结节

术后 22 个月余
术后 17 个月余
瑞戈非尼 12 个月
（2019 年 12 月 11 日）
MRI：部分病灶略
增大，部分略缩小

术后 32.5 个月
术后 27.5 个月
放疗
（2020 年 10 月 10 日）
（2020 年 10 月 29 日）
（2020 年 11 月 20 日）

**图 11-13　治疗过程及随访情况**

# 晚期肝细胞癌射频消融术联合靶向免疫治疗转化后的手术治疗

---

**案例要点**

1. 中年男性，一般情况良好，治疗意愿强烈。

2. 多发肝细胞癌，并门静脉主干癌栓。

3. MDT 讨论后采用 RFA＋溶瘤病毒注射（局部治疗）＋口服索拉非尼联合 PD-1 单抗注射。

4. 截至随访截止时间，带瘤生存 3 年余。

---

## 一、基本情况

【病史概况】

病人，男性，49 岁。

病例来源：陆军军医大学西南医院肝癌 MDT 团队。

发病时间：2018 年 12 月 27 日。

MDT 就诊时间：2019 年 1 月 4 日。

治疗要点：病人肿瘤侵犯门静脉左右支主干，传统手术治疗无法达到根治，如何控制病情、延长病人生存期、改善生活质量成为目前最为重要的内容。因此经 MDT 讨论后采用 RFA＋溶瘤病毒注射（局部治疗）＋口服索拉非尼联合 PD-1 单抗注射（全身治疗）的治疗方案。

随访截止时间：2021 年 12 月 15 日。

随访截止状态：一般情况良好，复查超声、MRI 未见明显复发。

**主诉：**上腹部疼痛 1 周余。

**现病史：**病人 1 周前无明显诱因出现上腹部疼痛不适，以右上腹为主，为持续疼痛，阵发性加重，无发热、黄疸、呕吐等不适。于当地医院体检发现肝脏占位。病人及家属为求进一步明确诊断及治疗，于 2018 年 12 月 29 日就诊于我院门诊，行上腹部增强 CT 及 MRI 检查均提示肝癌伴门静脉左右支癌栓。未予以特殊治疗，现病人腹痛较前缓解，无腹泻、黄疸、黑便等。为求进一步治疗，门诊以"肝肿瘤"收入。

发病以来，精神、饮食、睡眠等一般情况良好，大小便正常，体力体重无明显变化。

**既往史：**既往有乙型肝炎病史，具体不详，未口服药物治疗。否认高血压、糖尿病等慢性病史，否认肿瘤家族史及手术、外伤史。

【专科体格检查】

体格检查无特殊，皮肤巩膜无黄染，腹部未触及肿块，无压痛及反跳痛。

【社会背景及治疗意向】

已婚，育有1女。经济状况一般，治疗意愿积极。未行任何治疗。

【入院检查】

（一）实验室检查

血常规、尿常规、便常规、肾功能、电解质、凝血功能均正常范围。谷丙转氨酶106.6U/L，谷草转氨酶61.7U/L，γ-谷氨酰转肽酶670U/L，碱性磷酸酶（alkaline phosphatase，ALP）245U/L；乙肝"大三阳"；HBV-DNA $2.724 \times 10^5$U/L，AFP、CEA、CA125、CA19-9在正常范围，ICG R15未做。

（二）影像学检查

超声造影：肝左叶、尾状叶及肝右前叶低回声病灶，超声造影支持巨块型肝癌诊断；门静脉左支及右前支分支内低回声，支持肝癌门静脉癌栓诊断；胆囊壁毛糙、增厚；脾大。

2019年1月2日上腹部CT示：左半肝、肝段Ⅷ、段Ⅰ占位，考虑肝癌可能性大，门静脉主干、右前叶支、门静脉左支及分支内、下腔静脉肝段癌栓形成；肝动静脉瘘；肝左静脉受累；肝硬化、门静脉高压、脾大；左肾小囊肿；肝门区、腹膜后多个淋巴结（图12-1）。

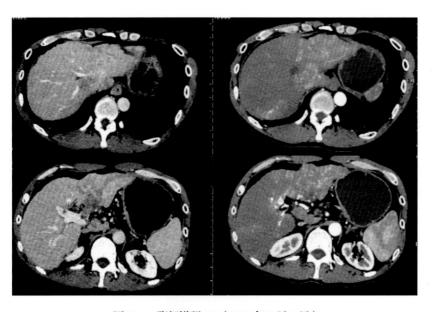

图12-1　腹部增强CT（2019年1月2日）

2019 年 1 月 9 日肝脏特异性 MRI（图 12-2）：①肝段 Ⅰ ~ 段Ⅳ多发占位，提示肝细胞癌，伴门静脉主干、右前叶支、门静脉左支及分支内、下腔静脉肝段癌栓形成；肝动静脉瘘；肝左静脉受累。②肝段 Ⅴ、段Ⅷ异常信号，考虑大片铁沉积，建议随访。③结节性肝硬化，脾大，门静脉高压。④慢性胆囊炎；双肾囊肿。

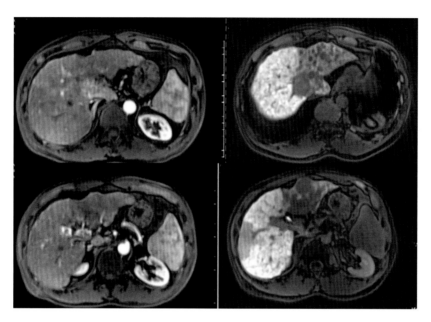

图 12-2　肝脏特异性 MRI（2019 年 1 月 9 日）

### （三）专科相关评估

1．HBV-DNA $2.724 \times 10^5$U/ml。

2．肝功能 Child-Pugh A 级。

3．AFP 在正常范围。

4．肝硬化程度：影像学提示有硬化。

5．ECOG 评分 0 分。

6．NRS 2002 1 分。

## 二、MDT 讨论过程

【病史要点】

1．中年男性。

2．上腹部疼痛 1 周余。

3．乙型肝炎病史多年，未经规范治疗。

4．影像学检查可见肝内多发肿瘤并门静脉主干及分支癌栓。

【疾病诊断】

1. 肝细胞癌 BCLC C 期。

2. 慢性乙型肝炎。

3. 乙型肝炎后肝硬化。

【MDT 讨论疑难点】

1. 肝细胞癌 BCLC C 期门静脉主干及分支癌栓的治疗方案选择。

2. 通过局部联合全身治疗等综合治疗手段达到降低分期效果。

# 三、讨论结论

【目前临床诊断】

肝细胞癌 BCLC C 期，慢性乙型肝炎，乙型肝炎后肝硬化。

乙型肝炎病人，未正规服用抗病毒药物及定期随访，在乙型肝炎基础上形成肝硬化，结合病人 CT、肝脏特异性 MRI 等相关检查可诊断肝细胞癌伴门静脉癌栓形成。

【前序治疗评价】

病人有多年乙型肝炎病史，未经规范抗病毒治疗，病毒载量处于高水平，乙型肝炎长期处于活动期，肝硬化，是发生肝癌的主要原因。病人长期未行规范检查，导致肿瘤一经发现即为晚期。

【治疗方案】

结合各项检验及检查结果，病人临床分期为 BCLC C 期，且无手术指征。因肿瘤侵犯门静脉左右支，行 TACE 或肝动脉灌注化疗（hepatic artery infusion chemotherapy，HAIC）效果均欠佳。因肝癌对传统化疗及放疗均不敏感，靶向药物索拉非尼单药有效率低，故可尝试靶向治疗联合免疫治疗。考虑病人淋巴细胞计数偏低，免疫治疗效果亦有限。

MDT 联合会诊制订治疗方法：病人为肝细胞癌伴门静脉癌栓形成，无法行根治性手术切除，故拟行系统治疗，予以腺病毒注射 + 肝肿瘤射频消融术刺激淋巴细胞释放，再予以免疫治疗（PD-1）及靶向治疗（口服索拉非尼）。

各专科意见如下：

（1）放射科：病人肝硬化，肝左叶、肝右前叶占位，呈快进快出表现，结合病人乙型肝炎病史及 AFP 升高，可诊断肝细胞癌。病人门静脉左支及右前支合并有癌栓。

（2）肝胆外科：病人诊断肝癌明确，且门静脉左支及右前支合并有癌栓形成。若手术需行超左半肝切除术，病人剩余肝脏体积过小，且肝功能储备 ICG R15 高，暂无手术指征。

（3）血管外科：病人诊断肝癌伴门静脉左支及右前支合并有癌栓形成。可行肝动脉灌注化疗，但效果欠佳。

（4）肿瘤科：病人诊断肝癌伴门静脉左支及右前支合并有癌栓形成。若家属不考虑介入治疗可考虑行靶向治疗或免疫治疗。

（5）感染科：病人存在乙型肝炎、肝硬化，未正规服用抗病毒药物，现病人病毒载量较高，肝功能尚可，可给予恩替卡韦分散片抗病毒治疗。

（6）消化内科：病人存在乙型肝炎、肝硬化、门静脉高压、食管胃底静脉曲张、脾大。因病人既往无呕血及黑便病史，可行胃镜明确食管胃底静脉曲张情况，以预防靶向治疗后的消化道出血。

（7）临床心理科：病人了解病情，继续保持心情愉悦，积极配合医师治疗。

【预后】

肝癌分期晚，门静脉主干癌栓，肝硬化，预后不良。

## 四、实际执行方案

腺病毒注射+肝肿瘤射频消融术局部治疗联合免疫治疗（PD-1单抗）及靶向治疗（口服索拉非尼）的全身治疗。

## 五、反馈

【方案进行中各阶段执行情况】

1. 2019年1月16日在全身麻醉下行RFA+重组人5型腺病毒注射。

将射频消融治疗针穿刺进入上述肝脏病变部位行射频消融术治疗6min，待病灶范围冷却后，给予重组人5型腺病毒注射液5ml行瘤内注射（图12-3）。

2. 术后行靶向治疗。2019年1月18日开始服用甲苯磺酸索拉非尼，400mg，2次/d。

3. 术后行免疫治疗。PD-1单抗（帕博利珠单抗）100mg，每3周1次。

2019年1月18日、2019年2月12日行第一、第二次免疫治疗。

复查AFP 10.09ng/ml、PIVKA-Ⅱ 25mAU/ml。

2019年3月5日、2019年3月26日行第三、第四次免疫治疗。

复查AFP 8.52ng/ml、PIVKA-Ⅱ 24mAU/ml。

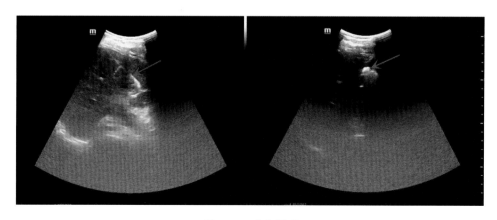

图12-3　术中超声

2019 年 4 月 11 日、2019 年 5 月 6 日、2019 年 5 月 28 日行第五、第六、第七次免疫治疗。

2019 年 6 月 12 日增强 CT 示：肝癌射频消融术后＋PD-1 单抗第六次治疗后，对比 2019 年 1 月 2 日旧片见肿块及癌栓较前明显缩小，肝硬化，脾大，门静脉高压（图 12-4）。

2019 年 6 月 23 日肝脏特异性 MRI 示：①肝脏术后，肝左叶、尾状叶斑片状异常信号影，考虑治疗后改变，较 2019 年 1 月 9 日明显缩小；门静脉左支及分支显示不清，请结合临床及对比原片分析。②结节性肝硬化，脾大，门静脉高压。③慢性胆囊炎；双肾囊肿（图 12-5）。

4. 治疗前后对比见治疗后肿瘤基本消失（图 12-6），门静脉右支癌栓基本消失（图 12-7）。

5. MDT 联合会诊再次讨论后续治疗方案。

病人经系统治疗后，病灶只局限于肝左叶，门静脉左支显示不清，经各科室讨论，可继续行系统治疗或直接行开腹左半肝切除根治性手术。考虑到目前效果及手术风险，将目前情况及治疗方式告知病人及病人家属，经商议后决定行开腹左半肝切除术。

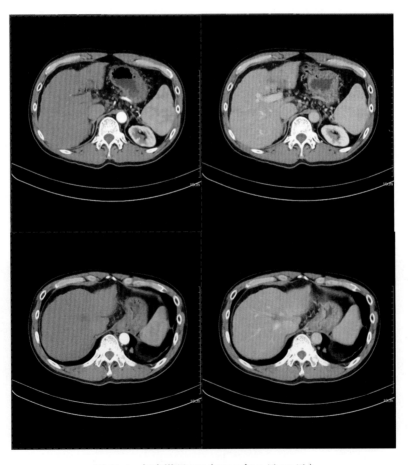

**图 12-4　复查增强 CT（2019 年 6 月 12 日）**

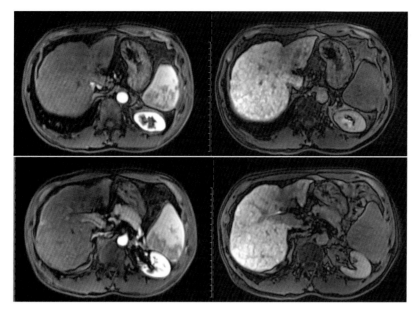

图 12-5　复查肝脏特异性 MRI（2019 年 6 月 23 日）

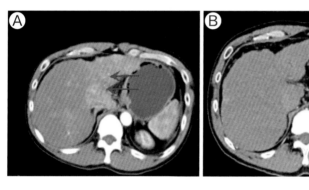

图 12-6　治疗前、后肿瘤情况增强 CT 对比

A. 治疗前肿瘤情况；
B. 治疗后肿瘤基本消失。

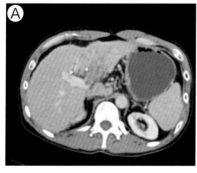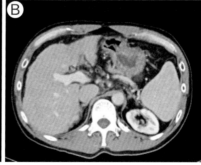

图 12-7　治疗前、后门静脉癌栓情况增强 CT 对比

A. 治疗前门静脉癌栓情况；
B. 治疗后门静脉右支癌栓基本消失，但门静脉左支显示不清。

　　术中超声示左内叶可疑结节，予以超声下活检病理检查示肝硬化改变，故手术方式选用左外叶切除术（图 12-8、图 12-9）。

　　术后病理:（肝左外叶肝组织）肿瘤治疗后标本，经多次广泛取材均显示结节性肝硬化改变，汇管区慢性炎，（肝切缘）结节性肝硬化（图 12-10）。

　　术后 1 个月复查：超声造影示动脉相肝断面处造影剂充盈缺损区，超声造影支持术后改变。PIVKA-Ⅱ 21mAU/ml；AFP 5.01ng/ml。

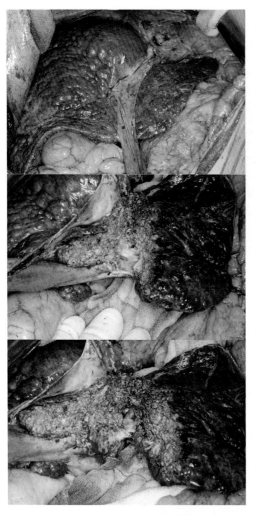

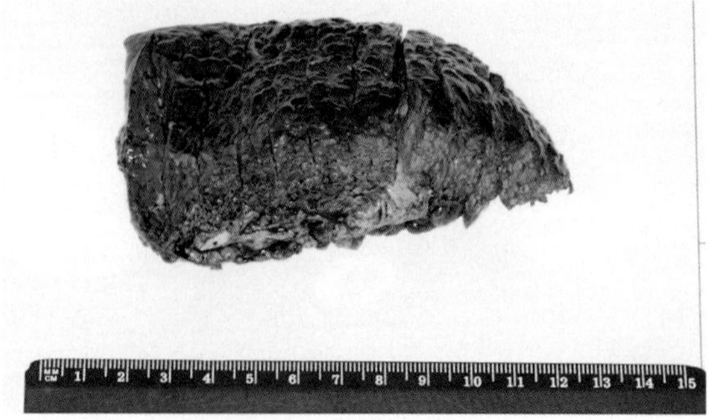

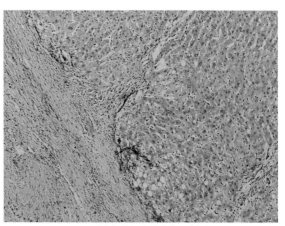

图 12-9　手术切除标本

切除肝脏予 1cm 间距纵向剖开，肝组织中未发现肉眼可见
的肿瘤。

图 12-8　肝左外叶切除术

图 12-10　术后病理

【治疗过程及随访情况总结】

1．联合治疗是未来肿瘤治疗的方向。

2．中国肝癌疾病负担形势严峻，发病率排恶性肿瘤第四位、死亡率排恶性肿瘤第二位，发病人数占全球肝癌病人总数的一半。

3．肝癌系统性治疗在过去十年进展缓慢，以化疗和索拉非尼为代表的系统性治疗存在疗效有限和不良反应较大等问题。

4．新型分子靶向治疗药物仑伐替尼的全球多中心 REFLECT 研究是近十年以来取得重要成功的肝癌一线治疗临床试验。

5．免疫治疗已获得初步进展，纳武单抗和帕博利珠单抗在美国先后取得肝癌二线治疗适应证，未来免疫联合酪氨酸激酶抑制剂（tyrosine kinase inhibitor，TKI）类药物治疗值得期待。

6．免疫联合治疗还有许多待探索的问题需要进一步的临床研究。

# 病例 13
## 晚期肝细胞癌放疗、介入联合靶向治疗

---

**案例要点**

1. 中年男性，一般情况良好，治疗意愿强烈。
2. HCC 合并门静脉癌栓。
3. 采用 TACE、索拉非尼、门静脉癌栓放疗的综合治疗方案，使晚期肝癌病人获得较长的生存获益。
4. 总体生存 20 个月。

---

## 一、基本情况

【病史概况】

病人，男性，51 岁。

病例来源：重庆医科大学附属第一医院肝细胞癌 MDT 团队。

发病时间：2017 年 8 月 9 日。

MDT 就诊时间：2017 年 8 月 23 日。

治疗要点：TACE + 门静脉癌栓放疗 + 口服索拉非尼。

随访截止时间：2019 年 4 月 28 日因消化道出血死亡。

随访截止状态：总体生存 20 个月，死亡。

**主诉：**左上腹胀痛 7 天。

**现病史：**病人 7 天前无明显诱因出现左上腹胀痛，屈曲体位时加重，无发热、寒战，无心悸，无厌油、腹泻、纳差，无腰背部及左上肢放射痛，就诊于重庆某区医院，行腹部彩超提示肝内多发占位，最大者约 4.1cm×3.6cm，未予特殊处理，转诊于我院。

发病以来，精神、食欲、睡眠尚可，大小便正常，体力下降，体重无明显减轻。

**既往史：**否认乙型肝炎病史。饮酒 30 年，每日饮用 2 瓶啤酒；吸烟 30 年，20 支 /d。否认高血压、糖尿病病史及手术、外伤史。

【专科体格检查】

皮肤巩膜无黄染，右上腹压痛，无反跳痛，剑突下可触及质硬肿块，约3cm，活动差，移动性浊音阴性，双下肢无水肿。

【社会背景及治疗意向】

离退休人员，经济状况一般，治疗意愿积极。

【入院检查】

（一）实验室检查

检查项目及结果见表13-1。

表 13-1　入院系列实验室检查结果

| 检查项目 | 结果 | 检查项目 | 结果 |
| --- | --- | --- | --- |
| 乙肝五项 | HBsAg（＋）、HBeAb（＋）、HBsAb（－）、HBcAb（＋）、HBeAg（＋） | HBV-DNA | $2.15 \times 10^6$U/ml |
| AFP | 1 965ng/ml | ICG R15 | 6.2% |
| ALB | 39g/L | TBil | 27.8μmol/L |
| GPT | 45U/L | DBil | 11.8μmol/L |
| GOT | 64U/L | PT | 15.8s |
| 肾功能 | 正常 | 血常规 | WBC $3.21 \times 10^9$/L、HGB 107g/L、PLT $110 \times 10^9$/L |
| 尿常规 | 正常 | | |

（二）影像学检查

CT：肝左叶靠近肝门部见不规则稍低密度肿块影，肝左内叶包膜下见一类似低密度影，考虑原发性肝癌伴肝内转移可能性大。门静脉左支癌栓形成；肝门淋巴结转移可能性大。CT 血管成像（CT angiography，CTA）＋CT 静脉成像（CT venography，CTV）：肿块内见较多血管影，由肝左动脉和腹腔干单独发出一粗大分支供血；门静脉、肝左静脉癌栓形成，肝右静脉和肝中静脉未见受侵（图 13-1）。

MRI：肝左内、外叶不规则肿块影，考虑肝癌伴肝内转移可能性大。门静脉左支结节状充盈缺损，考虑癌栓形成。肝门部多个肿大淋巴结，考虑转移可能（图 13-2）。

（三）专科相关评估

1. HBV-DNA $2.15 \times 10^6$U/ml。

2. 肝功能 Child-Pugh A 级。

3. AFP 1 965ng/ml。

4. 肝硬化程度：影像学提示有硬化。

5. ECOG 评分 1 分。

6. NRS 2002 1 分。

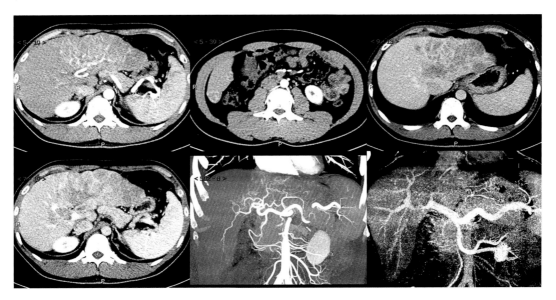

图 13-1　入院时肝脏增强 CT + CTA + CTV

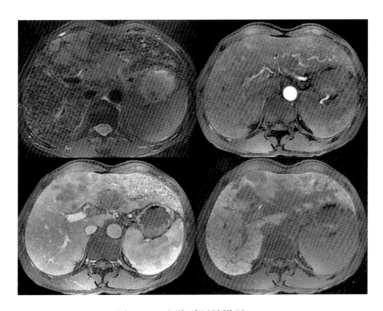

图 13-2　入院时肝脏增强 MRI

# 二、MDT 讨论过程

【病史要点】

1. 中年男性，ECOG 评分 1 分。

2. 腹胀明显，剑突下可触及质硬肿块。

3. 肝内多发肿瘤并门静脉左支癌栓。

4. 乙型肝炎活动期，肝功能评估 Child-Pugh A 级。

5. AFP 1 965ng/ml。

【疾病诊断】

肝细胞癌 BCLC C 期，CNLC Ⅲb 期。

【MDT 讨论疑难点】

1. 病人目前诊断及分期？肝门淋巴结是否为转移灶？依据是什么？

2. 病人目前可考虑的治疗方案是什么？依据是什么？

3. 各学科的结论及最终结果是什么？

## 三、讨论结论

【目前临床诊断】

1. 肝细胞癌 BCLC C 期，CNLC Ⅲb 期。

2. 慢性乙型肝炎。

3. 肝炎后肝硬化。

【治疗方案】

非手术治疗。可选用的方案：索拉非尼；全身化疗；TACE；扩大左半肝切除、门静脉取栓术；其他，包括抗病毒治疗、增强免疫治疗、中医中药治疗。

【预后】

晚期肝癌，预后不良。

## 四、实际执行方案

TACE 联合口服索拉非尼，疾病进展后，序贯门静脉癌栓放疗联合 TACE ＋口服索拉非尼。

## 五、反馈

【方案进行中各阶段执行情况】

1. TACE 联合口服索拉非尼。2017 年 8 月 24 日行 TACE。2017 年 8 月 29 日给予索拉非尼，400mg 口服，2 次 /d。抗病毒治疗给予恩替卡韦分散片。增强免疫力治疗给予胸腺法新。中医中药治疗给予槐耳颗粒。2017 年 10 月 31 日行 TACE。复查 AFP 为 657ng/ml。

2. 随访病情进展。2017 年 11 月 27 日因腹胀再次入院。实验室检查：WBC $2.53 \times 10^9$/L，HB 115g/L，PLT $65 \times 10^9$/L，PT 15.7 秒，TB 22.4μmol/L，ALB 31g/L；乙肝五项：HBsAg（＋），HBeAg（＋），HBcAb（＋）。HBV-DNA $< 1 \times 10^3$ U/ml。AFP 1 421ng/ml。肝功能 Child-Pugh B 级。

2017 年 11 月 28 日复查上腹部增强 CT（图 13-3）。

3. 第二次 MDT 讨论。

（1）病情分析：肝内病灶无明显扩大；门静脉癌栓较前增大；腹水较前增多；AFP 较前增高。

2017 年 8 月 18 日　　　　　　2017 年 11 月 28 日

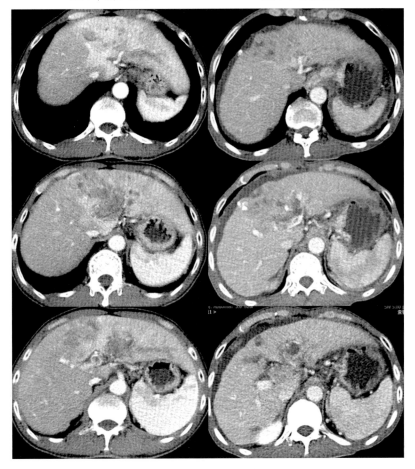

图 13-3　首次 TACE 后复查腹部增强 CT（2017 年 11 月 28 日）

（2）结论：病情进展，肝功能 Child-Pugh B 级。

（3）治疗选择及理由：依据《肝细胞癌合并门静脉癌栓多学科诊治中国专家共识（2016 年版）》，给予癌栓放疗和 / 或系统化疗。门静脉癌栓行姑息放疗，力争使病人获得进一步治疗的机会。

4. 治疗方案调整。

（1）门静脉癌栓放疗：2017 年 12 月 14 日—2017 年 12 月 28 日，共行 7 次三维适形放射治疗，5Gy/F，隔日一次（图 13-4）。

（2）其他治疗：护肝、利尿等对症治疗。抗病毒治疗给予恩替卡韦分散片。放疗期间索拉非尼暂停使用。NRS 2002 3 分，给予营养支持。

放疗后 CT 随访（图 13-5）。

（3）放疗后 CT 随访及病情变化：肝门处及肝右叶散在高密度影，考虑为介入治疗后改变，与 2018 年 3 月 19 日 CT 比较肝脏栓塞物较前减少（图 13-6）。

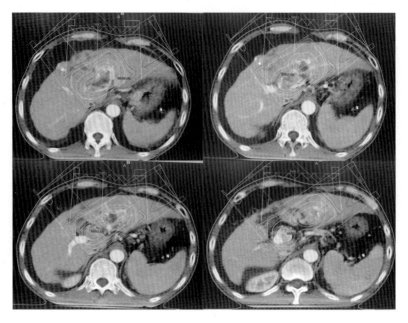

图 13-4　三维适形门静脉癌栓放射治疗

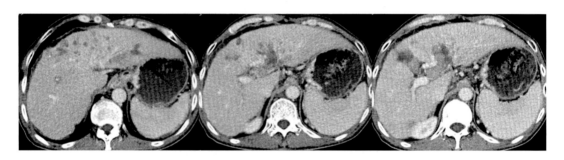

图 13-5　门静脉癌栓放疗后上腹部增强 CT（2018 年 2 月 5 日）

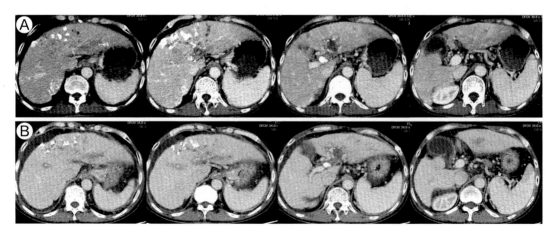

图 13-6　第三次 TACE 前、后上腹部增强 CT
A. 2018 年 3 月 19 日 CT 图像；B. 2018 年 4 月 25 日 CT 图像。

2018 年 3 月 1 日复查 AFP 为 218ng/ml；行第三次 TACE。

2018 年 4 月 25 日复查 AFP 为 1 342ng/ml。WBC 2.45 × 10⁹/L，Hb 83g/L，PLT 87 × 10⁹/L；PT 13.8 秒；ALB 27g/L，TBil 25.7μmol/L，DBil 21.7μmol/L。

肝功能 Child-Pugh B 级，根据 mRECIST 标准考虑为稳定（见图 13-6）。

2018 年 4 月 28 日行第四次 TACE。

治疗期间门静脉癌栓变化情况见图 13-7。

5. 随访。

继续索拉非尼 + 槐耳颗粒 + 恩替卡韦治疗，定期随访（图 13-8）。

2019 年 1 月 7 日复查 CT 示肝左内叶散在高密度影（图 13-9）。

2019 年 4 月 28 日病人因消化道出血死亡。

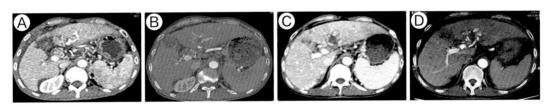

**图 13-7　治疗期间门静脉癌栓变化**

A. 2017 年 11 月 29 日；B. 2018 年 2 月 5 日；C. 2018 年 3 月 19 日；D. 2018 年 4 月 25 日。

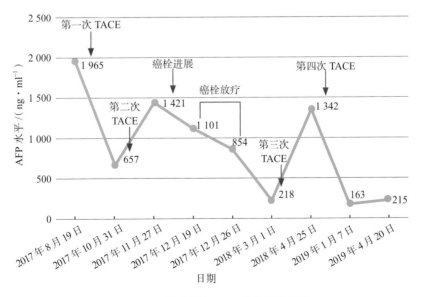

**图 13-8　治疗期间 AFP 动态变化曲线**

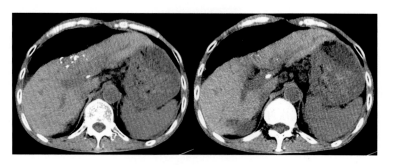

图 13-9　复查上腹部 CT（2019 年 1 月 7 日）

【治疗过程及随访情况总结】

病人治疗过程及随访情况见图 13-10。

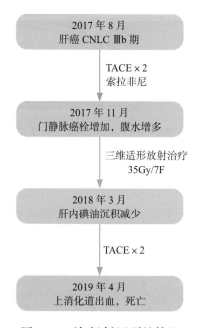

图 13-10　治疗过程及随访情况

# 累及第一、第二肝门的肝细胞癌多次手术与综合治疗

---

**案例要点**

1. 中年男性，一般情况良好，治疗意愿强烈。

2. HCC 累及第一、第二肝门。

3. 采用手术切除＋TACE＋全身化疗＋索拉非尼。

4. 总体生存 11 年。

5. 累及血管的肝细胞癌行手术切除病灶有一定疗效，但复发率较高。

6. 术后联合局部治疗可以增强疗效，但无法解决全身问题。

7. 免疫调节＋靶向治疗与手术治疗相结合抑制肿瘤复发。

8. 通过 MDT 诊疗模式可以提高晚期肝癌病人生存率。

## 一、基本情况

【病史概况】

病人，男性，58 岁。

病例来源：重庆医科大学附属第一医院肝细胞癌 MDT 团队。

发病时间：2008 年 7 月 11 日。

入院时间：2008 年 9 月 11 日。

MDT 就诊时间：2008 年 9 月 24 日。

治疗要点：手术切除＋TACE＋全身化疗＋索拉非尼。

随访截止时间：2019 年 9 月 13 日。

随访截止状态：总体生存 11 年，上消化道大出血，死亡。

**主诉：**左上腹疼痛 2 个月。

**现病史：**病人于 2 个月前无明显诱因出现间断性左上腹疼痛，无明显规律，与饮食、体位等无关，无心悸，无厌油、纳差，无腹胀、腹泻，无左上肢放射性疼痛，未予重视；因症状无缓解，1 周前病人于成都某医院体检 CT 发现肝脏占位，遂就诊于我院。

发病以来，病人精神、食欲可，大小便正常，体重无明显减轻。

**既往史：**乙型肝炎病史 18 年，未做规范治疗；无心、肺合并症；偶尔饮酒；吸烟 5 年，10 支 /d。

【专科体格检查】

全身皮肤巩膜无黄染，无肝掌及蜘蛛痣。腹部平坦，全腹无明显压痛、反跳痛及肌紧张。肝脏肋缘下未及，剑突下可触及肝脏下缘，质硬。肝区无明显叩痛。移动性浊音阴性。双下肢无水肿。

【社会背景及治疗意向】

退休人员，治疗意愿积极，考虑手术切除病灶。

【入院检查】

（一）**实验室检查**

乙肝五项：HBsAg（＋）、HBsAb（－）、HBeAg（＋）、HBeAb（－）、HBcAb（＋）；HBV-DNA ＜ 100U/ml。AFP 74ng/ml。血常规、尿常规、肝功能、肾功能未见异常。

（二）**影像学检查**

上腹部增强 MRI：肝内占位，大小约 8.2cm×6.6cm×6.1cm，位于肝尾状叶、左内叶和右前叶；门静脉左、右支，肝左、中、右静脉肝段和下腔静脉受压变形、移位，右肝内胆管扩张（图 14-1）。

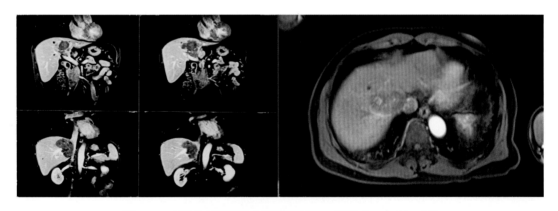

图 14-1　入院前在外院的上腹部增强 MRI 检查（2008 年 9 月）

（三）**专科相关评估**

1. 肝功能 Child-Pugh A 级。

2. HBV-DNA ＜ 100U/ml。

3. AFP 74ng/ml。

4. 肝硬化程度：影像学提示轻度硬化。

5. ECOG 评分 1 分。

6. NRS 2002 0 分。

## 二、MDT 讨论过程

【病史要点】

1．中年男性，ECOG 评分 1 分。

2．腹胀明显，腹部未触及肿块。

3．肝肿瘤累及第一、第二、第三肝门。

4．HBV-DNA < 100U/ml，肝功能 Child-Pugh A 级。

5．AFP 74ng/ml。

【疾病诊断】

原发性肝癌 BCLC B 期。

影像学检查提示肝肿瘤为多个肿瘤融合可能，第一、第二肝门主要血管考虑受压可能性大，血管侵犯不能排除。

【MDT 讨论疑难点】

1．选择手术治疗、TACE 还是系统治疗？

2．如行手术治疗，术后需要其他治疗吗？

3．各学科的结论及最终治疗建议是什么？

## 三、讨论结论

【目前临床诊断】

1．肝细胞癌 BCLC B 期。

2．慢性乙型肝炎。

3．肝炎后肝硬化。

【治疗方案】

1．手术　肝细胞癌 BCLC B 期，肿瘤较局限，结合病人状态，手术可选。讨论结果，首选手术。

2．TACE　肝细胞癌 BCLC B 期，TACE 可选。

3．系统治疗　肝细胞癌 BCLC B 期推荐索拉非尼。

【预后】

中晚期肝癌，累及第一、第二肝门，根据术后病理结果判断预后。若侵犯血管，预后不良，若血管仅受推挤，术后效果理想。

## 四、实际执行方案

手术切除＋TACE，疾病进展后，序贯手术切除＋TACE＋全身化疗＋放疗＋索拉非尼。

## 五、反馈

**【方案进行中各阶段执行情况】**

1. 手术治疗  2008 年 9 月 29 日行左半肝切除 + 胆囊切除术。病灶位于段Ⅱ、段Ⅲ及部分段Ⅳ。病灶直径约 9cm。术中出血 400ml，输注红细胞悬液 2U，血浆 400ml。无术后并发症。

2. 术后病理检查  左半肝肝细胞癌，门静脉左支见癌组织（图 14-2）：左半肝肝细胞癌，肝另一端见癌组织；门静脉分支见癌组织；肝尾状叶肝硬化伴不典型增生；慢性胆囊炎。

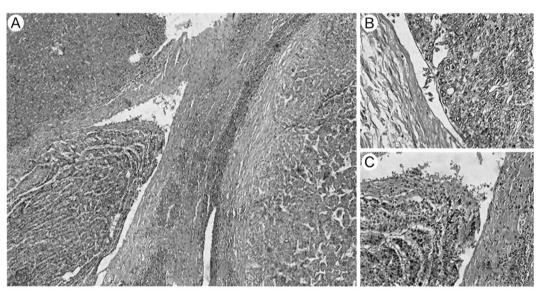

图 14-2  术后病理
A. 癌组织及癌栓（×100）；B. 癌组织（×200）；C. 门静脉癌栓（×200）。

3. 术后随访  术后恢复良好，8 天拆线出院。2008 年 10 月行 1 次 TACE（表阿奇霉素、5- 氟尿嘧啶、奥沙利铂），化疗后恶心、呕吐明显。病人拒绝继续化疗，定期随访（图 14-3）。

2011 年 4 月出现咳嗽、咳痰及痰中带血。查 AFP 为 64ng/ml。CT 示胰腺上缘肿块，右上肺肿块（图 14-4）。

4. 第二次 MDT 讨论

（1）治疗选择及理由：①首选手术治疗，

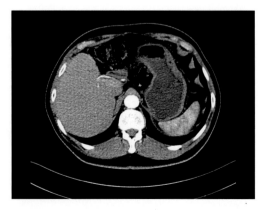

图 14-3  左半肝切除术后复查上腹部增强 CT 未见肿瘤复发（2009 年 1 月）

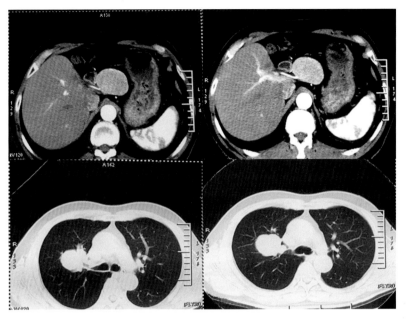

图 14-4　CT 示肝切除术后胰腺上缘转移灶及肺转移灶（2011 年 4 月 11 日）

因肺部及腹腔内均为孤立病灶，可手术切除。有报道肝癌术后肝外复发者再次手术的 1 年和 5 年生存率分别为 62.5% 和 37.5%。②全身化疗。③索拉非尼治疗。④立体定向放射治疗。

（2）最终治疗方案：手术治疗。

结合病人病情评估及治疗意愿，行手术治疗切除肺部及腹腔内肿瘤。

2011 年 4 月 25 日行腹腔内肿瘤切除＋右上肺癌根治术。术中见右上肺根部靠近肺门处一 5cm×4cm×3cm 大小包块，质地硬，小网膜囊与胰腺上缘有粘连。术中出血 300ml。

术后病理检查示：腹腔转移性肝细胞癌，右上肺转移性肝细胞癌。

5. 第二次术后随访　2012 年 12 月复查 AFP 420ng/ml。CT 示右肾上腺肿块（图 14-5）。

6. 第三次 MDT 讨论

（1）治疗选择及理由：①首选再次手术治疗。依据：腹腔内孤立病灶考虑肝癌转移，较局限可切除。②全身化疗。③索拉非尼治疗。④立体定向放射治疗。

（2）最终治疗方案：手术治疗。

2012 年 12 月 5 日行肝肾间腹腔内肿块切除。切除肝肾间 4cm×3cm×3cm 包块。术中出血 50ml。

（3）术后病理检查示：肾上腺转移性肝细胞癌。

（4）术后予奥沙利铂＋伊立替康全身化疗 2 次。

7. 第三次术后随访　2014 年 1 月复查 AFP 193ng/ml。CT 示肝胃间隙肿块（图 14-6）。

8. 第四次 MDT 讨论

（1）治疗选择及理由：①首选再次手术治疗。依据：肝内无复发，肝外病灶局限可切

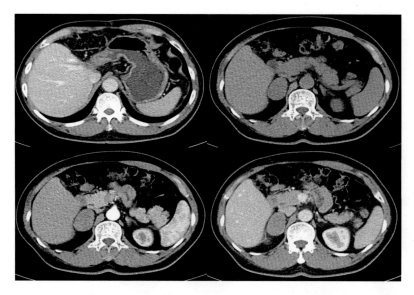

图 14-5　复查 CT 示右肾上腺肿块（2012 年 12 月）

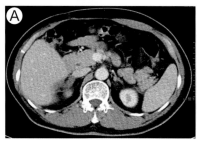

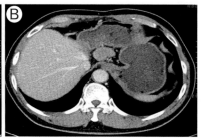

图 14-6　复查 CT 示术后腹腔内肿瘤复发（2014 年 1 月）

A. 右肾上腺区域肿瘤复发；
B. 肝胃间隙肿块。

除。②全身化疗。③索拉非尼治疗。④立体定向放射治疗。

（2）最终治疗方案：手术治疗。

2014 年 1 月 28 日行肝胃间隙肿块切除，术中 B 超于段Ⅷ见 2cm×1cm×1cm 包块，行射频消融术。切除肝胃间隙 4cm×3cm×3cm 大小包块，质地硬，活动性差。术中出血 100ml。

（3）术后病理检查示：腹腔转移性肝细胞癌。

（4）术后 2014 年 3 月 31 日行奥沙利铂＋5- 氟尿嘧啶介入化疗 1 次。

2014 年 3 月复查 AFP 896.9ng/ml；MRI 示肝左叶缺如，术后改变，肝脏前下方有一软组织结节影，直径 2.2cm（图 14-7）。

2014 年 5 月复查 AFP 2 151ng/ml。

2014 年 6 月复查 AFP 4 208ng/ml。

9. 第五次 MDT 讨论

（1）治疗选择及理由：①索拉非尼治疗。依据：肝内无复发，右肾上腺区转移灶明显增大，病人多次复发，多次手术，手术难度大，且病人无再次手术意愿。②全身化疗。③免疫调节治疗。④立体定向放射治疗。

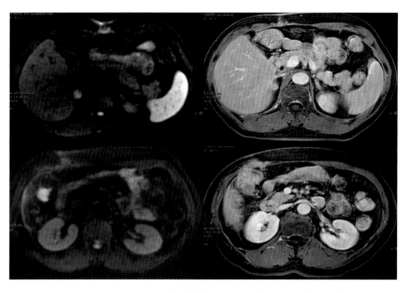

图 14-7　复查 MRI 示肝脏前下方复发灶（2014 年 3 月）

（2）最终治疗方案：索拉非尼，200mg 口服，2 次 /d＋右肾上腺转移灶放疗。

10. 索拉非尼＋放疗后随访情况　2014 年 11 月、2015 年 4 月复查情况见右侧肾上腺区肿瘤缩小（图 14-8、图 14-9）。

2016 年 1 月复查见右侧肾上腺区病灶明显缩小，肝胃间肿块（图 14-10）。

2017 年 1 月 10 日复查见右侧肾上腺区病灶消失（图 14-11）。

2018 年 4 月复查上腹部 CT 平扫见肝胃间隙肿瘤，肿瘤进展（图 14-12）。

2019 年 7 月 4 日复查增强 CT（图 14-13）见残肝实质内多发结节和团块状转移；胃窦后方及小网膜囊见不规则病灶，7.2cm×5.3cm；病灶较前增大、增多。

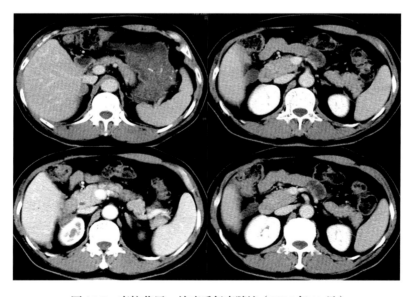

图 14-8　索拉非尼＋放疗后复查随访（2014 年 11 月）

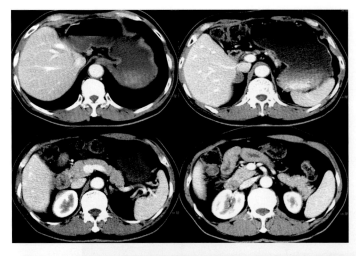

图 14-9    索拉非尼＋放疗后复查随访（2015 年 4 月）

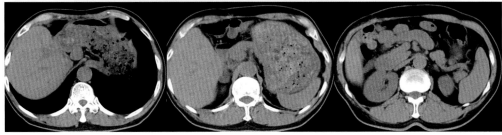

图 14-10    索拉非尼＋放疗后复查随访（2016 年 1 月）

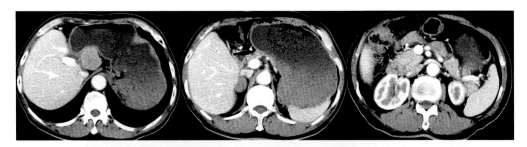

图 14-11    索拉非尼＋放疗后复查随访（2017 年 1 月 10 日）

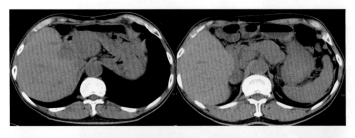

图 14-12    索拉非尼治疗后 CT 平扫提示肿瘤进展（2018 年 4 月）

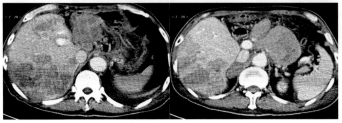

图 14-13    复查增强 CT（2019 年 7 月 4 日）

11. 随访记录　病人右肾上腺区转移灶行索拉非尼及局部放疗后 AFP 变化情况见图 14-14。

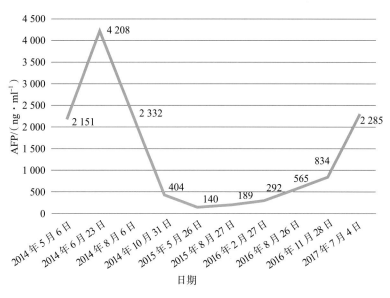

图 14-14　右肾上腺区转移灶行索拉非尼及局部放疗后 AFP 变化

【治疗过程及随访情况总结】

病人治疗过程及随访情况见图 14-15。

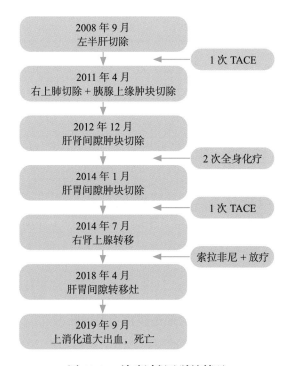

图 14-15　治疗过程及随访情况

# 病例 15
## 门静脉结扎联合系统治疗的肝癌转化治疗

**案例要点**

1. 中年女性，一般情况良好，治疗意愿强烈。
2. 肝细胞癌，累及肝中静脉，门静脉右支癌栓。
3. 病人一期手术剩余肝体积不足，规划行门静脉右支结扎，待左半肝体积代偿增大至足够后行右半肝切除。
4. 门静脉右支结扎术后联合 TACE，追加靶向治疗、免疫治疗后，左半肝代偿不明显，但肿瘤体积缩小。
5. 综合治疗后左半肝仍未代偿增大，但肿瘤明显缩小，评估可行肝肿瘤切除，予手术切除。
6. 经上述肿瘤降期治疗后，病人肿瘤基本完全坏死，切除后达到无瘤生存状态。

## 一、基本情况

【病史概况】

病人，女性，55 岁，体重 75kg。

病例来源：广西医科大学第一附属医院肝胆胰疾病 MDT 团队。

发病时间：2020 年 11 月 3 日。

MDT 就诊时间：2020 年 11 月 4 日。

治疗要点：门静脉右支结扎 + TACE + 靶向、免疫治疗 + 肝癌局部切除。

随访截止时间：2022 年 7 月 15 日。

随访截止状态：无瘤生存。

**主诉：** 检查发现肝占位 1 周。

**现病史：** 病人于 1 周前因车祸至当地医院检查发现肝占位，无恶心、呕吐，无头痛、头晕，无寒战、高热，当地医院予对症治疗，为进一步诊治于 2020 年 11 月 3 日来我院就诊，行上腹部 CT 平扫 + 增强检查，结果显示：①肝右叶占位，巨块型肝癌侵犯肝中静脉及门静脉右支？建议行 MRI + 钆塞酸二钠增强扫描；②胸部 CT 平扫 + 增强检查未见异常。门诊以"原发性肝癌"收入。

发病以来，精神一般，食欲正常，大小便尚可，体重较前 1 个月下降 5kg。

**既往史：** 高血压病史 10 年，自行服药，具体不详，否认冠心病、糖尿病病史；乙型肝炎病史 50 余年，未规律治疗。

【专科体格检查】

腹膨隆，腹式呼吸，未见胃肠型、蠕动波及腹壁静脉曲张；腹壁柔软，腹部无压痛及反跳痛，肝脾肋缘下未触及，胆囊肋缘下未触及，墨菲征阴性，双肾未触及，未触及腹部包块，未触及波动感，叩诊呈鼓音，肝浊音界大小正常，无肝区叩击痛，移动性浊音阴性，肋脊角无叩痛；肠鸣音 4 次 /min，无亢进及减弱，腹部未闻及血管杂音。

【社会背景及治疗意向】

已婚，育有子女。经济状况好，治疗意愿积极。

【入院检查】

（一）**实验室检查**

血常规、尿常规、便常规、肝肾功能、凝血功能均在正常范围。乙肝"大三阳"，HBV-DNA $1.02 \times 10^6$ U/ml；AFP 2 595.63ng/ml；ICG R15 < 10%。

（二）**影像学检查**

2020 年 11 月 3 日行上腹部 CT 平扫 + 增强示（图 15-1）：肝右叶占位，巨块型肝癌侵犯肝中静脉及门静脉右支？建议 MRI + 钆塞酸二钠增强扫描。胸部 CT 平扫及增强未见异常。

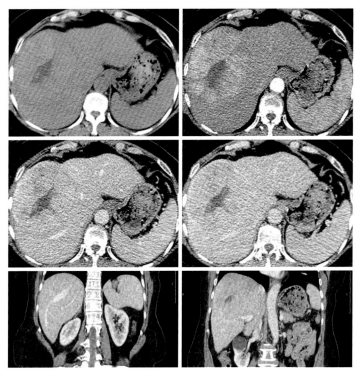

图 15-1　术前上腹部 CT 平扫 + 增强（2020 年 11 月 3 日）

肝体积计算结果：左半肝体积 / 标准肝体积 =34.3%（图 15-2）。

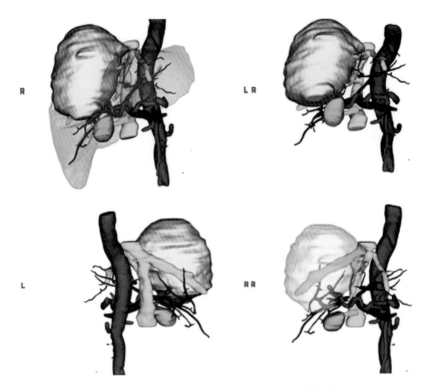

图 15-2　术前肝脏三维重建及肝体积测定

### （三）专科相关评估

1. 肝功能 Child Pugh A 级。

2. ICG R15 < 10%。

3. HBV-DNA $1.02 \times 10^6$ U/ml。

4. AFP 2 595.63ng/ml。

5. 肝硬化程度：轻度。

6. ECOG 评分 0 分。

7. NRS 2002 1 分。

## 二、MDT 讨论过程

【病史要点】

1. 肝右叶巨大肿瘤，肝中静脉受推挤，门静脉右支侵犯可能。

2. 乙型肝炎活动期，HBV-DNA $1.02 \times 10^6$ U/ml。

3. 轻度肝硬化，AFP 2 595.63ng/ml。

4. 剩余肝体积不足，右半肝切除不可行。

【疾病诊断】

1. 原发性肝癌 CNLC Ⅲa 期，BCLC C 期。

2. 慢性乙型肝炎。

【MDT 讨论疑难点】

1. 巨大肝癌合并门静脉右支癌栓治疗方式的选择。

2. 转化治疗后手术时机选择的问题。

3. 危险因素及预后预测。

4. 预防复发转移的治疗方案。

## 三、讨论结论

【目前临床诊断】

1. 肝细胞癌 CNLC Ⅲa 期，BCLC C 期。

2. 慢性乙型肝炎。

3. 肝炎后肝硬化。

【治疗方案】

1. 病人临床诊断明确，检查充分，排除肿瘤肝外转移。

2. 目前病人肿瘤巨大伴门静脉右支癌栓，手术治疗需行右半肝切除，剩余左半肝绝对体积及与标准肝体积比均未达到要求，冒险手术极可能导致小肝综合征、肝衰竭等严重并发症。

3. 半肝不足，肿瘤巨大伴门静脉右支癌栓，后续行门静脉右支结扎使左半肝代偿增大，同时行介入、靶向、免疫等针对性抗肿瘤治疗，其间有左半肝无法代偿或肿瘤进展的风险。

4. 若左半肝代偿增大达到手术要求或肿瘤明显缩小、癌栓消失，可行手术切除治疗；若后期无法手术则继续行介入、靶向、免疫等综合治疗。

【预后】

若转化治疗成功，争取根治性切除，预后较好。若转化治疗失败，无法根治性切除，预后差。

## 四、实际执行方案

降期治疗：门静脉右支结扎 + TACE + 靶向、免疫治疗 + 二期切除。

## 五、反馈

【方案进行中各阶段执行情况】

1. 2020 年 11 月 6 日行腹腔镜下门静脉右支结扎术。2020 年 11 月 9 日复查（图 15-3）。

2. 2020 年 11 月 11 日行 TACE，5-FU 1 000mg + 洛铂 40mg + 吡柔比星 40mg（图 15-4）。

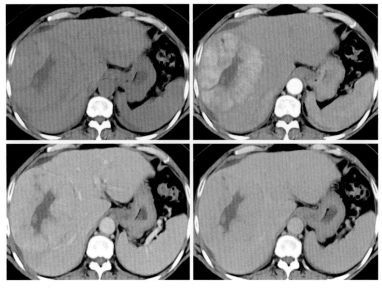

图 15-3 腹腔镜下门静脉右支结扎术后 3 天复查上腹部增强 CT

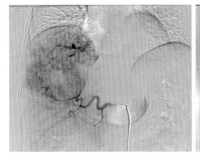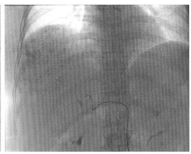

图 15-4 门静脉右支结扎术后 5 天行 TACE

2020 年 12 月 10 日复查（图 15-5）。

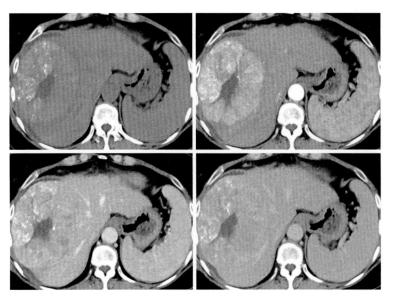

图 15-5 门静脉右支结扎术 + TACE 治疗术后 1 个月复查上腹部增强 CT

3. 2020 年 12 月 11 日行第二次 TACE，洛铂 40ml + 超液化碘油 20ml（图 15-6）。2021 年 1 月 7 日复查（图 15-7）。

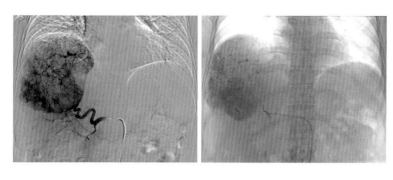

图 15-6　门静脉右支结扎术 + TACE 后第 2 个月行第 2 次 TACE

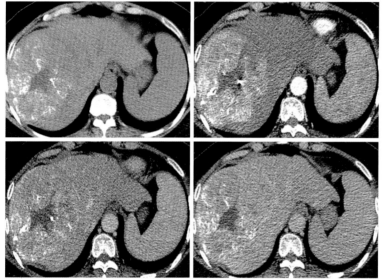

图 15-7　门静脉右支结扎术 + 第 2 次 TACE 后 1 个月复查上腹部增强 CT

4. 靶向治疗 + 免疫治疗　2021 年 1 月、2 月、3 月行 3 周期靶向治疗 + 免疫治疗：卡瑞利珠单抗 200mg，每 3 周 1 次 + 阿帕替尼 250mg，1 次 /d。

2021 年 3 月 20 日复查（图 15-8）。

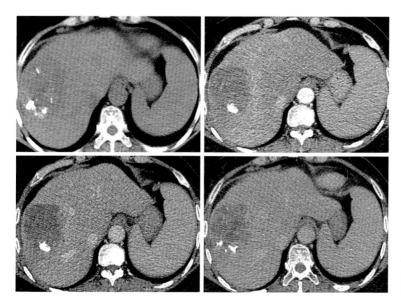

图 15-8　门静脉右支结扎术 + 2 次 TACE + 3 次靶向、免疫治疗后复查上腹部增强 CT

2021 年 5 月 19 日复查（图 15-9）。

5. 2021 年 6 月 2 日行肝肿瘤切除术（侧支门静脉代偿）、CT 见肿瘤大小从 12.7cm×11.3cm×9.2cm 缩小到 6.7cm×5.8cm×5.4cm。

术中指标：门静脉压 23.5cmH$_2$O；手术时长 4 小时；肝切除时间 45 分钟；出血量 2 000ml（介入后炎症）；术中输注红细胞 8U，血浆 1 000ml；切除肿瘤大小 7.0cm×7.0cm×6.0cm。

术后恢复良好，术后第 5 天复查 GPT 68U/L，GOT 30U/L，ALB 30.3g/L，TBil 22.9μmol/L，AFP 8.95ng/ml。

术后病理：（肝肿瘤）肝癌介入治疗后根治术标本，镜下肿物为大量坏死物，周围见纤维组织增生伴慢性炎细胞浸润，未见存活肿瘤细胞残留（待多取材后进一步证实），结合临床，符合介入治疗后改变；肝被膜及外科切缘均未见病变累及；周围肝组织呈慢性肝炎改变，G$_2$S$_3$，Ishak 评分为炎症 5 分，纤维化 5 分（图 15-10）。特殊染色结果 Ag、PAS 支持上述诊断。送检组织标本经多取材，未见存活肿瘤细胞残留，支持上述诊断。

6. 术后复查 2021 年 9 月 30 日复查 CT：①肝癌术后，未见肿瘤活性强化；②肝硬化并脾大、门静脉高压；③右肾囊肿（图 15-11）。

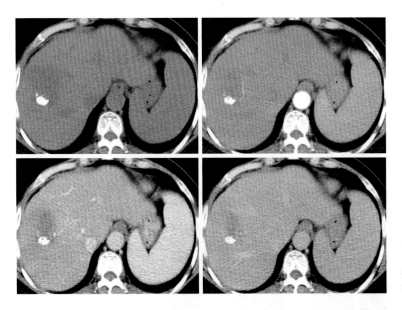

图 15-9 门静脉右支结扎术 + 2 次 TACE + 3 次靶向、免疫治疗 2 个月后复查上腹部增强 CT

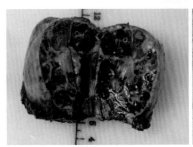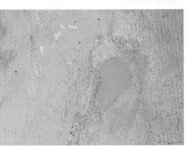

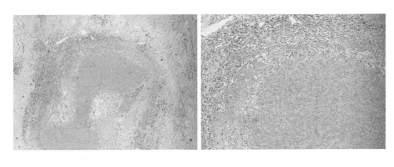

图 15-10　切除标本及术后病理

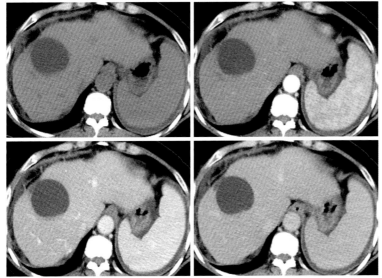

图 15-11　转化治疗 + 肝肿瘤切除术后 3 个月复查上腹部增强 CT

　　2022 年 5 月 30 日复查 CT：①肝癌术后，肝段Ⅷ局部包裹性积液，未见肿瘤活性强化；②肝硬化并脾大、门静脉高压；③右肾囊肿（图 15-12）。

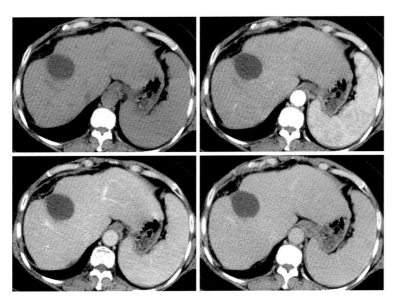

图 15-12　转化治疗 + 肝肿瘤切除术后 1 年复查上腹部增强 CT

　　7. 随访　随访至 2022 年 12 月 9 日病人无瘤生存。

【治疗过程及随访情况总结】

病人治疗过程及随访情况见图 15-13。

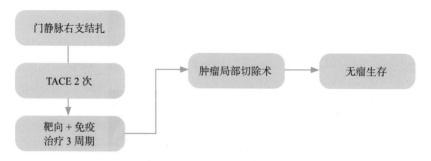

图 15-13    治疗过程及随访情况

## 肝中叶巨块型肝癌辅助治疗后行肝切除术

**案例要点**

1. 老年男性，一般情况良好，治疗意愿强烈。
2. 肝细胞癌，累及门静脉右支，初始评估，左半肝剩余肝体积不足。
3. 病人经周期性靶向＋免疫治疗后，肿瘤明显坏死缩小。
4. 辅助治疗后，行肝肿瘤切除术。
5. 截至随访截止时间，无瘤生存 14 个月。

## 一、基本情况

【病史概况】

病人，男性，81 岁，体重 60kg。

病例来源：广西医科大学第一附属医院肝胆胰疾病 MDT 团队。

发病时间：2020 年 6 月 3 日。

MDT 就诊时间：2020 年 6 月 9 日。

治疗要点：靶向、免疫治疗＋肝癌局部切除。

随访截止时间：2022 年 10 月 9 日。

随访截止状态：无瘤生存。

**主诉：**全身瘙痒 1 个月。

**现病史：**病人 1 个月前无明显诱因出现全身瘙痒，但未见明显皮疹，无发热、黄疸，无头晕、头痛，无心悸、胸闷等不适。曾予中药治疗效果欠佳，于 2020 年 6 月 3 日到我院门诊行上腹部 CT 平扫＋增强检查提示：①肝段Ⅳ、段Ⅴ、段Ⅷ巨块型肝癌可能性大；②肝硬化。门诊以"肝占位性病变"收入。

发病以来，病人神志清，精神可，食欲睡眠可，大小便正常，体重无明显变化。

**既往史：**慢性乙型肝炎病史 20 年，未规律诊治；高血压病史 25 年，最高血压 160/80mmHg，规律服用苯磺酸氨氯地平片控制血压；否认冠心病、糖尿病病史；否认手术、外伤史。

【专科体格检查】

全身皮肤巩膜无黄染，腹平坦，腹式呼吸，未见胃肠型、蠕动波及腹壁静脉曲张；右上腹可触及一个直径约 3cm 大小肿物，质硬、不可推动；腹壁柔软，腹部无压痛、反跳痛及肌紧张，肝脾肋缘下未触及，胆囊肋缘下未触及，墨菲征阴性，双肾未触及，未触及波动感，叩诊呈鼓音，肝浊音界大小正常，无肝区叩击痛，无移动性浊音，肋脊角无叩痛；肠鸣音 4 次 /min，无亢进及减弱，腹部未闻及血管杂音。

【社会背景及治疗意向】

已婚，育有子女。经济状况好，治疗意愿积极。

【入院检查】

（一）实验室检查

血常规、尿常规、便常规、肝肾功能、凝血功能均正常范围。乙肝"大三阳"，HBV-DNA $<$ 100U/ml；AFP 1 056.03ng/ml。

（二）影像学检查

2020 年 6 月 3 日上腹部增强 CT 示：肝段Ⅳ、段Ⅴ、段Ⅷ巨块型肝癌可能性大；肝硬化；门静脉右支受推挤或侵犯可能（图 16-1）。

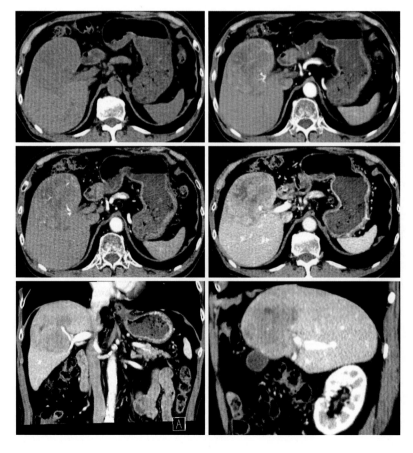

图 16-1　术前上腹部 CT 平扫＋增强（2020 年 6 月 3 日）

## （三）专科相关评估

1. 肝功能 Child Pugh A 级。

2. ICG R15 < 10%。

3. HBV-DNA < $5.00 \times 10^2$U/ml。

4. AFP 1 056.03ng/ml。

5. 肝硬化程度：轻度。

6. ECOG 评分 0 分。

7. NRS 2002 1 分。

# 二、MDT 讨论过程

【病史要点】

1. 老年男性病人，ECOG 评分 0 分。

2. 肝中叶巨大肿瘤，门静脉右支侵犯不能排除。

3. 轻度肝硬化，AFP 1 056.03ng/ml。

4. 左半肝剩余肝体积不足，右半肝切除不可行。

【疾病诊断】

1. 肝细胞癌 CNLC Ⅰb 期，BCLC A 期。

2. 慢性乙型肝炎。

【MDT 讨论疑难点】

1. 巨大肝癌贴近门静脉右支治疗方式的选择。

2. 转化治疗后手术时机选择的问题。

3. 危险因素及预后预测。

4. 预防复发转移的治疗方案。

# 三、讨论结论

【目前临床诊断】

1. 肝细胞癌 CNLC Ⅰb 期，BCLC A 期。

2. 慢性乙型肝炎。

3. 肝炎后肝硬化。

结合 CT 影像、乙型肝炎病史及 AFP 水平等，临床诊断为肝细胞癌，肝肿瘤位于肝段Ⅳ、段Ⅴ、段Ⅷ，单发，边界尚清，无明显包膜，门静脉右支考虑为肿瘤压迫可能性大，未见癌栓。

【治疗方案】

1. 病人巨大肝癌临床诊断明确，检查充分，排除肿瘤肝外转移。

2. 肿瘤巨大，贴近门静脉右支，手术治疗需行右半肝切除，剩余左半肝体积不足，局部切除无法保证切缘充分，不能达到外科 $R_0$ 切除，预后可能不佳。

3. 半肝体积不足，肿瘤巨大贴近门静脉右支，行靶向、免疫治疗等肿瘤降期治疗，其间可能有左半肝无法代偿或肿瘤进展的风险。

4. 若左半肝代偿增大达到要求或肿瘤明显缩小消失，可行手术切除治疗；若后期无法手术则继续行介入、靶向、免疫等综合治疗。

5. 老年病人，若行手术切除，肝切除范围需慎重考虑，尽可能多地保留正常肝实质。

【预后】

若辅助治疗后肿瘤明显缩小消失，争取根治性切除，术后可继续原方案辅助治疗，预后较好。相反，可能无法根治性切除，即使行局部切除也提示术后治疗不敏感，预后不良。

## 四、实际执行方案

靶向、免疫治疗 + 肝癌局部切除。

## 五、反馈

【方案进行中各阶段执行情况】

### （一）内科治疗经过

1. 2020 年 6 月 17 日因肿物较大，行术前辅助治疗：第 1 周期 PD-1 单抗 + 仑伐替尼。2020 年 7 月 8 日复查（图 16-2）。

2. 2020 年 7 月 8 日、7 月 30 日行第 2、第 3 周期：帕博利珠单抗 200mg，第 1 日 + 仑伐替尼 8mg，1 次 /d，每 3 周 1 次。

2020 年 8 月 20 日复查（图 16-3）。

3. 2020 年 8 月 19 日、9 月 10 日行第 4、第 5 周期：帕博利珠单抗 200mg，第 1 日 + 仑伐替尼 8mg，1 次 /d，每 3 周 1 次。

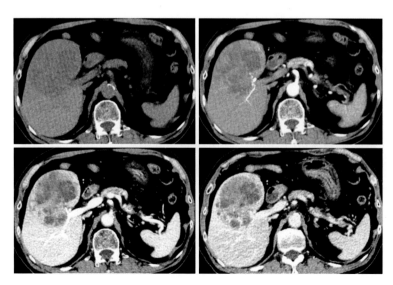

图 16-2　术前第一次靶向、免疫治疗后复查上腹部增强 CT

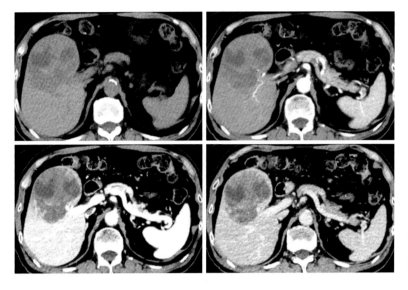

图16-3　术前行3次靶向、免疫治疗后复查上腹部增强CT

2020年10月9日复查（图16-4）。

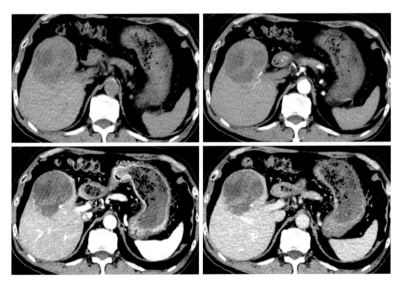

图16-4　术前行5次靶向、免疫治疗后复查上腹部增强CT

4. 2020年10月9日、11月4日行第6、第7周期：帕博利珠单抗200mg，第1日＋仑伐替尼8mg，1次/d，每3周1次。

2020年12月1日复查（图16-5）。

5. 2020年12月1日、12月31日行第8、第9周期：帕博利珠单抗200mg，第1日＋仑伐替尼8mg，1次/d，每3周1次。

2021年2月4日复查（图16-6）。

6. 2021年2月4日行第10周期：帕博利珠单抗200mg，第1日＋仑伐替尼8mg，1次/d，每3周1次。2021年3月16日复查（图16-7）。

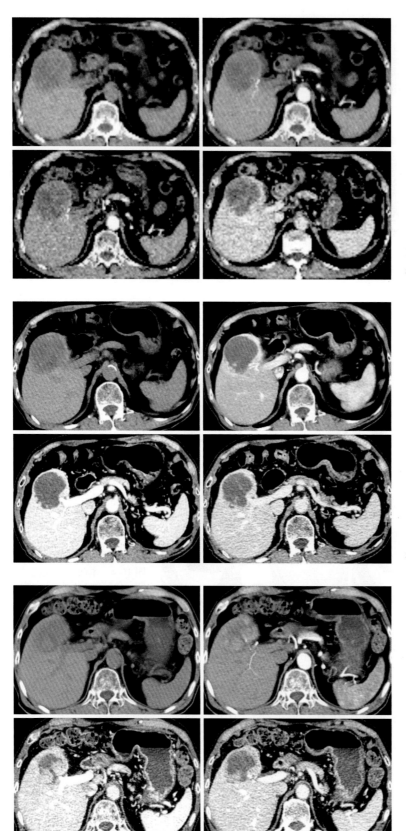

图 16-5　术前行 7 次靶
向、免疫治疗后复查上腹
部增强 CT

图 16-6　术前行 9 次靶
向、免疫治疗后复查上腹
部增强 CT

图 16-7　术前行 10 次靶
向、免疫治疗后复查上腹
部增强 CT

### （二）外科诊疗经过

1. CT 三维重建（图 16-8）

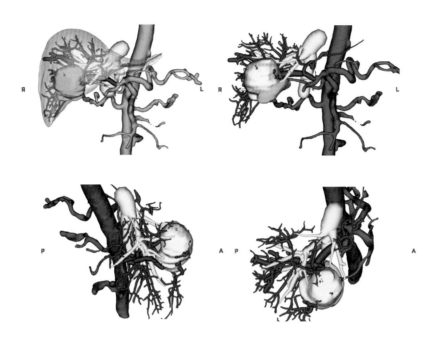

图 16-8　术前行 10 次靶向、免疫治疗后上腹部 CT 三维重建

根据 CT 三维重建计算术前肝体积结果见表 16-1。

2. 专科相关评估

（1）肝功能 Child Pugh A 级。

（2）ICG R15 < 10%。

（3）HBV-DNA < $5.00 \times 10^2$U/ml。

（4）AFP 378.61ng/ml。

（5）肝硬化程度：轻度。

（6）ECOG 评分 0 分。

（7）NRS 2002 1 分。

表 16-1　CT 三维重建肝体积计算结果

| 部位 | 体积 /cm³ |
| --- | --- |
| 全肝 | 1 037 |
| 段Ⅰ + 段Ⅱ + 段Ⅲ + 段Ⅳ | 91 |
| 段Ⅵ + 段Ⅶ | 437 |
| 段Ⅴ + 段Ⅷ | 477 |
| 肿瘤 | 31 |

3. 2021 年 3 月 23 日行肝癌局部切除术，CT 见肿瘤大小由 8.8cm×8.7cm×6.6cm 缩小至 4.9cm×4.4cm×4.3cm。

术中指标：门静脉压 20.5cmH₂O；手术时长 5 小时；肝切除时间 50 分钟；出血量 300ml；术中输注红细胞 4U，血浆 400ml；切除肿瘤大小 7.0cm×6.0cm×5.5cm。

术后恢复良好，术后第 6 天复查 GPT 129U/L，GOT 85U/L，ALB 37.9g/L，TBil 51.5μmol/L，AFP 49.99ng/ml。

4．术后病理（图 16-9）

（1）（肝肿物）中分化肝细胞癌，梁索型占 95%，透明细胞型占 5%，肿瘤内局部可见大片坏死。癌周纤维包膜形成不完整，局部可见肿瘤浸润周围肝组织，间质纤维组织增生并包绕肿瘤呈多结节状，伴少许淋巴细胞浸润，未见卫星结节及神经束侵犯。微血管侵犯（MVI）分级 =M0。肝被膜未见肿瘤累及，肿瘤紧邻外科切缘（＜1mm）。周围肝组织呈慢性肝炎改变，$G_1S_1$，Ishak 评分为炎症 4 分，纤维化 2 分。

（2）（胆囊）黏膜慢性炎。特殊染色结果 Ag、PAS 支持上述诊断。

免疫组化结果：Arginase-1（＋），Hepatocyte（＋），Glypican-3（－），CD34（＋，示毛细血管化），CK19（－），CK7（－），支持肝细胞癌；HBcAg（－），HBsAg（癌旁肝组织局灶＋），提示癌旁肝组织呈慢性乙型肝炎；NM23（＋），P53（弱阳，30%），P21（散在＋），VEGF（＋），PAX-5（－），Ki-67（热点区约 30%+）。

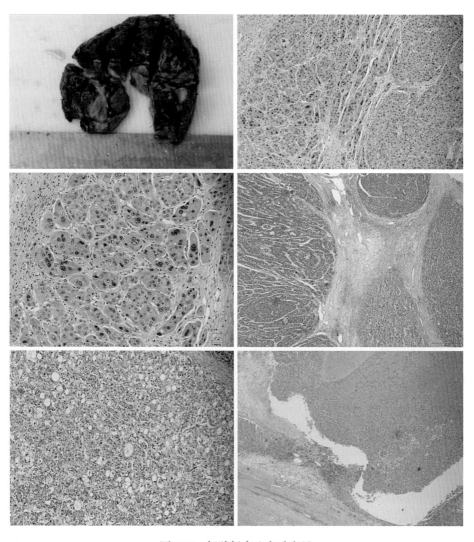

图 16-9　切除标本及术后病理

### （三）术后复查

2021 年 10 月 8 日复查 MRI 示：肝癌术后，未见明确复发征象；术区局部包裹性积液较前减少；肝硬化；肝段 Ⅵ 小囊肿，右肾小囊肿（图 16-10）。

2022 年 10 月 9 日复查 MRI 示：肝癌术后，未见明确复发征象；肝硬化；肝段 Ⅵ 小囊肿，右肾小囊肿（图 16-11）。

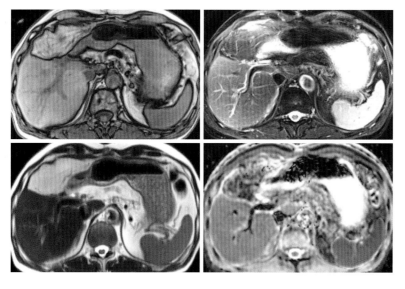

图 16-10　肝切除术后 6 个月复查上腹部 MRI

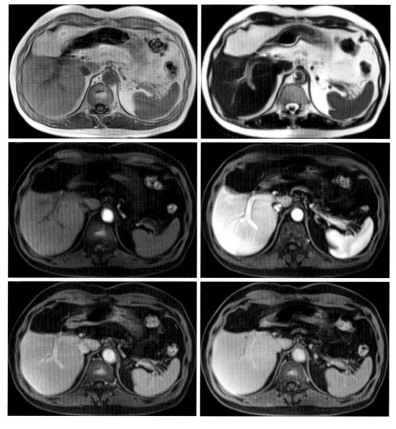

图 16-11　肝切除术后 18 个月复查上腹部 MRI

### （四）随访

截止到 2022 年 10 月 9 日病人无瘤生存。

【治疗过程及随访情况总结】

病人治疗过程及随访情况见图 16-12。

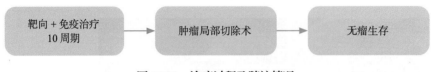

**图 16-12　治疗过程及随访情况**

## 病例 17 不可切除的肝右叶巨大肝细胞癌并破裂出血的成功转化

---

**案例要点**

1. 中年男性，腹痛明显，一般情况良好，治疗意愿强烈。
2. 肝右叶巨大肿瘤，门静脉右支及肝中静脉侵犯可能。
3. 腹腔镜下门静脉右支结扎＋TACE 转化后，右半肝切除。
4. 术后序贯 TACE，因经济原因未行靶向、免疫治疗。
5. 截至随访截止时间，无瘤生存 12 个月。

---

## 一、基本情况

【病史概况】

病人，男性，53 岁，体重 72kg。

病例来源：武汉科技大学附属天佑医院肝胆胰疾病 MDT 团队。

发病时间：2021 年 9 月 30 日。

MDT 就诊时间：2021 年 10 月 5 日。

治疗要点：一期门静脉右支结扎＋术中微波消融＋TACE；二期右半肝切除术。

随访截止时间：2022 年 11 月 24 日。

随访截止状态：无瘤生存 12 个月。

**主诉：** 间断腹痛、腹胀 1 月余。

**现病史：** 病人 1 月余前无明显诱因出现腹痛、腹胀，为间断性腹痛，伴腹泻，无发热、畏寒，无恶心、呕吐，无胸闷、气促，无黑便、呕血等不适。自行服用双歧杆菌后腹泻好转，1 天前于我院行胸部 CT 检查（2021 年 9 月 30 日）示：肝右叶占位（图 17-1）。门诊以"肝肿瘤"收入。

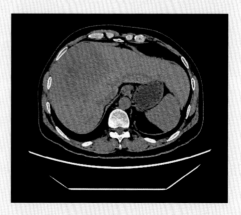

图 17-1 入院前胸部 CT 平扫（2021 年 9 月 30 日）

141

发病以来，精神可，饮食、睡眠欠佳，小便正常，大便稀溏，体力下降，体重减轻2kg。

**既往史：**自述 2019 年发现乙型肝炎，未行规律抗病毒治疗；否认高血压、糖尿病、冠心病等病史；否认食物、药物过敏史；2002 年因膀胱结石行膀胱切开取石术；2019 年因鼻中隔偏曲行鼻中隔手术；2020 年因左上肢外伤行石膏固定。否认输血史及毒品接触史。

【专科体格检查】

皮肤巩膜无明显黄染，未见蜘蛛痣等。腹部平软，肝脏右侧肋下 2 横指，深部可触及一直径约 10cm 大小肿物，质韧、边界清楚，全腹无压痛及反跳痛。墨菲征阴性，麦氏点无压痛。叩诊肝浊音界存在，移动性浊音阴性。肠鸣音 4 次 /min。

【社会背景及治疗意向】

已婚已育。经济状况一般，治疗意愿积极。

【入院检查】

（一）实验室检查

血常规：WBC $3.19 \times 10^9$/L、淋巴细胞百分比 17.8%、淋巴细胞绝对值 $0.57 \times 10^9$/L、RBC $3.82 \times 10^{12}$/L、HGB 123.00g/L、红细胞压积（hematocrit，HCT）36.1%、大血小板数目 $98 \times 10^9$/L；

生化常规：GOT 62.7U/L、γ- 谷氨酰转移酶（γ-glutamyltransferase，γ-GGT）276.9U/L、5- 核苷酸酶（5-nucleotidase，5-NT）17.3U/L、总胆汁酸（total bile acid，TBA）10.6μmol/L、α-L- 岩藻糖苷酶（α-L-fucosidase，AFU）112U/L、肌酐（creatinine，Cr）97.2μmol/L、半胱氨酸蛋白酶抑制剂 C（cystatin C）1.43mg/L。

凝血功能：凝血酶时间（thrombin time，TT）20.1 秒。

乙肝"小三阳"；HBV-DNA $< 5.00 \times 10^2$U/ml，AFP 77 240ng/ml。

（二）影像学检查

胸部 CT（2021 年 9 月 30 日）：左上肺结节；肝右叶占位（见图 17-1）。

腹部增强 CT（2021 年 10 月 3 日）：肝右叶见巨大团块状稍低密度影，边界欠清，最大截面约 14.7mm×13.8mm，其内密度欠均匀。内见更低密度区，增强动脉期病灶呈不均匀强化，静脉期及延迟期强化程度消退，其内更低密度区始终未强化；门静脉右支受压（图 17-2）。

MRI 增强 + DWI（2021 年 10 月 2 日）：肝脏形态可，右叶见巨块状稍长 $T_1$ 稍长 $T_2$ 信号影，截面大小约 14.1cm×13.4cm，信号不均匀，边界较清，伴明显占位效应，门静脉右支受压变窄，DWI 呈高信号改变，增强检查病灶不均匀强化。其余肝实质未见异常强化灶。肝门淋巴结肿大，较大者约 1.1cm×1.4cm，未见腹水（图 17-3）。

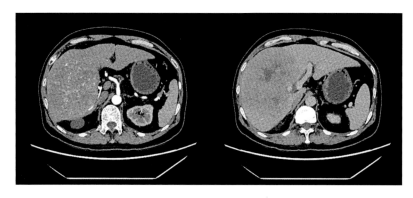

图 17-2　腹部增强 CT
（2021 年 10 月 3 日）

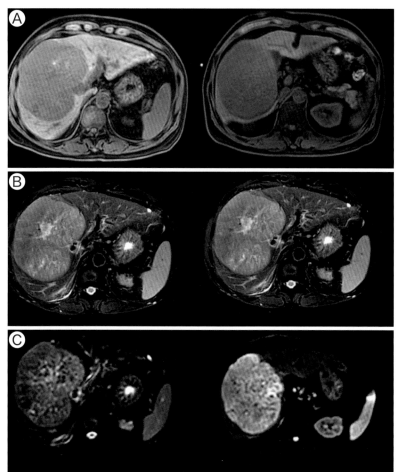

图 17-3　病例 17 腹部
MRI 增强 + DWI
A. $T_1$WI；B. $T_2$WI；C. DWI。

## （三）专科相关评估

1．肝功能 Child-Pugh A 级。

2．HBV-DNA $< 5.00 \times 10^2$U/ml。

3．AFP 77 240ng/ml。

4．ECOG 评分 0 分。

5．NRS 2002 2 分。

6. 肝硬化程度：影像学提示无明显硬化。

7. 头颅 MRI 及胸部 CT 平扫未见远处转移。

## 二、MDT 讨论过程

【病史要点】

1. 肝右叶巨块型肝癌，挤压门静脉右支，侵犯肝中静脉末梢分支，肝体积评估切除肝右叶后剩余肝体积＜ 25%。

2. 肝脏无明显硬化，肝功能 Child-Pugh A 级。

3. 病人无明显症状，一般状况良好，ECOG 评分 0 分，NRS 2002 2 分。

4. 中年男性，家属治疗意愿强烈。

【疾病诊断】

1. 肝细胞癌 CNLC Ⅲa 期，BCLC C 期。

2. 慢性乙型肝炎。

【MDT 讨论疑难点】

1. 肝右叶巨大肝癌，评估剩余肝体积不足 25% 时治疗方式的选择。

2. 手术治疗的时机问题。

3. 危险因素及预后预测。

4. 转化治疗方案的选择。

5. 预防复发转移的治疗方案。

## 三、讨论结论

【目前临床诊断】

肝细胞癌 CNLC Ⅲa 期，BCLC C 期，慢性乙型肝炎。

检查充分，行 MRI 增强及 DWI 检查，肝右叶段 Ⅴ、段Ⅵ、段Ⅷ巨大肿瘤，门静脉右支受肿瘤挤压，未见明显肝外转移；病人肝功能 Child-Pugh A 级，营养状态良好。

【治疗方案】

一期门静脉右支结扎＋术中微波消融＋TACE；二期右半肝切除术；术后 TACE 联合靶向、免疫治疗。

病人无明显肝硬化，肝功能 Child-Pugh A 级，评估切除右半肝后剩余肝体积＜ 25%，若此时行根治性手术，则术后极易出现肝衰竭等并发症；可考虑一期行门静脉右支结扎术，阻断部分肿瘤血供，抑制肿瘤生长，同时可以待健侧肝脏增生肥大后再行肝切除术，从而解决因术后剩余肝体积不足而不能进行大范围根治性肝切除的问题。术中联合微波消融使肿瘤组织凝固坏死，达到治疗目的。TACE 可以缩小肿瘤负荷，术后短期可联合 TACE，阻断肿瘤血供，延缓肿瘤进展。4～6 周后依据病灶缩小情况及剩余肝体积增大情况行根治性右半肝切除术。

手术重点注意事项：①肝巨大肿瘤，行门静脉右支结扎时上抬肝脏，动作轻柔，避免过度挤压导致肿瘤破裂，造成腹腔转移。②联合术中超声，进一步评估左半肝是否有肿瘤转移。③右侧肝蒂受肿瘤压迫，操作空间狭小，结扎右侧门静脉时应注意显露左侧肝蒂，避免过度结扎导致左侧肝蒂狭窄。④术中可联合胆囊切除术，避免因术后 TACE 导致胆囊并发症。

CNLC Ⅲa 期（BCLC C 期）病人，术后行 TACE 联合靶向、免疫治疗对于提高无病生存期（disease-free survival，DFS）和 OS 有利。

【预后】

病人有乙型肝炎病史，肝右叶巨大肿瘤，肝中静脉末梢受侵，门静脉右支受压推挤，肿瘤分期晚，预计 MVI 发生率较高，均为预后不良因素。

## 四、实际执行方案

一期腹腔镜下门静脉右支结扎术 + 胆囊切除术 + 微波消融 + 术后 TACE；二期术后 1 个月行右半肝切除术；术后行 TACE 1 次，病人因经济原因未行靶向、免疫治疗。

## 五、反馈

【方案进行中各阶段执行情况】

1. 2021 年 10 月 8 日行腹腔镜下门静脉右支结扎术 + 胆囊切除术 + 微波消融术（图 17-4）。

2. 2021 年 10 月 21 日行 TACE（图 17-5）。

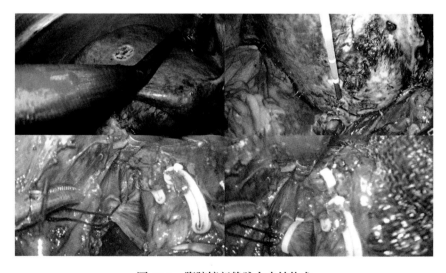

**图 17-4　腹腔镜门静脉右支结扎术**

探查可见肝右叶巨大肿瘤边缘自限性破裂出血，少量暗红色积血，大网膜包裹。肝脏质地较韧，无明显肝硬化，术中腹腔镜超声探查左半肝未见肿瘤转移，游离门静脉右支，7 号丝线结扎并 Hem-o-lok 夹夹闭，术中绕肿瘤破裂处肝包膜行微波消融。

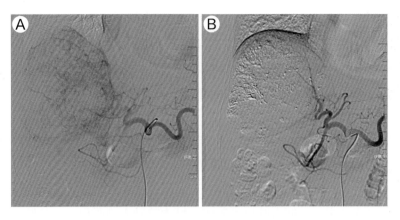

图 17-5　行 TACE（2021 年 10 月 21 日）

A. 术前；B. TACE 术后。

3．2021 年 11 月 12 日行开腹右半肝切除术。

术前评估：MRI 可见病人左半肝体积较前增大（图 17-6）。

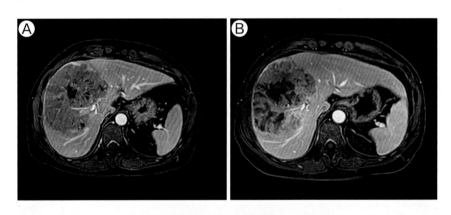

图 17-6　MRI 对比图

A. 10 月 2 日；B. 11 月 9 日。

肝脏 CT 三维重建（图 17-7）：肝右叶肿瘤主要位于肝段 V、段 VI、段 VIII，推挤肝段 IV、段 VII，肿瘤压迫右侧肝蒂，侵犯肝中静脉末梢分支。全肝体积 1 911.64cm³，肿瘤体积 1 118.88cm³，无瘤肝体积 792.76cm³，肿瘤体积占全肝体积 58.53%，左半肝体积 493.66cm³，左半肝体积与体重比 0.68%，术后剩余肝体积为 25.82%。

实验室检查：淋巴细胞百分比 19.8%，淋巴细胞绝对值 $0.96 \times 10^9$/L，RBC $3.02 \times 10^{12}$/L，HGB 94.00g/L，HCT 27.4%；γ-GGT 159.7U/L，5-NT 10.6U/L，PA 136.2mg/L，TP 64.5g/L，ALB 33.8g/L，AFU 69U/L；凝血功能正常，ICG R15 5.5%。

手术切除标本可见肿瘤切除完整，肿瘤内部出血，部分坏死（图 17-8）。肿瘤主体主要位于段 V、段 VI、段 VIII，挤压段 VII，左内叶近肿瘤切缘 1cm。

4．手术过程顺利（表 17-1），术后恢复良好，未出现并发症（表 17-2）。术后 10 天复查 AFP 6 342.7ng/ml。

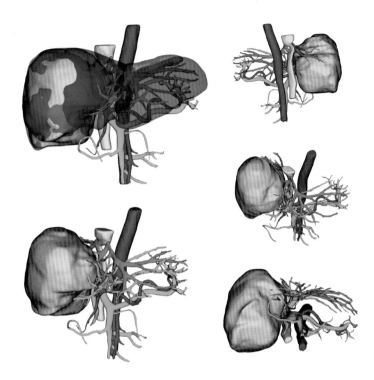

图 17-7　肝脏 CT 三维重建

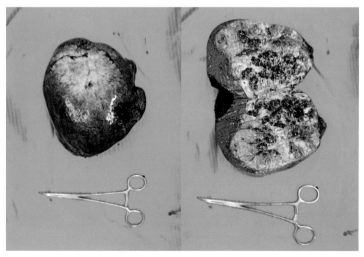

图 17-8　手术切除标本

<table>
<tr><th colspan="2">表 17-1　肝切除术中参数</th></tr>
</table>

| 术中指标 | 参数 |
| --- | --- |
| 手术时间 | 200min |
| 肝切除时间 | 45min |
| 出血量 | 420ml |
| 输血量 | 血浆 1 050ml +<br>悬浮红细胞 3U |
| 肝门阻断时间 | 19min |
| 下腔静脉阻断时间 | 0 |

表 17-2　术后第 3 天复查结果

| 指标 | 参数 |
| --- | --- |
| GPT | 57.5U/L |
| GOT | 72.3U/L |
| ALB | 31.0g/L |
| TBil | 11.7μmol/L |
| PT | 12.7s |
| INR | 1.06 |

5. 术后病理提示肝右叶肿瘤部分坏死，门静脉右支及肝右静脉未见肿瘤侵犯，未见 PVTT，癌旁组织可见 MVI（图 17-9）。肉眼见：部分肝组织大小 14cm×13cm×9cm，近被膜 1mm 处可见一个灰白色结节，大小 12cm×9.5cm×8cm，切面多彩状；组织类型：肝细胞肝癌（中 - 低分化），大部分呈小梁型，局灶呈紧密型，肿块近被膜处肝组织内见 3 个 MVI（癌细胞数量 < 15 个），周围肝组织呈慢性肝炎改变，远癌旁肝组织内未见肿瘤细胞。免疫组化：Hepa（ + ），CK19（ – ），Glypican-3（ + ），CK8/18（灶 + ），Ki-67（ Li 8% ）；D2-40（血管 + ），CD34（脉管 + ）。

6. 2021 年 12 月 31 日，行术后预防性肝动脉造影、灌注化疗（图 17-10）。

7. 2022 年 11 月 24 日复查 MRI 平扫 + 增强 + DWI（图 17-11）未见肿瘤复发征象。

【治疗过程及随访情况总结】

病人治疗过程及随访情况见图 17-12。

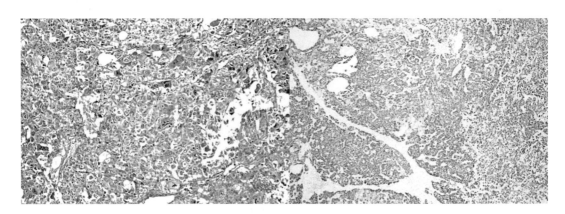

图 17-9 术后病理

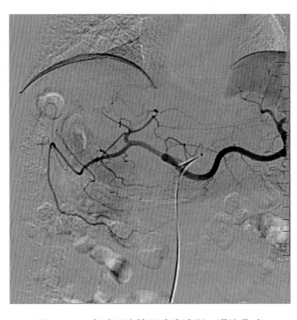

图 17-10 术后预防性肝动脉造影、灌注化疗

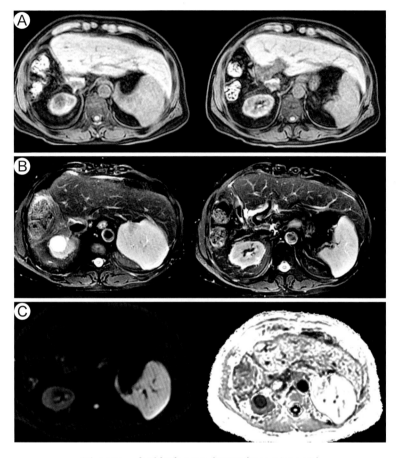

图 17-11　术后复查 MRI（2022 年 11 月 24 日）

A. T$_1$WI；B. T$_2$WI；C. DWI。

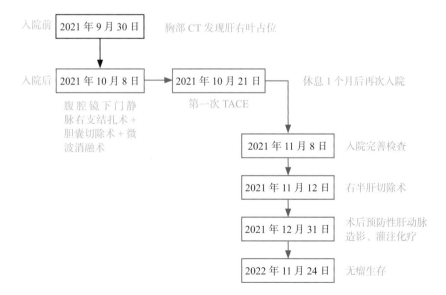

图 17-12　治疗过程及随访情况

# 肝细胞癌合并胆管癌栓术后复发的多次局部治疗联合靶向治疗

> **案例要点**
>
> 1. 中年女性，一般情况良好，治疗意愿强烈。
> 2. 肝癌术后，病理提示肝细胞癌合并胆管癌栓。
> 3. 术后短期肿瘤复发，多次局部治疗（微波消融、手术）。
> 4. 一线索拉非尼，进展后二线瑞戈非尼，联合 TACE。
> 5. 进展后，TACE 联合卡瑞利珠单抗（每 3 周 1 次）。
> 6. 截至随访截止时间，带瘤生存 58 个月。

## 一、基本情况

【病史概况】

病人，女性，56 岁。

病例来源：青岛市市立医院肝胆胰肿瘤 MDT 团队。

发病时间：2018 年 1 月 3 日。

MDT 就诊时间：2021 年 1 月 5 日。

第一次手术：肝段 Ⅳb + 部分段 Ⅴ 切除 + 胆囊切除术。

术后第一次复发：微波消融。

第二次手术：肝部分切除术。

术后复发：微波消融 + 索拉非尼。

出现新发病灶：TACE + 瑞戈非尼。

复发：TACE + 瑞戈非尼 + 卡瑞利珠单抗。

随访截止时间：2022 年 11 月 2 日。

随访截止状态：带瘤生存 58 个月。

**主诉：**肝癌综合治疗 3 年。

**现病史：**病人于 2018 年 1 月 3 日诊断肝癌，于我院行肝癌局部切除术，手术顺利，术后恢复可，术后病理诊断为肝细胞癌（Ⅱ级），可见胆管内癌栓，未见癌组织侵犯神经现象，癌组织未累及肝被膜及手术切缘，其余肝组织呈结节性肝硬化图像。免疫组化结果：HBsAg（＋），Glypican-3（＋），HepPar1（－），CEA（－），Ki-67（约10%＋），CD34（癌栓＋），CK19（－），D2-40（癌栓＋），p53（野生型），CK7（－），CK20（－），MOC-31（弱＋），CK18（＋），CK（－）。术后行 TACE 1 次，病情平稳；2018 年 5 月 24 日复查上腹部增强 CT 重建提示肝占位，遂于全身麻醉下行肝病损射频消融术，手术顺利，术后恢复良好；2019 年 1 月复查上腹部 CT 平扫提示肝右前叶占位性病变，考虑肝癌，行肝部分切除术，病理结果为肝细胞癌。2019 年 6 月查体再次发现肝右后叶肿瘤，再次行微波消融，术后恢复良好，口服索拉非尼治疗。病人于 2020 年 4 月再次复查上腹部增强 CT 提示肝脏多发占位，考虑肿瘤肝内多发转移，遂行 TACE 1 次，术后改用瑞戈非尼治疗，4 个月前复查 CT 发现肿瘤基本消失，效果良好。病人于 10 天前复查上腹部增强 CT 提示肿瘤较前次检查有所进展。病人为行进一步治疗，门诊以"肝占位"收入。

发病以来，精神状态、食欲、睡眠可，大小便无异常。

**既往史：**平素体健，有慢性乙型肝炎史 3 年，反流性食管炎 2 年余。否认高血压、糖尿病病史，否认肿瘤家族史及手术、外伤史等。

【专科体格检查】

皮肤巩膜无明显黄染，未见肝掌、蜘蛛痣，肝颈静脉回流征阴性。腹平软，上腹部可见手术瘢痕，全腹无压痛及反跳痛，墨菲征阴性，肝脾肋下未及，叩诊肝上界在右锁骨中线第 5 肋间，肝浊音界正常，肝区及双肾无叩击痛，移动性浊音阴性，肠鸣音 4 次 /min。

【社会背景及治疗意向】

经济状况好，治疗意愿积极。

【入院检查】

（一）实验室检查

血常规、尿常规、便常规、肝肾功能、电解质、凝血功能均在正常范围。AFP ＞ 1 000ng/ml，HBV-DNA ＜ 5.0×10²U/ml。

（二）影像学检查

2020 年 12 月 22 日行上腹部增强 CT 示：肝脏部分缺如，形态欠规整，肝右前叶上段（段Ⅷ）及肝左内叶（段Ⅳ）见多发大小不等类圆形异常强化灶，大者截面约 29mm×24mm，边界欠清，增强扫描动脉期呈轻度不均匀强化，门静脉期及平衡期强化程度减低。肝内可见多发片状稍低密度影，大者截面约 57mm×28mm，边界较清，增强未见明显强化。肝内另见多发小斑片状高密度影。肝内外胆管无扩张。胆囊缺如。脾脏、胰腺大小及形态可，增强扫描未见异常强化灶。腹腔及腹膜后未见肿大淋巴结。右侧腹壁可见瘢痕影。扫描层面左肾见小圆形低密度灶，增强未见明显变化。

①肝癌射频消融、化疗栓塞术后复查所见；②肝多发异常强化灶，与 2020 年 9 月 22 日增强 CT 片比较，部分病灶为新发病变，部分病灶增大，考虑肿瘤复发；③胆囊切除术

后所见；④扫描层面：左肾囊肿（图 18-1）。

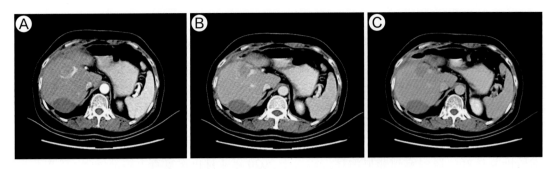

图 18-1　入院后上腹部增强 CT（2020 年 12 月 22 日）

A. 动脉期；B. 静脉期；C. 延迟期。

### （三）专科相关评估

1. 肝功能 Child-Pugh A 级。

2. AFP > 1 000U/ml。

3. HBV-DNA < $5.0 \times 10^2$U/ml。

4. ECOG 评分 0 分。

5. NRS 2002 1 分。

## 二、MDT 讨论过程

【病史要点】

1. 中年男性，肝癌多次治疗后，一般状况良好。

2. 2018 年 1 月 5 日行肝段Ⅳb + 部分段 V 切除 + 胆囊切除术。2018 年 5 月 24 日复查发现肿瘤复发，于我院行肝左内叶肿瘤微波消融。2019 年 1 月 8 日复查腹部 CT 发现肿瘤复发，2019 年 1 月 11 日于我院行肝部分切除术。2019 年 6 月 11 日复查上腹部 MRI 发现肝右后叶肿瘤复发，2019 年 6 月 18 日于我院行肝右后叶肿瘤微波消融 + 索拉非尼治疗。2020 年 3 月 10 日复查腹部 CT 发现肝脏新发病灶，2020 年 4 月 7 日于我院行 TACE + 瑞戈非尼治疗。2020 年 12 月 22 日复查腹部 CT：肝癌术后改变，肝内肿瘤复发。

【疾病诊断】

1. 原发性肝癌 BCLC B 期；CNLC Ⅱb 期。

2. 慢性乙型肝炎。

3. 反流性食管炎。

【MDT 讨论疑难点】

1. 肿瘤复发与新发灶的区别。

2. 危险因素及预后预测。

3. 如何选择肝癌的治疗模式以达到提高疗效的目的。

4. 预防复发的治疗方案。

## 三、讨论结论

【目前临床诊断】

1. 原发性肝癌 BCLC B 期；CNLC Ⅱb 期。

2. 慢性乙型肝炎。

3. 肝炎后肝硬化。

4. 反流性食管炎。

【前序治疗评价】

病人 2018 年 1 月行肝段Ⅳb + 部分段 Ⅴ 切除，术后 4 个月肿瘤复发，行微波消融治疗，术后半年出现新发单发病灶，行手术切除；术后 5 个月再次出现新发单发病灶，行微波消融，加用索拉非尼；消融术后 9 个月肝内多发病灶，考虑肿瘤进展，进而行 TACE 联合二线瑞戈非尼治疗，治疗方式选择恰当。

【治疗方案】

TACE + 卡瑞利珠单抗免疫治疗。

【预后】

病人在两次肝脏肿瘤切除术、两次肿瘤微波消融后出现复发，索拉非尼及瑞戈非尼治疗中出现肿瘤进展，为预后不良因素。

## 四、实际执行方案

TACE + 卡瑞利珠单抗免疫治疗。

## 五、反馈

【方案进行中各阶段执行情况】

1. 2018 年 1 月 5 日行肝段Ⅳb + 部分段 Ⅴ 切除 + 胆囊切除术（图 18-2）。

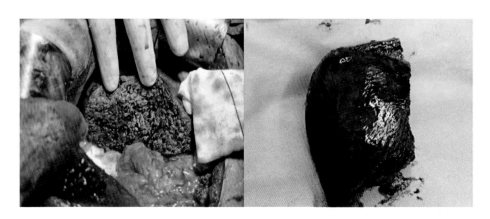

图 18-2　术后肝断面和切除的大体标本（2018 年 1 月 5 日）

2. 2018 年 5 月 24 日，术后 4 个月复查上腹部增强 CT，提示肿瘤复发（图 18-3）。

3. 2018 年 5 月 24 日行肝左内叶肿瘤微波消融。

2018 年 6 月 24 日及 2018 年 9 月 4 日复查未发现肿瘤复发。

2019 年 1 月 8 日复查上腹部增强 CT 发现肿瘤复发（图 18-4）。

4. 2019 年 1 月 11 日行肝部分切除术（图 18-5）。

术后病理诊断：肝细胞癌（Ⅱ级），大小 3cm×2.5cm，可见脉管内癌栓，未见癌组织侵犯神经现象，癌组织未累及肝被膜及手术切缘，其余肝组织呈结节性肝硬化图像。

5. 2019 年 6 月 11 日复查上腹部 MRI 见肝右后叶肿瘤复发（图 18-6）。

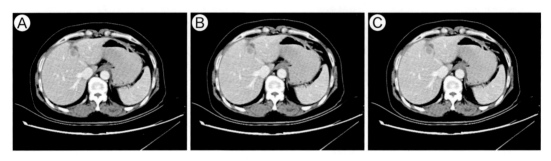

图 18-3　复查上腹部增强 CT（2018 年 5 月 24 日）

A. 动脉期；B. 静脉期；C. 延迟期。

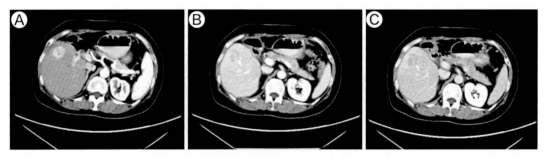

图 18-4　复查上腹部增强 CT（2019 年 1 月 8 日）

A. 动脉期；B. 静脉期；C. 延迟期。

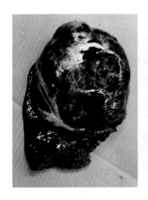

图 18-5　手术切除大体标本（2019 年 1 月 11 日）

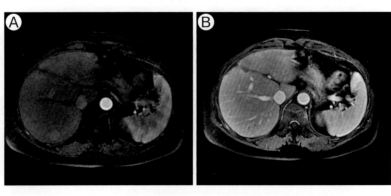

图 18-6　复查上腹部 MRI（2019 年 6 月 11 日）

A. 动脉期；B. 静脉期。

6. 2019 年 6 月 18 日行肝右后叶肿瘤微波消融 + 索拉非尼治疗。

2019 年 9 月 27 日复查上腹部增强 CT 未发现肿瘤复发。

2020 年 3 月 10 日复查上腹部增强 CT 见肝内多发新发病灶，伴有血管侵犯（CNLC Ⅲa 期）（图 18-7）：肝癌术后，肝脏部分缺如，形态不规整，残余肝左叶、肝右后叶可见片状低密度影，边界清，增强未见明显强化；余肝实质见多发大小不等结节状异常强化灶，动脉期呈相对高密度、门静脉期及延迟期呈相对低密度，边缘见线状包膜样强化。肝内外胆管无扩张。门静脉显影清，腔内未见明显异常密度影。胆囊缺如。脾脏、胰腺大小、形态、密度未见异常。腹膜后未见肿大淋巴结。扫描层面左肾见条状低密度灶，增强未见明显变化。

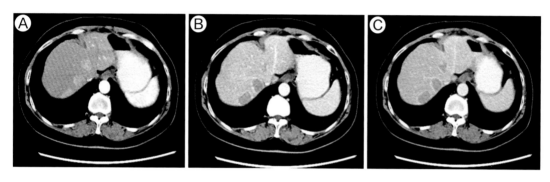

图 18-7　复查上腹部增强 CT（2020 年 3 月 10 日）

A. 动脉期；B. 静脉期；C. 延迟期。

7. 2020 年 4 月 7 日行 TACE + 瑞戈非尼治疗。

2020 年 4 月 30 日　及 2020 年 9 月 22 日复查 CT，肝内肿瘤消失。

2020 年 12 月 22 日复查 CT 显示肝多发异常强化灶，与 2020 年 9 月 22 日 CT 片比较，部分病灶为新发病变，部分病灶增大，考虑肿瘤复发。

8. 2021 年 1 月 7 日行 TACE，同时加用卡瑞利珠单抗（每 3 周 1 次）（图 18-8）。

9. 治疗过程中 AFP 变化情况见图 18-9。

【治疗过程及随访情况总结】

病人治疗过程及随访情况见图 18-10。

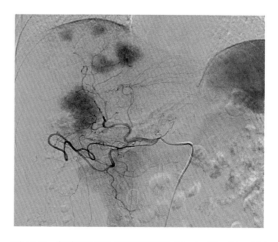

图 18-8　数字减影血管造影所见（2021 年 1 月 7 日）

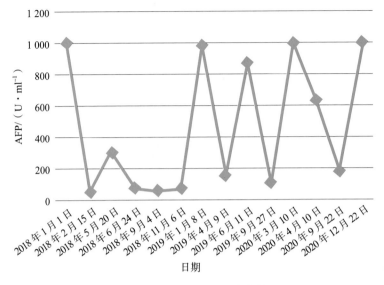

图 18-9　治疗过程中 AFP 变化情况

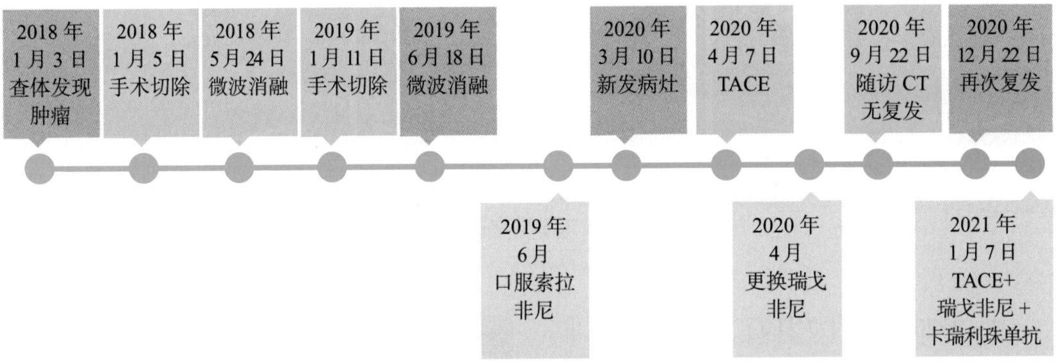

图 18-10　治疗过程及随访情况

# 病例 **19**
# 累及肝门的肝中叶巨大肿瘤一期切除

---

**案例要点**

1. 中年男性，一般情况良好，治疗意愿强烈，要求手术。
2. 肝中叶巨大肿瘤，左、右肝蒂受累。
3. 行一期肝中叶手术切除，术后病理提示 MVI 2 级。
4. 术后 TACE 联合靶向治疗。
5. 截至随访截止时间，无瘤生存 13 个月。

---

## 一、基本情况

【病史概况】

病人，男性，53 岁，体重 75kg。

病例来源：南阳市第一人民医院肝胆疾病诊疗中心 MDT 团队。

发病时间：2021 年 11 月 13 日。

MDT 就诊时间：2021 年 11 月 18 日。

治疗要点：肝癌综合治疗。

随访截止时间：2022 年 12 月 15 日。

随访截止状态：无瘤生存 13 个月。

**主诉：** 右上腹胀痛 2 天。

**现病史：** 病人于 2 天前无明显诱因出现右上腹胀痛，为持续性，无阵发性加重，不伴肩背部放射痛。无发热、黄疸，无腹痛、恶心、呕吐，无咳嗽、咳痰、胸痛、呼吸困难等症状。于我院门诊就诊发现肝脏巨大占位性病变，未予以特殊治疗，病人腹痛症状无明显缓解。现为求进一步诊治，门诊以"肝肿瘤"收入。

发病以来，神志清，精神可，饮食睡眠可，大小便正常，体重无明显变化。

**既往史：** 乙型肝炎病史 20 余年，未予规律治疗，其他无特殊。

【专科体格检查】

全身皮肤巩膜无黄染，无皮疹、皮下出血、皮下结节、瘢痕，毛发分布正常，皮下无水肿，无肝掌、蜘蛛痣。腹部稍膨隆，无腹壁静脉曲张，无胃肠型，无蠕动波，腹式呼吸存在。脐正常、无分泌物。腹部无压痛、反跳痛。腹部柔软、右上腹可触及包块，直径约 10cm，质硬、压痛、固定、边界清。脾脏肋缘下未触及，墨菲征阴性，左、右肾区无叩击痛，输尿管点无压痛，移动性浊音阴性，无液波震颤，肠鸣音 4 次 /min，无过水声，无血管杂音。

【社会背景及治疗意向】

已婚已育。经济状况好，治疗意愿积极，要求手术治疗。

【入院检查】

（一）实验室检查

GPT 30U/L，GOT 116U/L，GGT 291U/L，ALP 224U/L，ALB 42.2g/L，TBil 14.9μmol/L，DBil 5.4μmol/L，IBil 9.5μmol/L，AFP 446.28ng/ml。乙肝"小三阳"，HBV-DNA $7.23 \times 10^4$U/ml。余血常规、肾功能、电解质、凝血功能均在正常范围内。

（二）影像学检查

超声检查示：肝内实性占位。

胸部 CT 示：①肺气肿、肺大疱；②双肺炎性改变；右肺中叶肺不张、局部实变；③左肺下叶小结节，部分钙化；④双侧胸膜局部增厚；⑤肝内稍低密度影，建议进一步检查（图 19-1）。

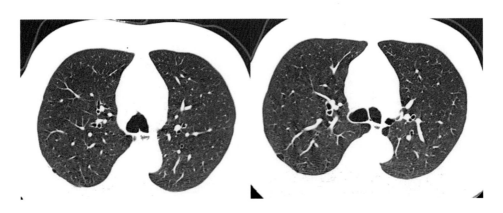

图 19-1　胸部 CT

上腹部 MRI（平扫＋增强＋水成像）示：①肝右叶不规则巨块状异常信号，考虑恶性病变；②胰尾部异常信号，较大病灶考虑囊性病变，较小病灶不除外转移性病变可能；③腹膜后肿大淋巴结；④肝右叶包膜外异常信号，考虑局部受侵可能；⑤肝右管、肝左管、肝总管部分段未见明确液体信号显示，考虑受侵（图 19-2 ～图 19-4）。

余心脏彩超、心电图等未见异常。

### （三）专科相关评估

1. 肝功能 Child-Pugh A 级。

2. ICG R15 < 10%。

3. HBV-DNA $7.23 \times 10^4$U/ml。

4. AFP 446.28ng/ml。

5. 肝硬化程度：影像学提示无明显硬化。

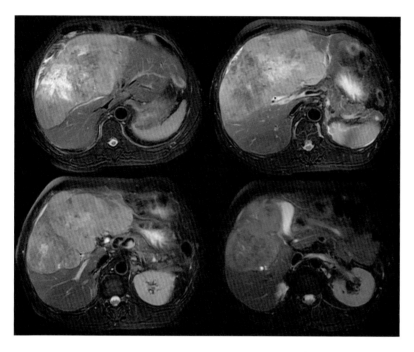

图 19-2　上腹部 MRI T$_2$WI

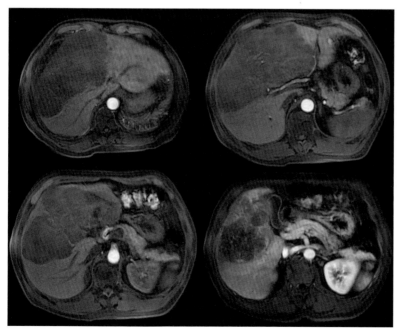

图 19-3　上腹部 MRI 动脉期图像

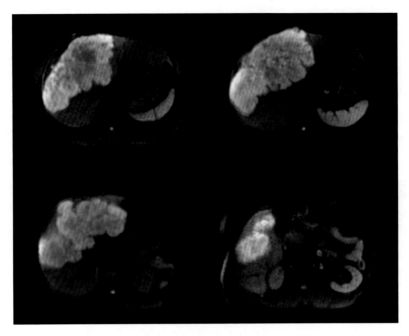

图 19-4　上腹部 MRI DWI

6. ECOG 评分 0 分。

7. NRS 2002 1 分。

## 二、MDT 讨论过程

【病史要点】

1. 巨大肝右叶肿瘤。

2. 肿瘤位于肝右叶，右叶包膜外可能有局部侵犯，肝右管、肝左管、肝总管部分受侵犯可能。此外，不排除淋巴结转移可能。

3. 肝脏无明显硬化，肝功能 Child-Pugh A 级。

4. 病人一般情况良好，ECOG 评分 0 分，NRS 2002 1 分。

5. 病人治疗意愿强烈，要求手术治疗为主，对化疗、介入治疗等较抵触。

【疾病诊断】

1. 肝恶性肿瘤。

2. 肺气肿。

3. 肺大疱。

【MDT 讨论疑难点】

1. 肿瘤巨大，不排除局部转移可能，是否存在手术指征及手术方式的选择。

2. 切除肝脏范围较大，术前病人肝功能维护及术后治疗方案考虑。

3. 病人存在肺部基础病，出现肺部感染可能性大，预防及对应处理方案。

4. 危险因素及预后预测，并提供预防复发转移的治疗方案。

## 三、讨论结论

【目前临床诊断】

肝细胞癌 CNLC Ⅲa 期，BCLC C 期，慢性乙型肝炎，肺气肿。

检查较充分，MRI 增强及 DWI 检查见肝右叶巨大肿瘤，肝左管、肝右管、肝总管及右侧膈肌受肿瘤侵犯可能，存在淋巴结转移风险。肿瘤压迫肝左静脉及肝右静脉，但肝左静脉及肝右静脉根部未受累；肝中静脉被肿瘤包裹；肝蒂汇合部受累，门静脉右支或右前支受侵犯或癌栓可能性大。

【前序治疗评价】

初诊，未予以治疗；目前病人病情平稳，各项血常规、肝肾功能、凝血功能等指标无明显异常，可耐受手术。

【治疗方案】

肝右前叶、左内叶切除＋TACE＋靶向、免疫治疗。

病人无明显肝硬化，肝功能 Child-Pugh A 级。术中超声进一步确定肿瘤情况，优势明显。

肿瘤巨大，几乎占据肝中叶全部范围，肝左外叶及右后叶剩余肝体积均不足，行肝三叶切除不可行。但是，肝中叶切除损失肝实质很少，只要保留左外叶及右后叶的功能，手术安全可行。

手术重点注意事项：①术中根据超声探查及肝门部解剖，确认左、右肝蒂未侵犯，再行肝切除；②段Ⅳ切除时注意辨别肝左静脉和肝中静脉解剖位置，完整保留肝左静脉主干，保证无瘤切缘；③右后肝蒂应保留完好，保证右后叶血供及胆管引流通畅，并避免胆管损伤及狭窄；④预计肝蒂显露较长，注意仔细检查胆管损失及破口，降低胆漏并发症发生率；⑤离断肝实质过程中需反复检查残留肝脏的血供与回流通畅。

CNLC Ⅲa 期（BCLC C 期）病人，术后根据病理结果判断预后风险因素，考虑行TACE 及靶向、免疫治疗，对于提高 DFS 和 OS 有利。

【预后】

病人肿瘤发现晚，门静脉癌栓或血管侵犯可能；肿瘤巨大，分期为晚期，预计 MVI发生率较高，均为预后不良因素。

## 四、实际执行方案

肝右前叶＋左内叶切除术，待病人恢复良好后，继续介入、靶向等治疗。

## 五、反馈

【方案进行中各阶段执行情况】

1. 2021 年 11 月行肝右前叶、左内叶切除＋胆囊切除＋膈肌修补术（图 19-5）。手术过程顺利，术后恢复良好，未出现并发症。术后第4天复查肝功能：GPT 214U/L，GOT 85U/L，ALB 36.0g/L，TBil 20μmol/L。

2. 术后病理（图19-6、图19-7）（部分肝脏）低分化肝细胞癌伴显著坏死（癌肿大小约22.0cm×19.0cm×14.0cm），可见脉管内癌栓（MVI 2级）。手术切缘未见肿瘤累及。（膈肌结节）镜下示间皮细胞乳头状增生伴囊肿形成，未见肿瘤累及。肝门淋巴结1枚，未见肿瘤累及（0/1）。慢性胆囊炎，未见肿瘤累及。免疫组化（图19-8）：CK（+），Syn（+），CD56（+），CK8/18（部分+），CK7（-），CK19（-），CD34（-），Arg-1（-），AFP（-），CgA（-），CK20（-），

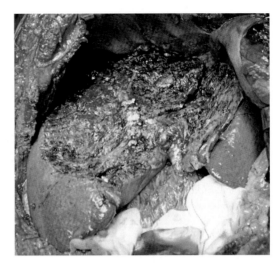

图19-5　术后肝断面

可见肝硬化，移除标本后可见肝左外叶及右后叶血供及回流正常，肝段Ⅵ腹侧段血供稍差。

TTF-1（-），Ki-67（Li：80%）。结合免疫组化及临床资料，支持（部分肝脏）低分化肝细胞癌伴神经内分泌分化。

3. 2021年12月行碘油造影，未见残余及新发病灶（图19-9），因高危复发风险，给予介入灌注化疗预防复发（顺铂40mg，5-FU 1.0g，多柔比星40mg）；复查AFP 3.0ng/ml（正常范围内）。2022年1月3日起口服仑伐替尼（8mg，1次/d）。

【治疗过程及随访情况总结】

病人治疗过程及随访情况见图19-10。

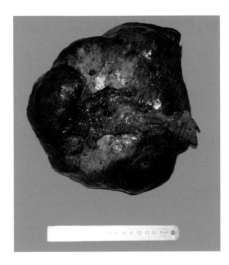
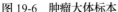

图19-6　肿瘤大体标本

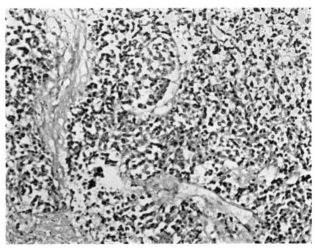

图19-7　病理检查

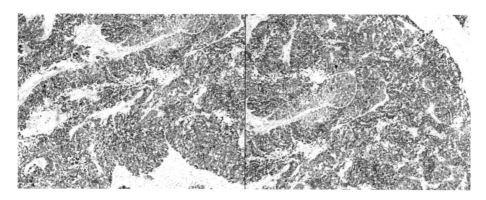

图 19-8　免疫组化

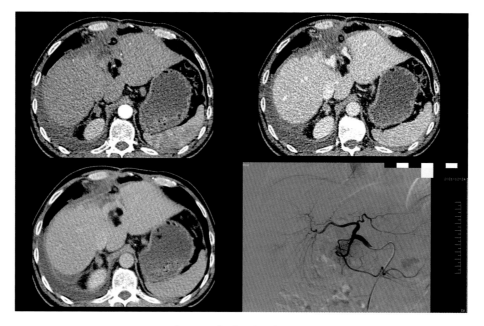

图 19-9　术后 1 个月行 TACE

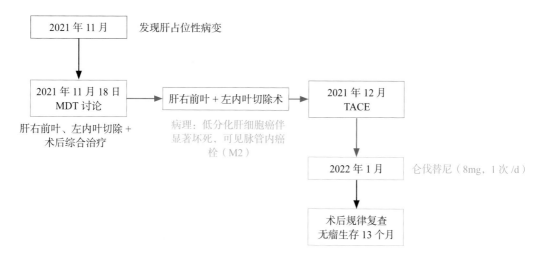

图 19-10　治疗过程及随访情况

# 肝细胞癌肺转移TACE联合靶向治疗

┌─ 案例要点 ────────────────────────────────

1. 中年男性，一般情况良好，治疗意愿强烈。
2. 初诊为肝细胞癌并门静脉右支癌栓，双肺多发转移，初始不可切除。
3. 病人确诊时分期较晚，遂较早开展全身治疗，病情变化及时展开序贯治疗，PFS
   及 OS 超出预期。

└─────────────────────────────────────────

## 一、基本情况

【病史概况】

病人，男性，46 岁。

病例来源：四川省人民医院肝癌 MDT 团队。

发病时间：2019 年 3 月。

MDT 就诊时间：2019 年 5 月。

治疗要点：TACE + 口服索拉非尼 / 瑞戈非尼 + 抗病毒治疗。

随访截止时间：2020 年 7 月。

随访截止状态：肺内病灶 SD。

主诉：右上腹疼痛 2 月余。

现病史：2 月余前无明显诱因出现右上腹隐痛，呈间歇性，尚能耐受，不伴肩背部放射痛，无腹痛、腹泻、黄疸、黑便等，遂至外院完善超声、腹部增强 CT 和 PET/CT 检查，结合实验室检查结果诊断为原发性肝癌Ⅲb 期，随后口服索拉非尼 400mg，2 次 /d，两周后来我院进一步治疗。

既往史：发现慢性乙型肝炎 2 年，未规律服用抗病毒药物，入院后开始服用恩替卡韦 0.5mg，1 次 /d。

个人史：有烟酒嗜好，吸烟 30 余年，约 15 支 /d，饮酒 30 余年，约 200g/d。

【专科体格检查】

全身皮肤巩膜无黄染，无肝掌及蜘蛛痣。腹平坦，未见胃肠型及蠕动波，未见腹壁浅表静脉曲张；全腹软，腹部右侧季肋区轻压痛，无反跳痛及肌紧张，肋下1~2横指可触及肝缘，肝区有叩击痛；无移动性浊音及液波震颤，肠鸣音如常，未闻及血管杂音。

【社会背景及治疗意向】

中年男性，已婚，家庭经济条件一般，治疗意愿强烈，曾于多地、多家医院求医。

【入院检查】

（一）实验室检查

ALB 44.1g/L，GPT 183U/L，GOT 125U/L；AFP 516.02ng/ml，HBV-DNA $3.17 \times 10^5$U/ml。其余实验室检查（肾功能、电解质、凝血功能）无明显异常。

（二）影像学检查

1. 门诊增强CT　肝右叶肿瘤呈快进快出表现，考虑原发性肝癌，大小约7.7cm×8cm×9cm，伴门静脉右支癌栓（图20-1）。

2. 胸部CT平扫　肝右叶肿块多系肝癌，并伴双肺多发转移；全身其余部位未见肿瘤转移征象；左侧斜裂胸膜区结节多系良性；右肺中叶少许慢性炎症；肝右叶钙化灶；左肾囊肿（图20-2）。

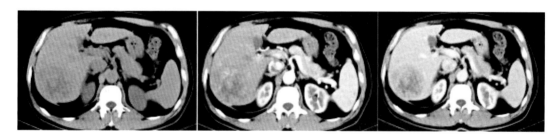

图20-1　门诊增强CT

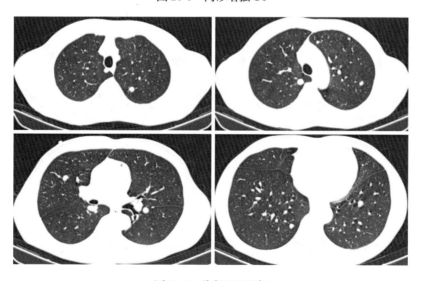

图20-2　胸部CT平扫

### （三）专科相关评估

1. 肝功能 Child-Pugh A 级。

2. HBV-DNA $3.17 \times 10^5$U/ml。

3. AFP 516.02ng/ml。

4. ECOG 评分 0 分。

5. NRS 2002 1 分。

## 二、MDT 讨论过程

【病史要点】

1. 中年男性，ECOG 评分 0 分，一般状况好。

2. 腹痛 2 月余。

3. 肝右叶肿瘤伴门静脉右支癌栓，双肺多发转移，初始不可切除。

【疾病诊断】

原发性肝癌Ⅲb 期（BCLC C 期）。

【MDT 讨论疑难点】

1. 门静脉癌栓的治疗：①立体定向体部放射治疗（SBRT）；②门静脉粒子支架；③动脉栓塞；④靶向或免疫治疗。

2. 双肺多发转移的治疗：①若为富血供，行动脉灌注化疗栓塞；②局部肺消融；③靶向或免疫治疗。

## 三、讨论结论

【目前临床诊断】

1. 原发性肝癌Ⅲb 期（BCLC C 期）。

2. 肺多发转移癌。

3. 慢性乙型肝炎。

【治疗方案】

病人确诊为原发性肝癌Ⅲb 期，依照 2019 版《原发性肝癌诊疗规范》，已无外科手术指征，结合病人意愿及经济情况选择 D-TACE ＋靶向治疗方案。

【预后】

肿瘤分期晚，门静脉一级分支癌栓，双肺多发转移，预后差。

## 四、实际执行方案

首诊治疗方案 TACE ＋索拉非尼＋抗病毒；术后 5 个月肿瘤进展后治疗方案：TACE ＋瑞戈非尼＋抗病毒。

## 五、反馈

【方案进行中各阶段执行情况】

1. 2019年5月首诊采用TACE＋索拉非尼＋抗病毒治疗（图20-3、图20-4）。

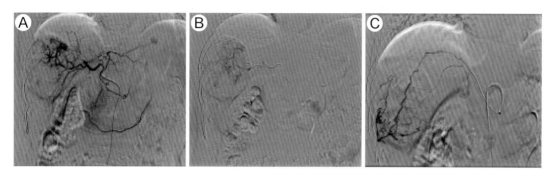

图 20-3　TACE 术中所见（2019 年 5 月）

A. 行肝总动脉造影见肝内多发结节状、团块状异常染色，最大者位于肝段Ⅵ、段Ⅶ，并可见包膜形成；B. 微导管超选至肝右叶肿瘤责任血管见团块状肿瘤染色，包膜清楚但不完整；C. 微导管超选至右膈下动脉，造影见肝右叶肿瘤部分由膈动脉供血。

2. 2019年11月，治疗后5个月复查腹部增强CT及胸部CT见图20-5、图20-6，实验室检查及疗效评估见表20-1。

3. 2019年11月采用TACE＋瑞戈非尼＋抗病毒治疗（图20-7、图20-8）。

2020年1月复查见图20-9、图20-10，实验室检查及疗效评估见表20-2。

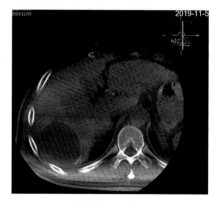

图 20-4　锥体束 CT（2019 年 5 月）

锥体束 CT 见肿瘤癌栓塞范围完整。

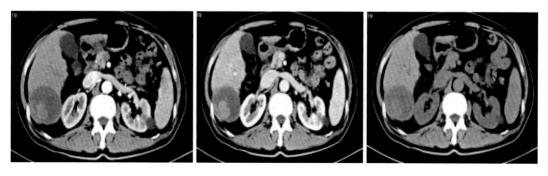

图 20-5　术后 5 个月复查腹部增强 CT（2019 年 11 月）

肝段Ⅵ有肿瘤残余。

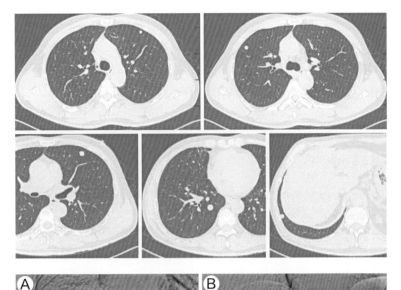

图 20-6　术后 5 个月复查胸部 CT（2019 年 11 月）

与术前对比，肺转移无明显变化。

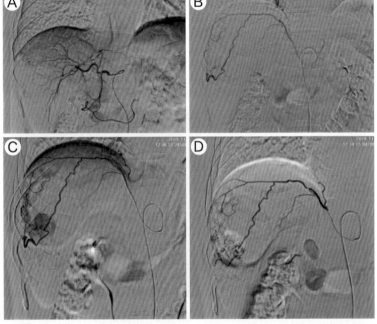

图 20-7　TACE 术中所见（2019 年 11 月）

A. 行肝总动脉造影，肝内未见肿瘤异常染色；
B. RH 管勾挂右膈下动脉成功后造影仍可见肿瘤实质染色；
C. 微导管超选至右膈下动脉，造影见肝右叶肿瘤实质染色；
D. 经碘油栓塞后复查造影原肿瘤染色消失。

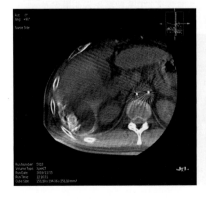

图 20-8　锥体束 CT（2019 年 11 月）

锥体束 CT 见碘油沉积良好。

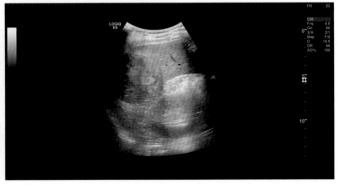

图 20-9　复查超声（2020 年 1 月）

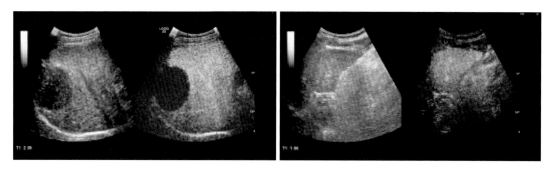

图 20-10　复查肝脏超声（2020 年 1 月）

*肝右叶肿瘤无活性。*

表 20-1　术后 5 个月实验室检查及疗效评估

| 指标 | 参数 |
| --- | --- |
| 肝内病灶疗效评估 | PR |
| 肺内病灶疗效评估 | PD |
| AFP | 275.36ng/ml |
| HBV-DNA | 137U/ml |
| Child-Pugh 评分 | A 级 |
| GOT | 68U/L |
| GPT | 68U/L |
| Meld 评分 | 7 分 |
| ECOG 评分 | 0 分 |

表 20-2　术后 7 个月实验室检查及疗效评估

| 指标 | 参数 |
| --- | --- |
| 肝内病灶疗效评估 | CR |
| AFP | 30.21ng/ml |
| HBV-DNA | 阴性 |
| Child-Pugh 评分 | A 级 |
| GOT | 55U/L |
| GPT | 61U/L |
| Meld 评分 | 7 分 |
| ECOG 评分 | 0 分 |

4. 2020 年 4 月，术后 10 个月复查腹部增强 CT 见图 20-11，实验室检查及疗效评估见表 20-3。

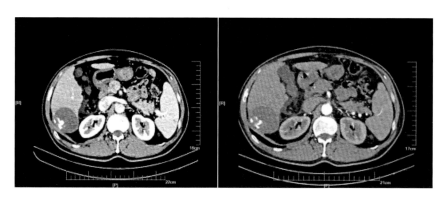

图 20-11　复查腹部增强 CT（2020 年 4 月）

*肝脏肿瘤无活性。*

表 20-3 术后 10 个月实验室检查及疗效评估

| 各项指标 | 参数 |
| --- | --- |
| 肝内病灶疗效评估 | CR |
| 肺内病灶疗效评估 | SD |
| AFP | 24.17ng/ml |
| HBV-DNA | 阴性 |
| Child-Pugh 评分 | A 级 |
| GOT | 65U/L |
| GPT | 71U/L |
| Meld 评分 | 7 分 |
| ECOG 评分 | 0 分 |

【治疗过程及随访情况总结】

病人治疗过程及随访情况见图 20-12。

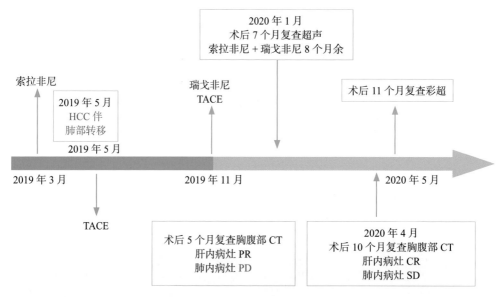

图 20-12 治疗过程及随访情况

# 疑似肝棘球蚴病的幼儿巨大肝错构瘤

案例要点

1. 男性幼儿，治疗意愿强烈。
2. 因腹痛入院，发现肝段Ⅶ厚壁肿块，累及肝段Ⅷ。
3. 远程多中心讨论考虑肝棘球蚴病可能性大。
4. 肝功能 Child-Pugh A 级，ECOG 评分 0 分，NRS 2002 0 分。
5. 腹腔镜肝段Ⅶ、段Ⅷ切除，病人体型小、肿瘤壁厚，周围炎性反应重，技术难度大。
6. 术后病理提示肝错构瘤，截至随访截止时间随访 16 个月，无瘤生存。

## 一、基本情况

【 病史概况 】

病人，男性，4 岁 8 个月，体重 18kg，身高 105cm。

病例来源：云南省保山市第二人民医院肝胆胰疾病 MDT 团队。

发病时间：2021 年 6 月 13 日。

MDT 就诊时间：2021 年 6 月 25 日。

治疗要点：腹腔镜下肝段Ⅶ、段Ⅷ切除术，术后长期随访。

随访截止时间：2022 年 10 月 30 日。

随访截止状态：无瘤生存 16 个月。

**主诉：**腹痛、腹胀 1 周。

**现病史：**病人于 2021 年 6 月 13 日始无明显诱因出现腹痛，多为剑突下续性隐痛，无牵涉痛，伴腹胀，无发热，皮肤无黄染，无恶心、呕吐、呕血等，外院超声示：①肝实质内低回声包块，性质待定，建议行 CT 进一步检查；②盆腔积液；③胰、脾、双肾、输尿管、膀胱未见明显异常。今为求系统诊治到我科就诊，以"肝囊实性占位病变"收入。

发病以来，病人精神、饮食、睡眠可，大小便正常，体重无明显变化。

**既往史：** 自幼生长于西南地区农村，有犬类动物接触史，未去过棘球蚴病疫源地，家属诉病人"青霉素"过敏。否认肝炎病史及手术、外伤史。

【专科体格检查】

全身皮肤巩膜无黄染，浅表淋巴结无肿大，腹软，剑突下及右上腹压痛，无反跳痛及肌紧张；肝脏右肋缘下 3cm 可触及，质软，无压痛，墨菲征阴性，移动性浊音阴性，肠鸣音 4 次 /min。

【社会背景及治疗意向】

学龄前儿童，家庭经济状况一般，家属治疗意愿强烈。

【入院检查】

**（一）实验室检查**

肾功能、电解质、凝血功能均在正常范围，乙型肝炎、丙型肝炎、梅毒、HIV、自体免疫性肝病相关指标均阴性。WBC $15.44 \times 10^9$/L，淋巴细胞绝对值 $7.49 \times 10^9$/L，中性粒细胞绝对值 $6.66 \times 10^9$/L，PLT $426 \times 10^9$/L，γ-GGT 94U/L。

**（二）影像学检查**

胸部 CT、心电图未发现异常。

2021 年 6 月 22 日上腹部 MRI ＋增强＋ MRCP 示：肝右叶见一巨大囊实性占位，大小约 7.6cm×9.1cm×9.6cm，其内见 2 个囊性影，大者约 4.9cm×3.7cm，DWI 上肿块未见弥散受限改变，增强扫描肿瘤实性部分呈渐进性明显强化；左半肝平扫及增强扫描未见明显异常；脾脏、胰腺、胆囊形态、信号正常，增强扫描未见异常；腹腔内及腹膜后未见明显肿大淋巴结影（图 21-1）。诊断意见：肝右叶巨大囊实性占位，考虑肝未分化胚胎性肉瘤可能性大，建议穿刺活检。

腹部 CT 示：①肝右叶巨大稍低密度肿块，大小约 7.8cm×9.5cm×10.2cm，边界欠清，密度不均，其内囊性低密度影，并见多发分隔，肿块性质待定，请结合其他相关检查。②膀胱未充盈；胆囊、胰腺、脾脏、双肾平扫未见明显异常（图 21-2）。

**（三）专科相关评估**

1. 肝功能 Child-Pugh A 级。

2. ICG R15 因条件不允许未查。

3. 肝硬化程度：影像学提示无明显硬化。

4. ECOG 评分 0 分。

5. NRS 2002 1 分。

# 二、MDT 讨论过程

【病史要点】

1. 幼小病人，肝脏巨大肿瘤。

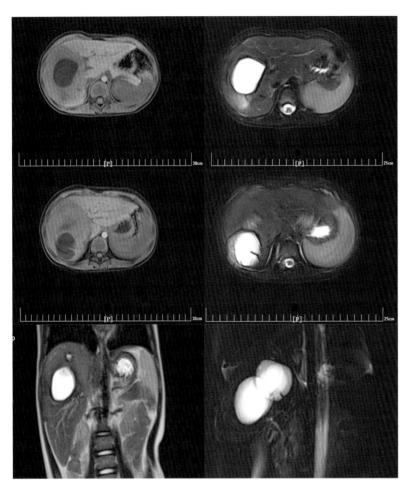

图 21-1　上腹部 MRI ＋ MRCP（2021 年 6 月 22 日）

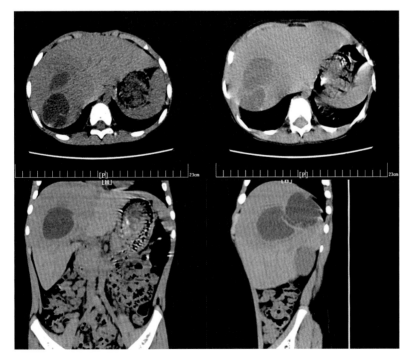

图 21-2　上腹部 CT 平扫

2. 肝脏瘤体位于段Ⅶ和段Ⅷ；为囊实性灶，根据影像科及肝胆胰外科专科讨论，行肝体积评估后，肝段Ⅶ和段Ⅷ切除安全可行。

3. 肝脏无明显硬化，肝功能 Child-Pugh A 级。

4. 病人无明显症状，一般状况良好，ECOG 评分 0 分，NRS 2002 1 分。

5. 病人为学龄前儿童，家属治疗意愿强烈。

【疾病诊断】

肝段Ⅶ、段Ⅷ肿物（肝棘球蚴病？肝错构瘤？肝未分化胚胎性肉瘤？ ）。

【MDT 讨论疑难点】

1. 病人肝肿瘤良恶性倾向及术前是否应病理穿刺活检。

2. 病人为学龄前儿童，内脏器官未发育完全，肝肿瘤巨大，治疗方式的选择及注意事项。

3. 病人的手术治疗如何兼顾外科学特点和肿瘤学特点以达到提高疗效的目的。

4. 危险因素及预后预测。

# 三、讨论结论

【目前临床诊断】

肝段Ⅶ、段Ⅷ肿物（肝棘球蚴病？肝错构瘤？肝未分化胚胎性肉瘤？ ）。

病人检查充分，MRI 增强＋DWI 未见明显恶性肿瘤征象；腹部 CT 示肝段Ⅶ、段Ⅷ囊内有分隔，囊膜分离，囊壁增厚等征；病人年纪小，且自幼在西南地区农村长大，有犬类动物接触史，考虑肝棘球蚴病可能性大。

【治疗方案】

腹腔镜探查＋肝段Ⅶ、段Ⅷ切除术。

病人无明显肝硬化，肝功能 Child-Pugh A 级，左半肝占全肝比接近50%，行肝段Ⅶ和段Ⅷ切除安全可行。目前根据影像学表现考虑肝棘球蚴病可能性大，行术前病理穿刺活检可能造成腹腔感染及过敏性休克。术式为腹腔镜探查＋肝病损切除术，术中进一步确定肿瘤情况，若术中冰冻切片分析结果为良性，可行肝病损切除术，若为恶性，需行肝叶切除。另外，病人为学龄前儿童，微创手术创面小，术后疼痛感较传统手术明显减轻，且术后恢复快，家属选择微创手术意愿强烈。

手术重点注意事项：①术中准备高渗盐水（10%）纱布，使其囊液局限于术野，不让其扩散，保护周围组织，避免棘球蚴囊破裂引起的不良反应，如腹腔内感染、过敏性休克等；②术前应用头孢菌素类抗生素防止感染；③术前备血，预防术中大出血；④若肿瘤为恶性，防止种植转移；⑤避免胆管损伤、胆漏，从而避免术后致胆汁性腹膜炎；⑥术中、术后急性及慢性进行性肝衰竭，肝昏迷（肝性脑病），出现腹胀、恶心、呕吐、顽固性高热、顽固性腹水等，严重者死亡；⑦术中病人肝门部阻断时间应尽量缩短；⑧术中应备有肾上腺素和皮质激素，备好抢救过敏休克预案。

【预后】

与病人肿瘤性质及切除的彻底性有关，若为恶性肿瘤，术后放疗、化疗及免疫治疗的规范性均为影响预后及复发的不良因素。

## 四、实际执行方案

腹腔镜下肝段Ⅶ和段Ⅷ切除术。

## 五、反馈

【方案进行中各阶段执行情况】

1. 2021年6月27日行腹腔镜下肝段Ⅶ和段Ⅷ切除术（图21-3），Trocar布局见图21-4。

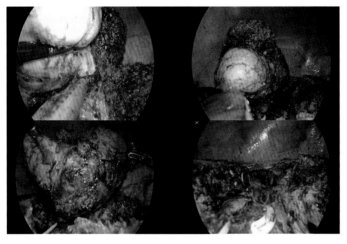

图21-3　术中情况

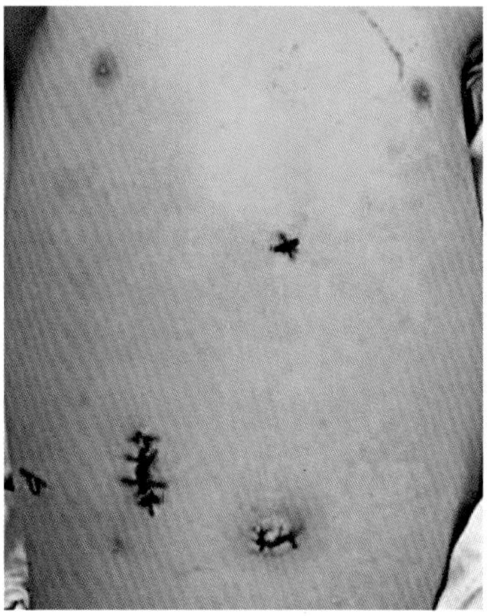

图21-4　Trocar布局

探查见肝脏质地正常，无明显肝硬化，肝段Ⅶ和段Ⅷ可见一大小8cm×9cm包块，包块为囊实性，质韧，纤维化明显，与周围界线清楚，无腹水及转移灶；移除标本后肝脏血供与回流正常。

2. 术中冰冻切片分析（肝脏包块）灰白、灰红不整形组织一块，大小1.5cm×0.7cm×0.2cm，送检为增生的纤维结缔组织，伴玻璃样变性，散在炎细胞浸润。

3. 手术过程顺利，术后恢复良好，未出现并发症（表21-1）。

2021年6月27日行腹腔镜下肝段Ⅶ和段Ⅷ切除术。

4. 术后3天复查肝功能及血常规见表21-2、表21-3。

表21-1　病例21肝切除术中参数

| 指标 | 参数 |
| --- | --- |
| 手术时间 | 319min |
| 肝切除时间 | 150min |
| 出血量 | 400ml |
| 输血量 | 红细胞1U，血浆100ml |
| 肿瘤大小 | 8cm×9cm |
| 肝门阻断时间 | 35min |
| 下腔静脉阻断时间 | 0 |

表 21-2　病例 21 术后 3 天复查肝功能情况（2021
年 6 月 29 日）

| 指标 | 数值 |
|---|---|
| TBil | 22.2μmol/L |
| DBil | 9.0μmol/L |
| IBil | 13.2μmol/L |
| TP | 51.8g/L |
| ALB | 33.6g/L |
| GPT | 368U/L |
| GOT | 368U/L |
| γ-GGT | 39U/L |

表 21-3　病例 21 术后 3 天复查血常规情况（2021
年 6 月 29 日）

| 指标 | 数值 |
|---|---|
| WBC | $28.73 \times 10^9$/L |
| 中性粒细胞绝对值 | $25.00 \times 10^9$/L |
| 淋巴细胞绝对值 | $1.61 \times 10^9$/L |
| 中性粒细胞百分数 | 87.00% |
| 淋巴细胞百分数 | 5.60% |
| HGB | 100.00g/L |
| PLT | $234 \times 10^9$/L |

5. 术后病理　（肝脏肿物）镜下由排列紊乱的肝细胞、不规则分布的血管、增生的胆管及纤维结缔组织构成，局部胆管囊性扩张（图 21-5）。免疫组化结果：CK7 及 CK19 胆管（＋），CD34 及 CD31 血管（＋），D2-40 淋巴管（＋），Hepatocyte 肝细胞（＋），Ki-67 ＜5%（＋）。结合免疫组化结果，符合肝错构瘤。

6. 术后随访情况。

术后 1 个月及术后 2 个月复查上腹部 CT 示：术区高密度影（考虑吻合器），余未见明显异常（图 21-6）。血常规、肝肾功能未见明显异常。

术后 5 个月（2021 年 11 月 30 日）复查上腹部 CT 示：肝右叶肿块术后，术区见多发高密度影（考虑吻合器）（图 21-7）。

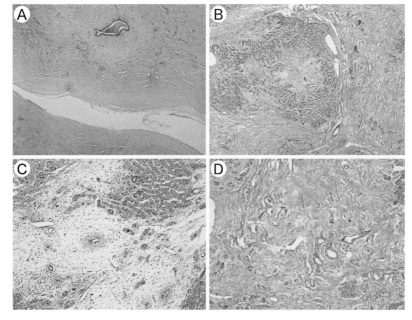

图 21-5　术后病理
A. 胆管扩张，胆管壁增厚（×4）；
B. 岛状肝细胞与大量纤维化的间质混杂（×4）；
C. 部分区域间质水肿，黏液样变（×10）；
D. 纤维间质内可见增生的小血管及胆管（×10）。

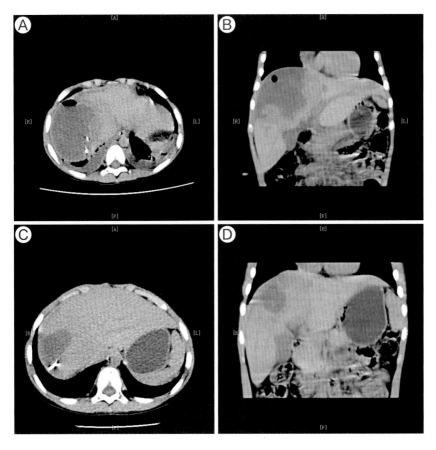

图 21-6　术后复查上腹部 CT

A、B. 术后 1 个月后上腹部 CT 平扫；
C、D. 术后 2 个月后上腹部 CT 平扫。

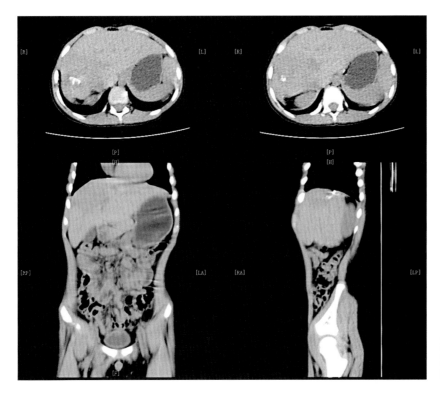

图 21-7　术后 5 个月复查上腹部 CT（2021 年 11 月 30 日）

【治疗过程及随访情况总结】

病人治疗过程及随访情况见图 21-8。

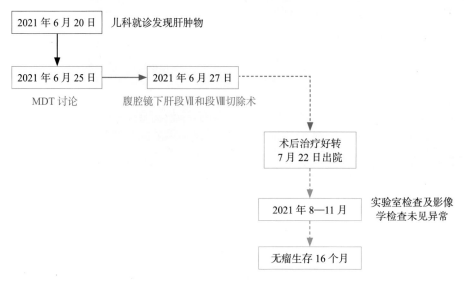

图 21-8  治疗过程及随访情况

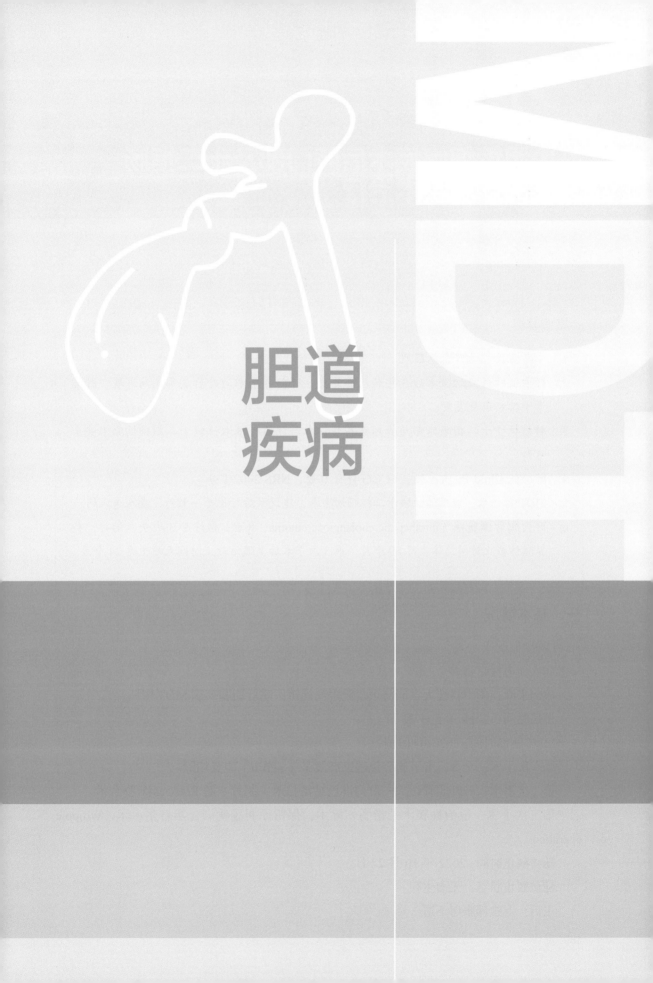

胆道
疾病

# 肝内胆管细胞癌术后肝门部及十二指肠复发的多次手术治疗

┌─────────────────────────────────────────┐

**案例要点**

1. 中年男性，治疗意愿强烈。

2. 肝右前叶肿瘤切除术后 3 年肝门部复发，肝门部手术治疗后 2 年疾病进展，肿瘤于十二指肠处复发。

3. 肿瘤位于十二指肠球部与降部交界处，术前评估行根治性胰十二指肠切除术安全可行。

4. 肝功能 Child-Pugh A 级，ECOG 评分 0 分，NRS 2002 1 分。

5. MDT 讨论后，行根治性胰十二指肠切除术，建议术后行化疗 + 放疗，病人未采纳。

6. 肝内胆管细胞癌（intrahepatic cholangiocarcinoma，ICC）初诊后 3 次手术治疗，截至随访截止时间总体生存 89 个月。第 3 次手术后至随访截止时间无瘤生存 24 个月。

└─────────────────────────────────────────┘

## 一、基本情况

【病史概况】

病人，男性，45 岁。

病例来源：华中科技大学同济医学院附属同济医院肝胆胰疾病 MDT 团队。

发病时间：2015 年 5 月 22 日。

MDT 就诊时间：2020 年 10 月 5 日。

第一次手术：全身麻醉下腹腔镜辅助肝段 V + 段 IVb + 胆囊切除。

第二次手术：肝外胆管切除 + 肝门淋巴结清扫术 + 胆管空肠 Roux-en-Y 吻合术。

第三次手术：根治性胰十二指肠切除术，保留原胆肠吻合（惠普尔手术，Whipple operation）。

随访截止时间：2022 年 10 月 27 日。

随访截止状态：无瘤生存。

**主诉**：上腹部胀痛不适 2 月余。

**现病史：**病人2月余前无明显诱因出现上腹部胀痛不适，其间无寒战、发热，无恶心、呕吐，无腹泻，无黄疸，无尿频、尿急、尿痛等不适，前往我院肿瘤科住院治疗。2020年9月1日行无痛电子胃镜检查示：十二指肠球降交界处溃疡（恶性肿瘤？）。病理检查示：（十二指肠）癌，考虑为腺癌。今为求进一步诊治，遂来我科。

发病以来，病人精神、饮食、睡眠等一般情况良好，大小便正常。

**既往史：**2015年5月于当地医院常规体检发现肝脏占位性病变，上腹部CT示：肝右叶前上段病灶，考虑肿瘤性病变，肝癌不排除。

2015年9月8日于我院行全身麻醉下腹腔镜辅助肝段 V + 段Ⅳb + 胆囊切除。术后病理检查示：肝脏中 - 低分化胆管细胞癌（$T_1N_0M_0$），术后予以调节免疫、中药抗肿瘤治疗。

2018年11月行肝外胆管切除 + 肝门淋巴结清扫术 + 胆管空肠 Roux-en-Y 吻合术。术后病理检查示：肝门部中 - 低分化腺癌（胆管细胞癌）侵犯神经伴第13组淋巴结1/1枚转移（胆管远端切缘、第12组淋巴结8枚未见癌组织）。术后予以帕博利珠单抗100mg + 奥拉帕利治疗，肿瘤科会诊建议全身抗肿瘤综合治疗 + 放疗。

乙型肝炎病史10余年，口服拉米夫定治疗。规律复查，术后未发现肿瘤复发转移。

【专科体格检查】

皮肤巩膜无明显黄染，未见肝掌、蜘蛛痣，肝颈静脉回流征阴性。腹部可见手术瘢痕，平软，全腹无压痛及反跳痛，肝、脾肋下未及，墨菲征阴性，肝区叩击痛阴性，腹水征阴性。肠鸣音4次/min，无亢进。

【社会背景及治疗意向】

治疗意愿积极，愿意接受手术等有创检查和治疗，对化疗抗拒。

【入院检查】

**（一）实验室检查**

血常规、尿常规、便常规、肝肾功能、电解质、凝血功能均在正常范围。肿瘤标志物CA72-4 71.93U/ml，CA19-9、CA125、AFP、CEA等均在正常范围。

**（二）影像学检查**

PET/CT（2020年9月30日）：①十二指肠降部壁增厚，伴周围系膜模糊，代谢增高，结合病史考虑为肿瘤性病变可能性大。②腹膜后、肠系膜淋巴结增多，部分稍大，代谢无增高；上述建议定期复查。③肝脏部分切除术后；肝内多发稍低、低密度影，代谢无增高，请结合临床。胆囊切除术后。④右肺上叶、双肺下叶微小、小结节，代谢无增高；纵隔、心膈角区淋巴结增多，部分稍大，代谢无增高；上述建议动态观察。双肺散在纤维灶。双侧胸膜增厚。⑤左肾多发结石。双肾囊肿。⑥双侧扁桃体炎可能。⑦双侧髂骨、右侧股骨上段小骨岛可能（图22-1）。

腹部CT：肝脏和胆囊呈术后改变；肝右后叶下段血管瘤，较前（2018年12月21日）相仿；肝内多发囊肿可能，较前相仿；十二指肠降部局部增厚，周围淋巴结增多，稍增大，不除外肿瘤性病变可能，建议进一步内镜检查（图22-2、图22-3）。

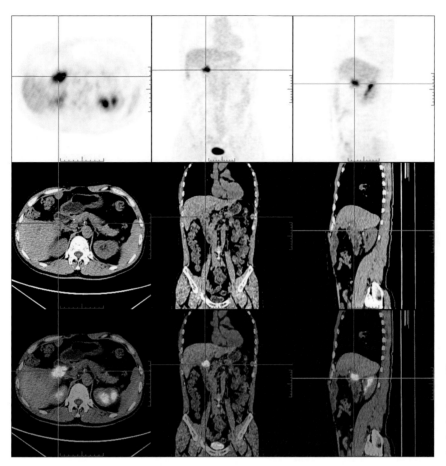

图 22-1　PET/CT（2020 年 9 月 30 日）十二指肠降部壁增厚，伴周围系膜模糊，代谢增高，结合病史考虑为肿瘤性病变可能性大。

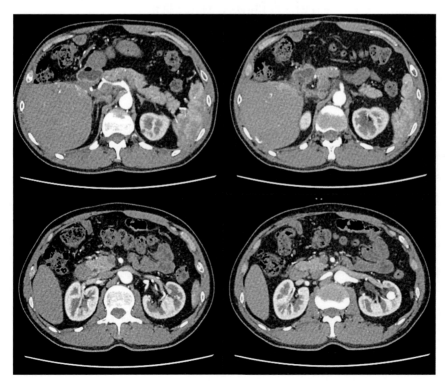

图 22-2　腹部增强 CT 动脉期

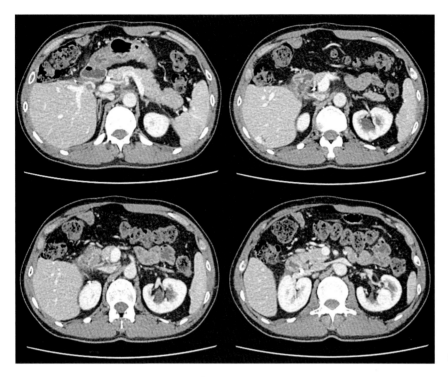

图 22-3　腹部增强 CT 门静脉期

腹部 MRI：肝脏和胆囊呈术后改变；肝右叶近膈顶部及右后叶下段长 $T_2$ 信号灶，囊肿或小血管瘤，同前（2019 年 12 月 31 日）相仿；前片（2019 年 12 月 31 日）示肝内多发稍长 $T_2$ 信号灶，本次未见显示；十二指肠降部局部管壁增厚，周围淋巴结增多，肿瘤性病变待排（图 22-4）。

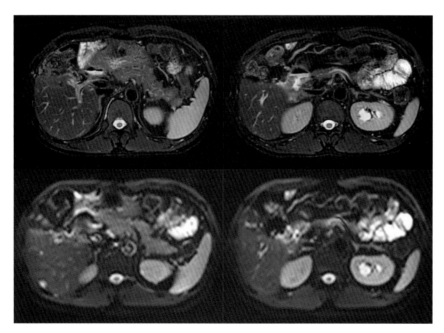

图 22-4　腹部 MRI 十二指肠降部局部管壁增厚。

电子胃镜并取活检：十二指肠球降部交界处溃疡（癌？）（图 22-5）。病理检查考虑：（十二指肠）腺癌（图 22-6）。

### （三）专科相关评估

1. 肝功能 Child-Pugh A 级。

2. CA72-4 71.93U/ml。

3. ECOG 评分 0 分。

4. NRS 2002 1 分。

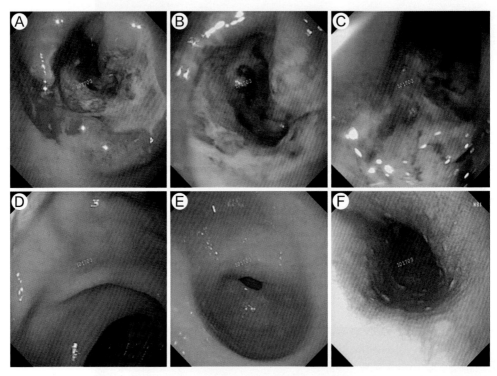

**图 22-5　胃镜**

A、B. 十二指肠球部；C. 十二指肠降部；D. 十二指肠降部乳头；E. 胃窦；F. 食管。

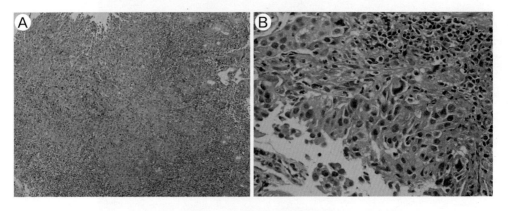

**图 22-6　胃镜下活检病理**

A. 小肠黏膜内成片的腺样结构，细胞有异型（×10）；B. 细胞异型，大小不等，核深染，核型不规则（×40）。

## 二、MDT 讨论过程

【病史要点】

1. 病人 2015 年首次治疗行腹腔镜辅助肝段 V + 段 Ⅳb + 胆囊切除，2018 年发现肝门部转移 + 胆总管侵犯 + 门静脉右支及下腔静脉侵犯，行肝外胆管切除 + 肝门淋巴结清扫术 + 胆管空肠 Roux-en-Y 吻合术，2020 年胃镜示十二指肠球降部交界处溃疡，病理检查为腺癌。

2. 术前评估可耐受根治性胰十二指肠切除术，中年男性，治疗意愿强烈。

【疾病诊断】

1. 十二指肠恶性肿瘤。

2. 胆管细胞癌。

3. 慢性乙型肝炎。

4. 胆管空肠吻合术后。

5. 肝切除术后。

【MDT 讨论疑难点】

1. 十二指肠肿瘤来源及治疗方式的选择。

2. 危险因素及预后预测。

3. 肝癌的治疗如何兼顾外科学特点和肿瘤学特点以达到提高疗效的目的。

4. 预防复发转移的治疗方案。

## 三、讨论结论

【目前临床诊断】

十二指肠继发性恶性肿瘤、胆管细胞癌、慢性乙型肝炎。

术前检查充分，腹部 CT、MRI 及 PET/CT 提示十二指肠降部壁增厚，伴周围系膜模糊，结合既往胆管细胞癌病史考虑十二指肠为胆管细胞癌转移可能性大。

【前序治疗评价】

病人在 2015 年初诊时为肝内胆管细胞癌，分期较早，根据当时 ICC 的治疗指南和进展，治疗方案规范。2018 年 11 月行肝外胆管切除 + 肝门淋巴结清扫术 + 胆管空肠 Roux-en-Y 吻合术治疗后，肿瘤科会诊建议行全身抗肿瘤综合治疗结合放疗，病人未予采纳。综上，肿瘤经过两次手术治疗，目前仍为局部复发，虽然目前病情较复杂，但肿瘤生物学行为尚可，可以尝试进一步积极治疗。

【治疗方案】

根治性胰十二指肠切除术（惠普尔手术）。

胆管细胞癌恶性程度高，对放疗、化疗不敏感，病人 PET/CT 未见其他转移灶，根治性手术具有可行性。病人手术意愿强烈。

手术重点注意事项：①两次手术后的局部粘连，结构紊乱等。术中损伤胃肠道及胆管风险较高。术中根据肝门部解剖情况及通畅程度等决定是否保留原胆肠吻合结构。②术中仔细探查腹腔内转移情况。若存在广泛转移等情况，则不宜行胰十二指肠切除术。③彻底清扫肝门部、胰头周围及腹腔干等部位淋巴结。④胰管无明显扩张，术中可能难以寻找胰管或胰管过细等。陈氏胰肠吻合很适合此类情况的应用。⑤注意预防术后并发症的发生。病人既往有两次肝胆手术病史，术后发生胆漏、胰瘘、胃瘫、肠梗阻等风险增加。

【预后】

病人在肝段 V + 段 IVb + 胆囊切除及肝外胆管切除 + 肝门淋巴结清扫术 + 胆管空肠 Roux-en-Y 吻合术治疗后进展，十二指肠降部肿瘤转移，为预后不良因素。但肿瘤进展均为局部复发，未见区域淋巴结及远处脏器转移，若能进行根治性手术，结合术后全身化疗等，可能获得满意效果。综合病人的全身情况及治疗意愿，可以进行积极外科治疗。

术后根据恢复情况联合免疫治疗、靶向治疗及全身化疗方案（吉西他滨联合顺铂方案为主）有助于提高远期疗效并减低复发概率。根据手术根治程度及淋巴结转移情况，决定是否加用局部放疗。

## 四、实际执行方案

2020 年 11 月 3 日全身麻醉下行根治性胰十二指肠切除术，保留原胆肠吻合（惠普尔手术）。

## 五、反馈

【方案进行中各阶段执行情况】

1. 术中探查未发现其余脏器转移，肝脏行术中超声检查未发现转移结节。肝门周围组织器官粘连严重，结构紊乱，原胆管空肠 Roux-en-Y 吻合结构清晰，吻合口通畅。术中保留原胆肠吻合口，行胰腺空肠端侧吻合（陈氏连续缝合）及胃空肠端侧吻合。手术过程顺利，术后出现胆漏、Ⅰ级胰瘘，经抗感染、腹腔冲洗、营养、补液等对症治疗后，复查全腹 CT 未见明显腹水，拔除腹腔引流管（图 22-7）。

2. 术后病理报告 手术切除大体标本见图 22-8。（十二指肠）低分化腺癌侵及肠壁全层并累及胰腺组织，组织内淋巴结 2 枚未见癌；送检胰腺断端、血管沟切缘、钩突系膜、后腹膜、胃断端、十二指肠断端及胰腺周围淋巴结 3 枚、肝门淋巴结 1 枚、腔静脉旁纤维脂肪组织镜下均未见癌组织（图 22-9）。免疫组化：PCK（+），CEA（+），P53（+，突变型），Ki-67（Li 约 30%）。

3. 术后行吉西他滨 + 顺铂化疗 6 个周期后，病人因不良反应停止进一步化疗。此后改用索凡替尼治疗至今。复查 MRI 未见肿瘤复发或转移（图 22-10、图 22-11）；无瘤生存 24 个月。

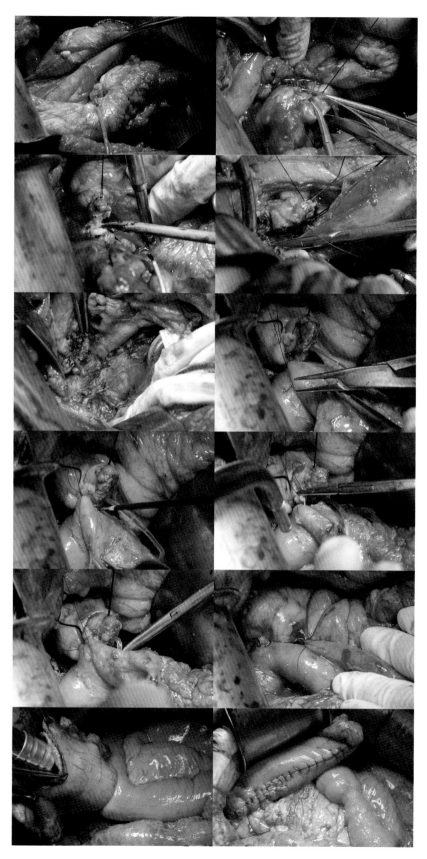

图 22-7　术中情况

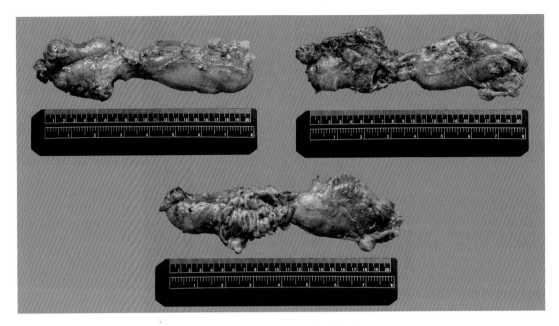

**图 22-8　手术切除标本**

肉眼观：十二指肠 19cm，上附部分胰腺 6cm×3cm×3cm，距十二指肠一侧断端 8cm，另一侧断端 7cm 处可见 4cm×2cm 质硬区，质硬区对应浆膜稍粗糙，其余十二指肠黏膜光滑。

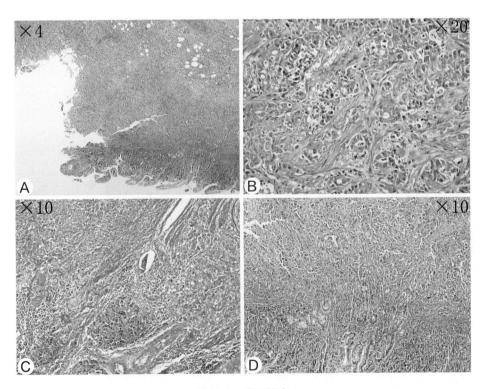

**图 22-9　病理检查**

A. 十二指肠可见溃疡形成，其下大量肿瘤组织（×4）；B. 肿瘤组织分化差，大部分区域呈实性或团片状分布，小灶区域可见腺腔形成（×20）；C. 部分区域侵及胰腺组织（×10）；D. 肿瘤组织主要位于黏膜下，部分区域穿过黏膜肌与黏膜相连（×10）。

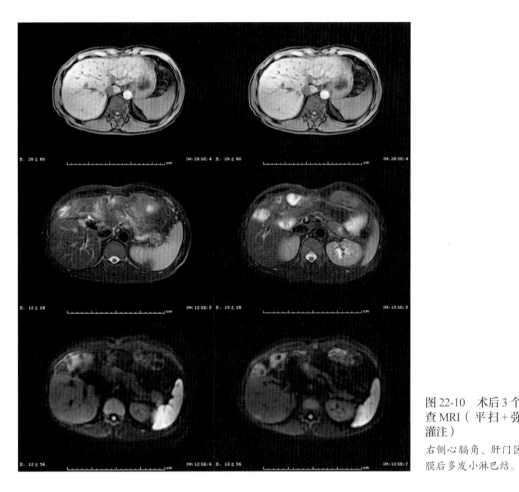

**图 22-10　术后 3 个月复查 MRI（平扫＋弥散＋灌注）**

右侧心膈角、肝门区及腹膜后多发小淋巴结。

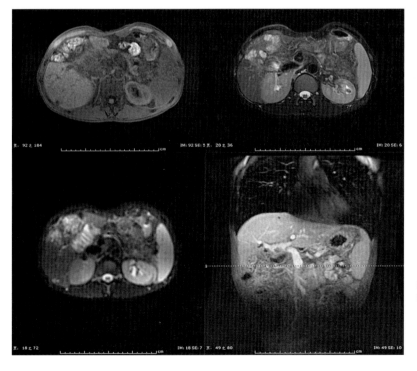

**图 22-11　术后复查 MRI（平扫＋弥散＋灌注）（2021 年 7 月）**

腹膜后淋巴结增多、部分增大，改变较前（2021 年 5 月 9 日）相仿。

**【治疗过程及随访情况总结】**

病人治疗过程及随访情况见图 22-12。

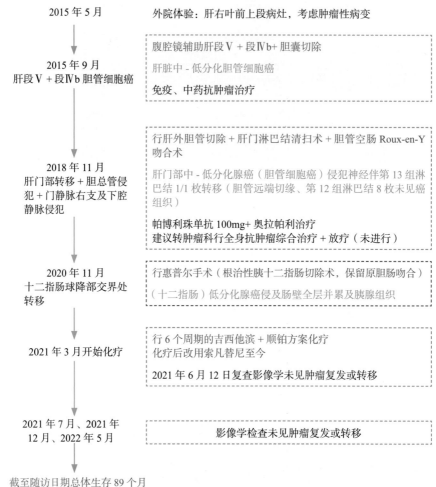

| 2015 年 5 月 | 外院体验：肝右叶前上段病灶，考虑肿瘤性病变 |

2015 年 9 月
肝段 V + 段 IVb 胆管细胞癌

腹腔镜辅助肝段 V + 段 IVb+ 胆囊切除

肝脏中 - 低分化胆管细胞癌

免疫、中药抗肿瘤治疗

2018 年 11 月
肝门部转移 + 胆总管侵犯 + 门静脉右支及下腔静脉侵犯

行肝外胆管切除 + 肝门淋巴结清扫术 + 胆管空肠 Roux-en-Y 吻合术

肝门部中 - 低分化腺癌（胆管细胞癌）侵犯神经伴第 13 组淋巴结 1/1 枚转移（胆管远端切缘、第 12 组淋巴结 8 枚未见癌组织）

帕博利珠单抗 100mg+ 奥拉帕利治疗
建议转肿瘤科行全身抗肿瘤综合治疗 + 放疗（未进行）

2020 年 11 月
十二指肠球降部交界处转移

行惠普尔手术（根治性胰十二指肠切除术，保留原胆肠吻合）
（十二指肠）低分化腺癌侵及肠壁全层并累及胰腺组织

2021 年 3 月开始化疗

行 6 个周期的吉西他滨 + 顺铂方案化疗
化疗后改用索凡替尼至今
2021 年 6 月 12 日复查影像学未见肿瘤复发或转移

2021 年 7 月、2021 年 12 月、2022 年 5 月

影像学检查未见肿瘤复发或转移

截至随访日期总体生存 89 个月
第 3 次手术后至随访截止日无瘤生存 24 个月

**图 22-12　治疗过程及随访情况**

---

案例要点

1. 年轻男性，治疗意愿强烈。

2. 急性胆囊炎行胆囊切除术后4个月出现进行性黄疸。

3. 两次MDT讨论后完善检查，确诊为肝门部胆管腺癌。

4. 肝功能Child-Pugh B级，ECOG评分0分，NRS 2002 1分。

5. 行Ⅰ型肝门部胆管癌根治术，建议术后抗肿瘤治疗，病人未采纳。

6. 随访无瘤生存34个月，随访截至随访截止时间，OS 50个月，肝内及肠壁复发转移。

---

## 一、基本情况

【病史概况】

病人，男性，33岁，体重46kg。

病例来源：华中科技大学同济医学院附属同济医院肝胆胰疾病MDT团队。

发病时间：2018年3月9日。

MDT就诊时间：2018年8月15日。

治疗要点：经过PTCD，内镜逆行胰胆管造影术（endoscopic retrograde cholangio-pancreatography，ERCP）刷片细胞学检查确诊胆管癌；行肝门部胆管癌根治术。

随访截止时间：2022年10月30日。

随访截止状态：肝内及肠壁复发转移。

**主诉：** 皮肤巩膜黄染1月余。

**现病史：** 病人于2018年7月初无明显诱因出现全身皮肤巩膜黄染，呈进行性加重，伴厌食腹胀，无畏寒、发热，无恶心、呕吐、无腹痛、腹泻等，就诊于外院行MRCP检查，诊断为"梗阻性黄疸"。于该院行PTCD及护肝治疗后黄疸好转出院。今黄疸未消退，为求明确诊断和进一步治疗来我院，门诊以"梗阻性黄疸"收入。

发病以来，病人精神、食欲、睡眠尚可，大便正常，小便色黄，体力、体重无明显改变。

**既往史：** 2018 年 3 月 9 日因"急性胆囊炎"在外院行腹腔镜胆囊切除术，术后病理检查示胆囊壁层炎症细胞浸润；否认乙型肝炎感染史。

【专科体格检查】

皮肤巩膜黄染，未见蜘蛛痣等。腹部平软，无膨隆，右上腹可见 PTCD 引流管，引流清亮、黄色、黏稠胆汁；上腹可见长约 3cm 手术瘢痕，未见胃肠蠕动波，腹壁未见明显静脉曲张，腹部未触及明显肿块，全腹无压痛及反跳痛。肝脾肋下未触及，墨菲征阴性，肝区叩击痛阴性，移动性浊音阴性，肠鸣音 4 次 /min，无亢进。

【社会背景及治疗意向】

未婚，治疗意愿积极，能接受手术治疗及有创操作。

入院前在外院的治疗经过：2018 年 7 月 12 日外院行 PTCD 减黄治疗，带引流管入院。

【入院检查】

（一）实验室检查

血常规、肾功能及凝血功能无明显异常。

肝功能指标：GPT 20U/L、GOT 35U/L、TP 63.3g/L，ALB 37.3g/L，TBil 224.8μmol/L、DBil 186.6μmol/L、IBil 38.2μmol/L。

（二）影像学检查

2018 年 8 月 20 日行肝脏彩超示：胆囊已切除，肝外胆管不扩张，肝内胆管扩张，其中左、右叶各一支，内径均为 0.4cm，内可见置管强回声。脾厚 4.4cm，内未见异常回声。

2018 年 8 月 16 日胸部 CT、心电图未发现异常。

2018 年 8 月 14 日我院门诊 MRCP 示：肝内胆管主干明显扩张积水，以远分支稍扩张，肝总管及胆总管显影较差，管腔宽窄不均，管壁似见强化；多考虑胆管炎（图 23-1）。

2018 年 8 月 21 日行 MRI 增强 + DWI 示：肝脏 PTCD 术后，肝外胆管壁增厚强化、肝内胆管粗细不均，考虑炎性改变，建议结合临床排除 IgG4 相关性疾病及胆管肿瘤；肝门部多发肿大淋巴结；肝硬化、脾稍大；腹膜后小淋巴结增多；少量腹水（图 23-2）。

2018 年 9 月 18 日行 ERCP：①完成 ERCP + 十二指肠乳头括约肌切开术 + 胆管狭窄部扩张术 + 胆管狭窄部细胞刷片检查术 + 胆管塑料支架引流术 + 胰管塑料支架引流术；②胆总管及肝总管狭窄；③ PTCD 术后；④慢性胆管炎（图 23-3）。

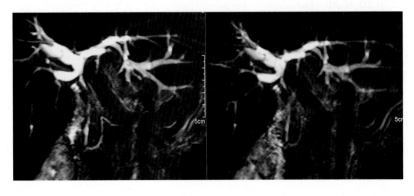

图 23-1　肝脏 MRCP

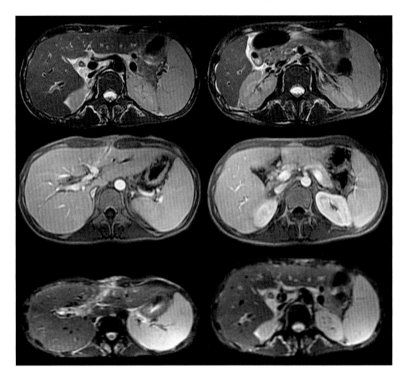

图 23-2　肝脏 MRI 增强 + DWI

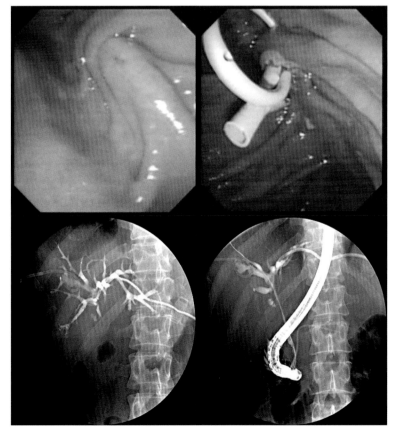

图 23-3　慢性胆管炎内镜所见

食管、胃未见特殊，十二指肠乳头呈乳头型，颗粒型开口，导丝引导下选择性插入切开刀至胆管内，注入 30% 碘海醇 5ml 行胰胆管造影术，胆管显影，透视下双侧 PTCD 管均在位。胆总管及肝总管明显狭窄，狭窄部近侧肝内胆管扩张，呈枯树枝状改变，行十二指肠乳头括约肌切开术（小切开），用 8.5F 扩张管在狭窄处行内镜下胆管扩张术充分扩张狭窄段胆管后以细胞刷于胆管狭窄部行细胞刷片检查术，循黄斑马导丝于肝右管内置入直径 8.5F、长度 9cm 一体式胆道塑料支架一根行内镜下胆管塑料支架引流术，术后胆汁引流通畅。胆囊缺如，胰管未显影，循导丝于胰管内置入 5F、长度 8cm 胰管塑料支架一根。

2018 年 9 月 18 日 ERCP 胆管狭窄部细胞刷片阴性。

### （三）专科相关评估

1. 肝功能 Child-Pugh B 级。

2. ICG R15 因胆道梗阻未查。

3. HBsAg 阴性。

4. 肿瘤标志物：AFP 2.8ng/ml；CEA 3.32ng/ml；CA125 22.1U/ml；CA19-9 36.28U/ml。

5. 肝硬化程度：影像学提示无明显硬化。

6. ECOG 评分 0 分。

7. NRS 2002 1 分。

## 二、MDT 讨论过程及结论

【病史要点】

1. 胆囊切除术后 4 个月出现进行性黄疸，MRCP 提示胆总管狭窄。

2. 肝脏无明显硬化，肝功能 Child-Pugh B 级。

3. 病人无其他明显症状，一般状况良好，ECOG 评分 0 分，NRS 2002 1 分。

4. 年轻男性，治疗意愿强烈。

【疾病诊断】

1. 梗阻性黄疸　胆管炎性狭窄？肝门部胆管癌？

2. 胆囊切除术后。

【第一次 MDT 讨论疑难点】

1. 明确造成胆总管狭窄而引起梗阻性黄疸的病因（胆道损伤、炎症或肿瘤）。

2. 下一步确诊方案。

【第一次 MDT 讨论结论】

病人为术后出现梗阻性黄疸，胆管损伤及胆管炎性狭窄所导致的胆道梗阻在临床上较为常见，但不能完全排除肿瘤可能。病人为胆囊切除术后 4 个月出现梗阻性黄疸，胆管损伤所致的可能性较小。目前主要考虑炎症或肿瘤可能性大。继续保持 PTCD 引流通畅，治疗上暂予以护肝降黄等对症治疗。考虑细胞刷片可能存在细胞样本量不足的缺陷，为排除肿瘤性病变建议多次 ERCP 刷片以提高准确率。

【第一次 MDT 讨论后反馈】

2018 年 9 月 19 日 ERCP 胆管狭窄部细胞刷片：镜下可见少许腺癌细胞（图 23-4）。

【第二次 MDT 讨论疑难点】

1. Ⅰ 型肝门部胆管癌治疗方式的选择。

2. 危险因素及预后预测。

3. 肝门部胆管癌根治术中肝切除范围、尾状叶切除的必要性及腹腔镜技术的安全性。

4. 预防复发转移的治疗方案。

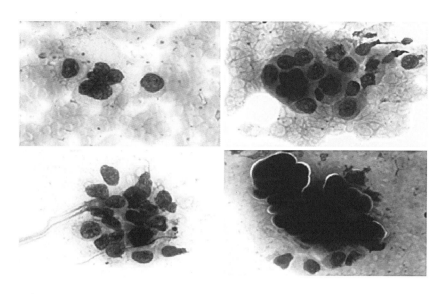

图 23-4　ERCP 胆管
狭窄部细胞刷片

【第二次 MDT 讨论结论】

1. 目前临床诊断　肝门部胆管癌 Bismuth Ⅰ 型，腹腔镜下胆囊切除术后。

目前检查很充分，行 MRI 增强及 DWI 检查示肝外胆管壁增厚强化、肝内胆管粗细不均，ERCP 行胆管狭窄部细胞刷片找到腺癌细胞，诊断明确。

2. 前序治疗评价　目前为 ERCP 鼻胆管引流术后，疾病处于进展期。

病人初诊时为梗阻性黄疸病因待查，院前留置 PTCD 引流管，减黄治疗效果欠佳，行 ERCP 鼻胆管引流后黄疸明显减轻（TBil 47.9μmol/L，DBil 34.3μmol/L），再评估肝功能 Child-Pugh A 级，行影像学检查及胆管狭窄部细胞刷片提示肝门部胆管癌，病人年轻，治疗意愿强烈，建议行肝门部胆管癌根治术。

3. 治疗方案　肝门部胆管癌根治术。

病人无明显肝硬化，肝功能 Child-Pugh A 级，影像学检查提示肝总管及胆总管管腔宽窄不均，管壁似见强化，考虑肿瘤为 Bismuth Ⅰ 型。术中探查及术中冰冻切片分析进一步确定肿瘤情况，以明确手术切除范围。若术中评估肝左、右管的肝外部分长度 < 1cm，可以考虑行肝段Ⅳb 切除，若术中冰冻切片分析提示尾状叶胆管侵犯，可联合切除肝尾状叶。

手术重点注意事项：①胰腺段切断的胆总管，肝左、右管汇合部及肝左管与尾状叶胆管汇合部需要术中冰冻切片分析，保证无瘤切缘；②明确门静脉是否受肿瘤侵犯；③彻底清扫肝门淋巴结；④进行肝门部胆管切除时，肝左、右动脉应予以保护，避免术中损伤造成大出血；⑤行胆肠吻合或肝肠吻合时应加固吻合口，避免胆漏等并发症的发生；⑥术前联系原手术医院，进一步检查胆囊标本，排除意外胆囊癌可能。

肝门部胆管癌 Bismuth Ⅰ 型，肿瘤分期早，术后待病情稳定后转肿瘤科化疗对于提高 DFS 和 OS 有利。

4. 预后　病人肝门部胆管癌致胆管狭窄引起进行性梗阻性黄疸，肿瘤处于进展期，术后胆漏等并发症发生率高，肿瘤复发可能性也较大。

## 三、实际执行方案

我院病理科会诊原胆囊切除标本未发现肿瘤细胞，排除意外胆囊癌。

PTCD＋ERCP＋肝门部胆管癌根治术（肝段Ⅳb 及部分段 V 切除＋右前叶胆管、右后叶胆管、肝左管整形后与空肠行胆肠吻合＋空肠侧侧吻合＋肝门淋巴结清扫术）。

## 四、反馈

【方案进行中各阶段执行情况】

1. 术前胆红素下降情况（图 23-5）。

2. 2018 年 10 月 17 日行肝门部胆管癌根治术（图 23-6）。

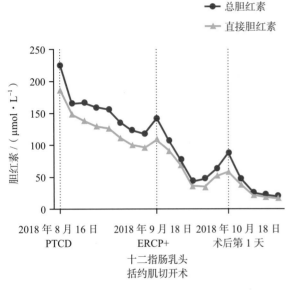

图 23-5　胆红素变化曲线

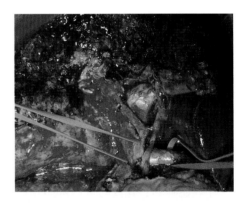

图 23-6　术中所见肝段 Ⅳb 及部分段 V

肝脏质地正常，无明显肝硬化。术中确认肿瘤情况与术前评估一致。肝总管上段可触及质硬肿瘤，肝左、右管未触及质硬肿物。

术中探查盆腔、膈肌及大网膜未触及肿瘤，术中超声探查肝脏未发现肿瘤性病变。原手术创缘（胆囊床及胆囊管残端）未见明显肿瘤性病变，肝总管可触及长条状质硬结节，长约 1cm，上缘至肝左、右管汇合部，肝门部未触及质硬淋巴结。

手术过程顺利，未阻断肝门，未输血，出血约 100ml。术中情况：胰腺段切断胆总管，切缘送术中冰冻切片分析，结果回报肿瘤阴性。未见门静脉受肿瘤侵犯。肝右管切缘及肝左管与尾状叶胆管汇合部切缘的术中冰冻切片分析回报均未见肿瘤细胞。

3. 术后病理　（肝门部胆管肿瘤）中 - 低分化腺癌侵及胆管壁外膜（镜下可见神经侵犯；肝内未见肿瘤性病变，未见肿瘤侵犯；MVI 阴性；胆管周围淋巴结 8 枚、肝门淋巴结 11 枚、肝总动脉旁淋巴结 6 枚、胆总管下端切缘、肝左管切缘、右前叶胆管切缘及右后叶胆管切缘镜下均未见癌）（图 23-7）。

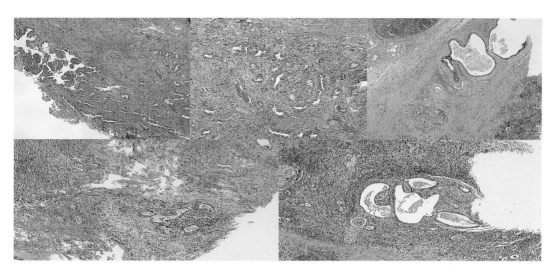

图 23-7　术后病理

4. 术后恢复可，术后第 3 天查 GPT 173U/L，GOT 183U/L，ALB 30.3g/L，TBil 87.4μmol/L，余无明显异常，未出现胆漏等并发症。术后 2 周（2018 年 10 月 30 日）复查全腹部增强 CT 提示肝门部胆管癌根治术后改变，术区积液、积气，肝内胆管扩张、积气；余无明显异常（图 23-8、图 23-9）。

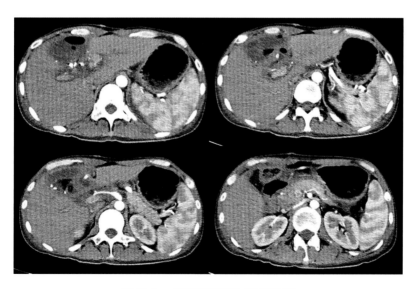

图 23-8　术后腹部增强 CT 动脉期

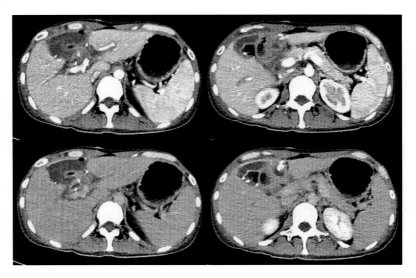

图 23-9　术后腹部增强 CT 门静脉期

**【治疗过程及随访情况总结】**

病人治疗过程及随访情况见图 23-10。

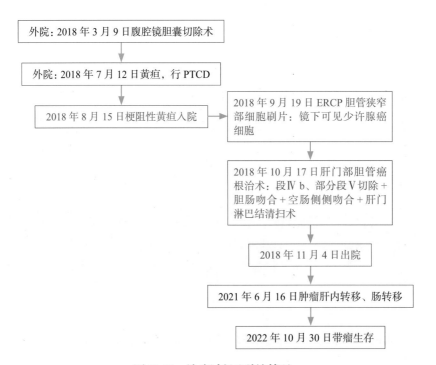

图 23-10　治疗过程及随访情况

# 晚期胆管癌转化成功后手术治疗

---

**案例要点**

1. 中年男性，治疗意愿强烈。
2. 巨大肝癌合并肝内多发转移及门静脉右前支侵犯。
3. MDT 讨论后，经过 TACE＋仑伐替尼＋PD-1 单抗综合治疗后，肝内肿瘤子灶完全消失，主肿瘤较初始明显缩小。
4. 病人无明显肝硬化，肝功能 Child-Pugh A 级，ECOG 评分 0 分，NRS 2002 0 分。
5. 再次行 MDT 讨论后，肝段 V、段Ⅷ部分切除安全可行，建议术后化疗联合原方案靶向免疫治疗，病人未采纳。
6. 术后 4 个月随访，腹膜后淋巴结转移可能，选择中医治疗，后失访。

---

## 一、基本情况

【病史概况】

病人，男性，53 岁。

病例来源：华中科技大学同济医学院附属同济医院肝胆胰疾病 MDT 团队。

发病时间：2020 年 8 月 24 日。

第一次 MDT 就诊时间：2020 年 9 月 29 日。

第二次 MDT 就诊时间：2021 年 7 月 15 日。

治疗要点：TACE＋仑伐替尼联合 PD-1 单抗＋肝段 V、段Ⅷ部分切除＋胆囊切除＋肝门淋巴结清扫术。

随访截止时间：2021 年 11 月 29 日。

随访截止状态：带瘤生存。

**主诉：** 乏力、纳差 1 月余。

**现病史：** 病人 1 月余前无明显诱因出现纳差、乏力，伴厌油症状，无发热、腹痛、恶心、呕吐等症状，于当地医院就诊，行腹部 CT 检查提示肝脏占位性病变。予以护肝治疗。病人为求进一步诊治，于 2020 年 9 月 24 日入住我院。

发病以来，病人精神、饮食欠佳，体力降低，睡眠良好，大小便正常，体重无明显减轻。

**既往史：** 桥本甲状腺炎，甲状腺功能亢进，行碘 -131 治疗后甲状腺功能减退，现口服左甲状腺素 125μg/d，甲状腺功能正常范围。否认乙型肝炎病史，否认高血压、糖尿病等慢性病史。

【专科体格检查】

皮肤巩膜无明显黄染，未见蜘蛛痣等。腹部平软，全腹部未触及肿物，无压痛及反跳痛，墨菲征阴性，叩诊移动性浊音阴性。肠鸣音 4 次 /min，无亢进。

【社会背景及治疗意向】

已婚已育，治疗意愿积极，愿意接受手术等有创检查和治疗。

【入院检查】

（一）**实验室检查**

血常规、尿常规、便常规、肝肾功能、电解质、凝血功能均在正常范围。

HBeAb 及 HBcAb 阳性，其余乙肝血清学指标阴性；丙型肝炎病毒抗体阴性。AFP 39.29ng/ml；CA19-9 63.40U/ml；CEA 1.76ng/ml；PIVKA-Ⅱ 26.00mAu/ml。

（二）**影像学检查**

胸部 CT、心电图未发现明显异常。

2020 年 9 月 28 日腹部增强 CT：①肝内多发结节及肿块，考虑肿瘤性病变，伴门静脉右前支肿瘤侵犯可能；②右肾多发囊肿；③胆囊结石，胆囊炎（图 24-1）。

（三）**专科相关评估**

1. 肝功能 Child-Pugh A 级。

2. 肿瘤标志物：AFP 39.29ng/ml，CA19-9 63.40U/ml。

3. 肝硬化程度：影像学提示无明显硬化。

4. ECOG 评分 0 分。

5. NRS 2002 0 分。

## 二、MDT 讨论过程及结论

【病史要点】

1. 初诊晚期肝癌，肝脏主瘤位于段Ⅴ、段Ⅷ，左右半肝另可见多发子灶，门静脉右前支受肿瘤侵犯。

2. 肿瘤标志物 AFP 和 CA19-9 均升高；肿瘤影像学表现为动脉期环形不均匀强化，门静脉期肿瘤密度明显低于周围肝组织，影像学特点不符合典型肝细胞癌，亦未见肿块延迟强化，不符合典型肝内胆管癌的影像特点；肿瘤侵犯门静脉，多见于肝细胞癌。综合考虑，混合型肝癌不除外。

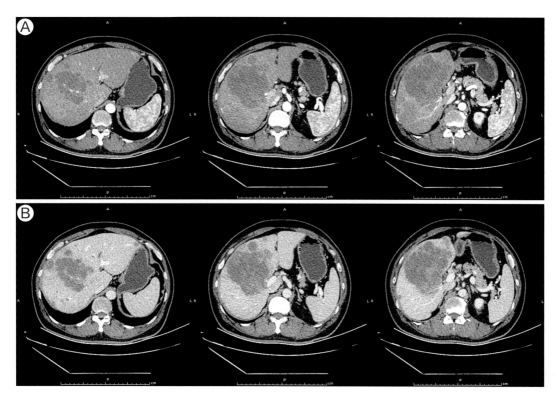

图 24-1　腹部增强 CT（2020 年 9 月 28 日）

A. 动脉期；B. 门静脉期。

3．肝脏无明显硬化，肝功能 Child-Pugh A 级。

4．病人一般状况良好，ECOG 评分 0 分，NRS 2002 0 分。

5．病人经济状况良好，治疗意愿强烈。

【疾病诊断】

1．原发性肝癌（混合型肝癌不除外）CNLC Ⅲa 期，BCLC C 期。

2．右肾多发囊肿。

3．胆囊结石，胆囊炎。

【第一次 MDT 讨论疑难点】

1．巨大肝癌合并肝内多发转移及门静脉侵犯病例治疗方式的选择。

2．危险因素及预后预测。

【第一次讨论结论】

1．目前临床诊断　原发性肝癌（混合型肝癌不除外）CNLC Ⅲa 期，BCLC C 期。

肝脏可进一步行 MRI 增强及 DWI 检查，必要时行肝肿瘤穿刺活检，明确肿瘤性质及肿瘤学特点。

治疗方案：TACE ＋抗血管生成靶向药物 ＋PD-1/PD-L1 单抗治疗。

病人无明显肝硬化，肝功能 Child-Pugh A 级，巨大肝癌合并肝内多发转移及门静脉侵犯，CNLC Ⅲa 期（BCLC C 期）病人，目前根据最新指南推荐，可考虑靶向血管生成药物联合 PD-1/PD-L1 单抗治疗。同时根据病人肝功能情况，可考虑联合 TACE 进一步提高疗效。

2. 预后　病人肿瘤分期晚，肝内多发病灶合并血管侵犯，均为预后不良因素。

该次 MDT 会诊后，与病人沟通后，病人拒绝进一步穿刺检查，直接选择进行一次 TACE 后，坚持仑伐替尼 + PD-1 单抗治疗，并每 2 个月到门诊复查。

（1）AFP 变化：病人综合治疗 1 个半月 AFP 即恢复到正常，并一直保持（图 24-2）。

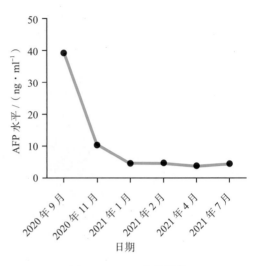

图 24-2　AFP 变化趋势

（2）影像学检查：病人定期行影像学复查，从 2021 年 1 月 27 日起，肝段 Ⅴ、段 Ⅷ 主肿瘤较前明显缩小，门静脉右前支已可见显影，至 2021 年 7 月 9 日，仅可见肝段 Ⅴ、段 Ⅷ 主肿瘤，未见其余子灶。但肝门淋巴结开始增多并增大，考虑肿瘤转移（图 24-3 ~ 图 24-6）。

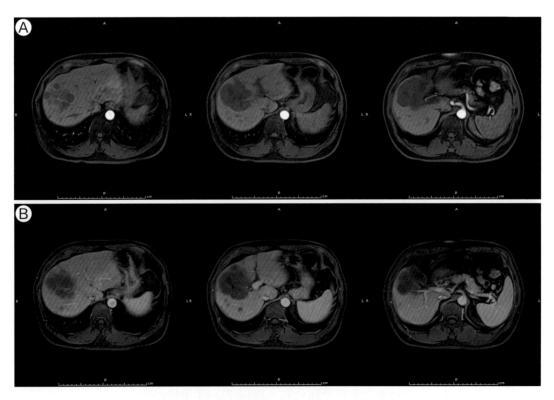

图 24-3　腹部 MRI（2020 年 12 月 1 日）

A. 动脉期；B. 门静脉期。

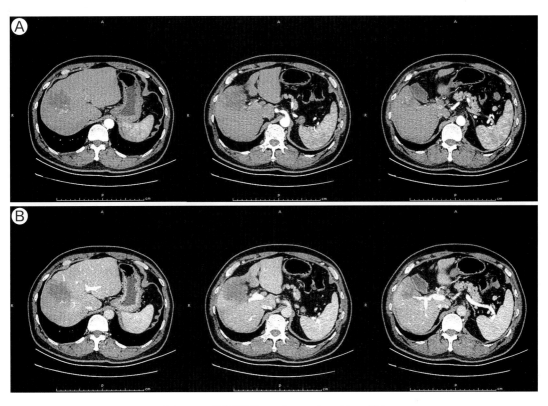

图 24-4　腹部增强 CT（2021 年 1 月 27 日）

A. 动脉期；B. 门静脉期。

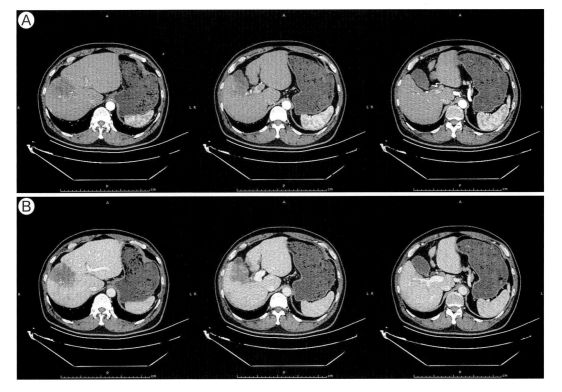

图 24-5　腹部增强 CT（2021 年 2 月 26 日）

A. 动脉期；B. 门静脉期。

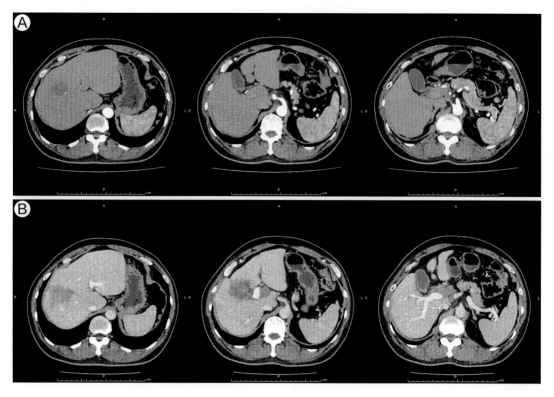

**图 24-6　腹部增强 CT（2021 年 7 月 9 日）**

A. 动脉期；B. 门静脉期。

【第二次 MDT 讨论疑难点】

1. 肝癌转化治疗后手术时机选择。

2. 手术方式的选择，肝脏切除范围及淋巴结清扫范围。

3. 术后进一步治疗方案。

【第二次讨论结论】

1. 前序治疗评价　病人初诊时为巨大肝癌合并肝内多发转移及门静脉侵犯，CNLC Ⅲa 期（BCLC C 期）的晚期肝癌病人，经过 TACE ＋仑伐替尼＋ PD-1 单抗综合治疗后，肝内肿瘤子灶完全消失，仅剩余段 V、段Ⅷ肿瘤，且较初始明显缩小。但肝门淋巴结较前增多、增大，多为肿瘤转移。综合治疗后病情变化及影像学特点，考虑肿瘤具有胆管癌特性，诊断考虑为混合癌或肝内胆管癌可能性大（$cT_3N_+M_0$）。

因病人依从性问题，未能获取病理学证据。术中冰冻切片分析结果对于指导手术方案有较高的临床价值。

目前，对于肝癌转化治疗后何时适合进行手术治疗，以及手术治疗后的治疗模式并无明确的循证医学依据。鉴于该病人前期治疗病情达到肿瘤部分缓解，肝脏肿瘤已达到外科手术切除的范围，而肝门淋巴结有增多、增大趋势，考虑肿瘤转移。此时可考虑进行手术干预。

2. 治疗方案　肝段Ⅴ、段Ⅷ切除＋胆囊切除＋肝门淋巴结清扫术。

病人无明显肝硬化，肝功能 Child-Pugh A 级，行肝段Ⅴ、段Ⅷ切除安全可行。

肝肿瘤位于段Ⅴ、段Ⅷ，从影像学资料判断考虑左半肝剩余肝体积不足，不宜行右半肝切除；另外，病人已行长时间靶向及免疫治疗，肝脏手术风险增加，不建议行大范围肝切除。综合考虑，建议行肝段Ⅴ、段Ⅷ切除。肝门淋巴结及第 13 组淋巴结需彻底清扫。

手术重点注意事项：①可行术中超声进一步探查有无小的肿瘤病变，并可确定切除范围，保证无瘤切缘；②肝门部受转移淋巴结侵犯或包绕，注意肝门部重要管道结构的辨识与保护；③术中若对肿瘤性质及淋巴结转移情况难以判断，可行术中冰冻切片分析检查。

## 三、实际执行方案

于 2021 年 7 月 19 日行肝段Ⅴ、段Ⅷ切除＋胆囊切除＋肝门淋巴结清扫术（图 24-7）。

## 四、反馈

【方案进行中各阶段执行情况】

1. 术后病人恢复良好。

术后病理显示：肝脏中 - 低分化胆管细胞癌伴大片坏死及送检肝门淋巴结 1/6 枚癌转移，切片中可见神经侵犯。送检肝外肿物镜下为淋巴结，并可见癌转移。送检胃小弯淋巴结镜下为纤维结缔组

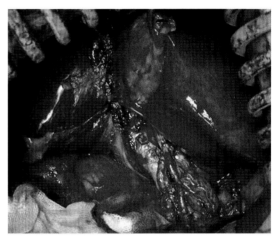

图 24-7　术中照片（段Ⅴ、段Ⅷ切除后，肝断面对拢缝合）

织。肿瘤组织免疫组化：EMA（＋），CK19（＋），CK7（＋），GS（部分＋），CK20（－），Hepatocyte（－），Glypican-3（－），Arginase-1（－），AFP（－），CD34（脉管＋），Ki-67（热点区 Li 约 50%）。淋巴结内肿瘤组织免疫组化：EMA（＋），CK19（＋），CK7（＋），GS（部分＋），Arginase-1（斑片＋），Hepatocyte（－），Glypican-3（－），AFP（－），CK20（－），CD34（脉管＋），Ki-67（热点区 Li 约 60%）（图 24-8）。

2. 2021 年 11 月 29 日随访时，出现腹膜后淋巴结复发，病人选择中医治疗，后未再随访。

【治疗过程及随访情况总结】

病人治疗过程及随访情况见图 24-9。

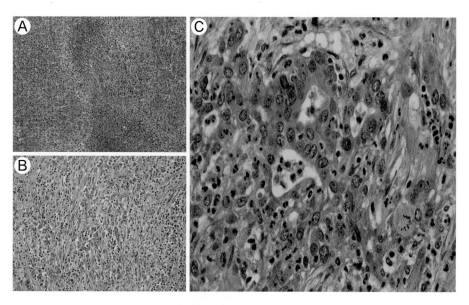

图 24-8　术后病理

A. 低倍镜（×10）可见成片及条索状分布的肿瘤细胞，伴坏死；B.×20，可见肿瘤细胞散在分布，间质纤维结缔组织增生，其内可见较多急、慢性炎症细胞浸润；C. 高倍镜（×40）下可见肿瘤细胞有异型，大小不等，核大，可见明显核仁，并可见病理性核分裂。

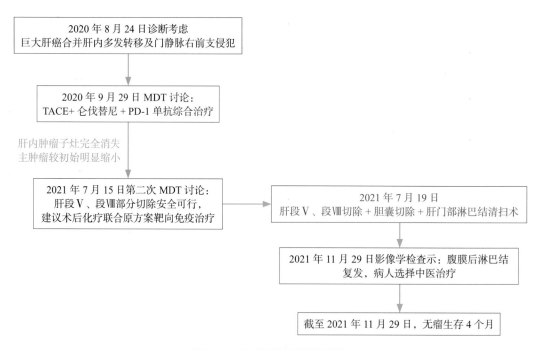

图 24-9　治疗过程及随访情况

# 病例 25
## 胆囊癌伴多发周围器官侵犯经转化后手术治疗

---

**案例要点**

1. 中年女性，治疗意愿强烈。
2. 胆囊癌侵犯肝脏、结肠、胃壁等周围器官，术前行辅助治疗肿瘤部分缓解。
3. 术前评估病人行联合周围脏器切除的胆囊癌根治术安全可行。
4. 肝功能 Child-Pugh A 级，ECOG 评分 0 分，NRS 2002 0 分。
5. MDT 讨论后，行联合胃部分切除、结肠部分切除的胆囊癌根治术 + 胆肠吻合术，建议术后辅助化疗。
6. 随访无瘤生存 29 个月，后失访。

---

## 一、基本情况

【病史概况】

病人，女性，59 岁，体重 58kg。

病例来源：西安交通大学第一附属医院胆胰疾病 MDT 团队。

发病时间：2019 年 4 月 2 日。

MDT 就诊时间：2019 年 4 月 10 日。

治疗要点：术前辅助治疗 + 联合胃部分切除、结肠部分切除的胆囊癌根治术 + 胆肠吻合术。

随访截止日期：2021 年 12 月 30 日。

随访截止状态：无瘤生存。

主诉：间断腹痛 1 个月。

现病史：1 个月前无明显诱因出现腹痛，以上腹部为主，无放射痛，无恶心、呕吐，无发热、寒战，无腹泻、脓血便，无咳嗽、咳痰，自服"止痛片"后症状缓解。10 天前上述症状再次发作，疼痛较前明显，伴呕吐，呕吐物为胃内容物，无呕血、黑便，呕吐后腹部疼痛稍有减轻，在外院就诊，腹部超声提示胆囊正常结构消失，胆囊区实性团块，考虑新生物并侵犯周围肝组织，合并胆囊结石、肝囊肿、肝门部肿大淋巴结。上腹部增强 CT 示：胆囊底部占位可能，累及肝脏，与结肠、胃窦关系密切，胆囊结石、胆囊炎，肝左叶小囊肿，两肺下叶小结节请随诊，建议住院进一步诊治。MRCP 示：①胆囊壁不规则增厚并软组织肿块影，显影不良，肝门部胆管狭窄，多考虑胆囊癌，累及肝总管，胆总管未见明显异常；②肝实质多发异常，最大者位于肝尾状叶，囊肿？血管瘤？为求进一步诊治来我院。

发病以来，病人精神、饮食欠佳，睡眠可，大小便正常，体力体重略有下降。

**既往史：** 否认肝炎、结核、疟疾病史，否认高血压、心脏病病史，否认糖尿病、脑血管疾病、精神疾病病史，否认手术、外伤史、输血史，否认食物、药物过敏史，预防接种史不详。

**【专科体格检查】**

皮肤巩膜无明显黄染，腹平坦，无腹壁静脉曲张，腹部柔软，上腹部压痛，无反跳痛，腹部未触及包块，肝脾肋下未触及，墨菲征阴性，肝浊音界存在，肾区无叩击痛，移动性浊音阴性，肠鸣音 4 次 /min，无亢进。

**【社会背景及治疗意向】**

已婚已育。治疗意愿积极，愿意接受手术等有创检查和治疗。

**【入院检查】**

**（一）实验室检查**

血常规、血生化、肿瘤标志物均在正常范围。

**（二）影像学检查**

1. B 超　胆囊正常结构消失，胆囊区实性团块，考虑新生物并侵犯周围肝组织，合并胆囊结石，肝囊肿，肝门淋巴结肿大。

2. 上腹部增强 CT　胆囊底部占位，累及肝脏，胆囊结石、胆囊炎，肝左叶小囊肿（外院资料，未采集图片）。

3. MRCP　①胆囊壁不规则增厚并软组织肿块影，显影不良，肝门部胆管狭窄，多考虑胆囊癌，累及肝总管，胆总管未见明显异常；②肝实质多发异常占位，最大者位于肝尾状叶，囊肿？血管瘤？（外院资料，未采集图片。）

**（三）专科相关评估**

1. 肝脏无明显硬化表现，肝功能 Child-Pugh A 级。

2. 肝门淋巴结肿大，不排除转移。

3. 肿瘤标志物：CA19-9 8.09U/ml；CEA 1.49ng/ml。

4. ECOG 评分 0 分。

5. NRS 2002 0 分。

6. 入院后行胆囊床肝组织穿刺活检，病理结果示肝组织中 - 低分化腺癌浸润（图 25-1）。

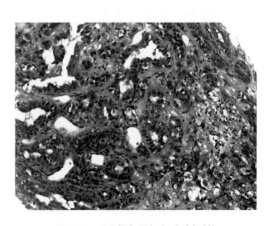

图 25-1　胆囊床肝组织穿刺活检

## 二、MDT 讨论过程

【病史要点】

1. 胆囊癌诊断明确，合并结石，肿瘤处于进展期，伴肝脏侵犯，区域淋巴结转移、胆管及周围器官侵犯可能性大。

2. 肝脏无明显硬化，肝功能 Child-Pugh A 级。

3. 病人一般状况良好，ECOG 评分 0 分，NRS 2002 0 分。

4. 病人治疗意愿强烈。

【疾病诊断】

1. 胆囊癌 $cT_4N_1M_0$。

2. 胆囊结石伴慢性胆囊炎。

【MDT 讨论疑难点】

1. 根治性手术治疗的可行性与手术风险。

2. 辅助治疗的时机问题。

3. 危险因素及预后预测。

4. 胆囊癌的治疗如何兼顾外科学特点和肿瘤学特点以达到提高疗效的目的。

5. 预防复发转移的治疗方案。

## 三、讨论结论

【目前临床诊断】

胆囊癌 $cT_4N_xM_0$，胆囊结石伴慢性胆囊炎。

检查较充分，经超声引导性肝穿刺活检，目前诊断明确。肿瘤侵犯肝脏及肝门淋巴结，侵犯胆管，与结肠、胃窦关系密切，肿瘤侵犯可能性大。目前未出现消化道梗阻的临床症状及影像学表现。暂未见明确肿瘤远处转移征象。

【治疗方案】

肿瘤体积较大，广泛侵犯周围组织器官，根治性切除可能需联合右半肝切除、胆管切除、胆肠吻合，需行结肠及胃部分切除可能，创伤较大，手术风险较高，可能无法获得阴性切缘，且ⅣA 期病人行根治性切除预后并不理想，目前已获取病理诊断为中 - 低分化腺癌，可考虑先行辅助治疗待肿瘤降期后再行根治性手术切除，术后继续行辅助治疗。对于局部进展期胆囊癌，辅助治疗可能转化成功，带来根治性手术机会，并改善预后。另外，辅助治疗的敏感性也是术后治疗方案选择及预后判断的重要依据。病理结果为中 - 低分化腺癌，病人一般情况较好，体力、营养状况良好，可考虑使用白蛋白紫杉醇联合吉西他滨（NG 方案）。

【预后】

胆囊癌ⅣA 期，预后不良，具体根据辅助治疗的敏感性判断。

## 四、实际执行方案

1. 2019 年 4 月 11 日开始接受辅助化疗，白蛋白紫杉醇联合吉西他滨（NG 方案），具体方案为：白蛋白紫杉醇，200mg，连续静脉注射，第 1 日；吉西他滨，1.5g，静脉滴注，第 1、第 8 日，每 3 周 1 次。分别于 2019 年 4 月 11 日—4 月 19 日接受第一周期化疗，2019 年 5 月 5 日—5 月 13 日接受第二周期化疗，2019 年 5 月 28 日—6 月 4 日接受第三周期化疗，2019 年 6 月 18 日—6 月 25 日接受第四周期化疗。

2019 年 5 月 27 日辅助治疗 2 周期后复查增强 CT（图 25-2）。

2019 年 7 月 2 日辅助治疗 4 周期后复查增强 CT（图 25-3）。

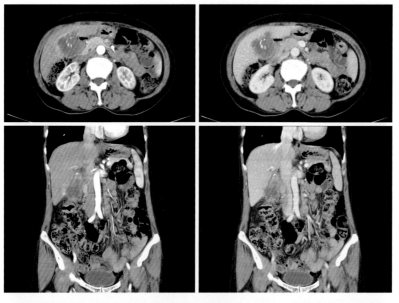

图 25-2　2 周期新辅助化疗后复查增强 CT

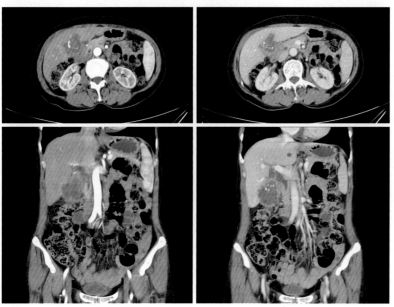

图 25-3　4 周期新辅助化疗后复查增强 CT

2．经4周期新辅助化疗后，肝脏侵犯范围较前缩小，淋巴结肿大情况较前改善，复查 PET/CT 未见明确肿瘤转移征象，遂行手术治疗。

2019 年 7 月 23 日行肝脏增强 CTA 及门静脉重建（图 25-4）。

2019 年 7 月 17 日行 PET/CT（图 25-5）。

2019 年 7 月 23 日行 MRCP（图 25-6）。

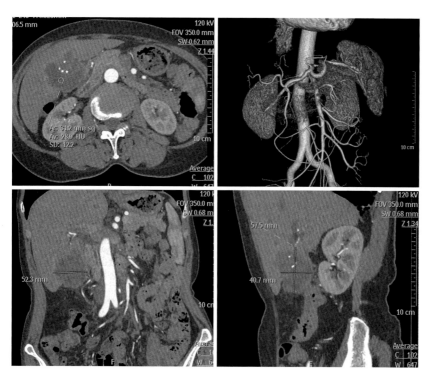

图 25-4　肝脏 CTA 及门静脉重建

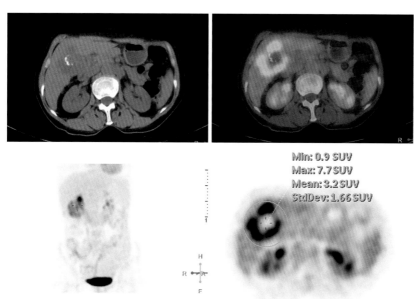

图 25-5　术前 PET/CT

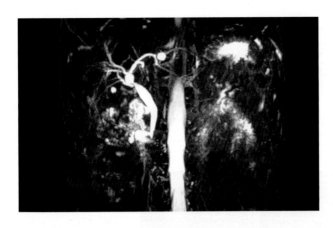

图 25-6　术前 MRCP

## 五、反馈

【方案进行中各阶段执行情况】

1. 2019 年 7 月 25 日行手术治疗，术中探查所见：腹腔未见腹水形成，肝脏色红，质软，肝段 IVb 表面存在一白色结节，大小约 0.5cm×0.5cm，取活检，送术中冰冻切片分析未见癌组织。胆囊周围粘连严重，胆囊大小约 8cm×5cm×3cm，胆囊与胃窦、十二指肠及结肠肝曲粘连致密，无法分离，考虑侵犯。胆囊壁质硬。胆总管直径 1cm。肝门部十二指肠韧带未触及肿大质韧淋巴结。其余腹腔脏器未见异常。结合术前病史及影像学资料，考虑诊断为：胆囊癌（$T_4N_0M_0$）。行联合胃、结肠部分切除的胆囊癌根治术。术后恢复顺利，无手术并发症。手术切除标本见图 25-7。

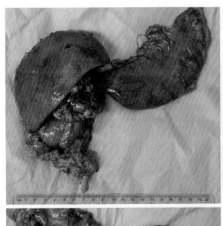
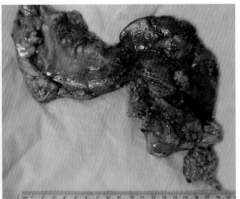
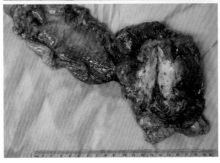

图 25-7　手术切除标本

2. 术后病理　胆囊浸润性低分化腺癌伴坏死，侵及胆囊床肝组织及结肠周脂肪组织与十二指肠外纤维脂肪组织，胆总管切缘未见癌组织（图 25-8）；第 8 组淋巴结（3 枚）、第 12 组淋巴结（10 枚）、十二指肠周淋巴结（4 枚）、结肠周淋巴结（1 枚）、胃大弯侧淋巴结（6 枚）呈反应性增生（0/11）（图 25-9）。

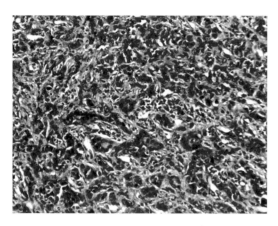 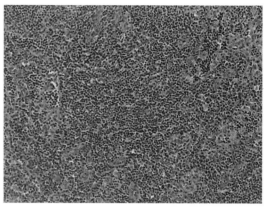

图 25-8　肿瘤组织病理　　　　　　　　图 25-9　淋巴结组织病理

3. 术后诊断　胆囊癌 $pT_4N_0M_0$，胆囊结石伴慢性胆囊炎。

【治疗过程及随访情况总结】

术后接受吉西他滨＋顺铂辅助化疗，至 2021 年 12 月 30 日随访处于无瘤生存状态（图 25-10）。

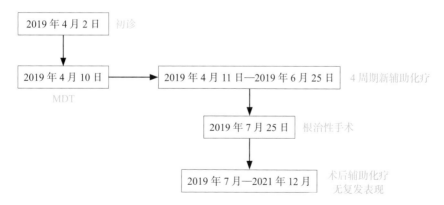

图 25-10　治疗过程及随访情况

# 胆管扩张症所致胆管癌手术与综合治疗

案例要点

1. 中年女性，治疗意愿强烈。

2. 肝内胆管扩张症病人，因肝内胆管结石形成、胆管反复炎症所致的胆管癌变。术前评估淋巴结转移、胃壁侵犯可能。

3. 肝左外叶多发肿瘤，术前评估左半肝联合胃部分切除安全可行。

4. 肝功能 Child-Pugh A 级，ECOG 评分 1 分，NRS 2002 0 分。

5. MDT 讨论后手术治疗，术中证实肿瘤无转移及侵犯胃壁，行左半肝根治性切除＋特瑞普利单抗联合仑伐替尼治疗。

6. 随访无瘤生存 12 个月，后失访。

## 一、基本情况

【病史概况】

病人，女性，52 岁，体重 47kg。

病例来源：华中科技大学同济医学院附属同济医院肝胆胰疾病 MDT 团队、武汉科技大学附属天佑医院肝胆胰疾病 MDT 团队。

发病时间：2020 年 1 月。

就诊时间：2020 年 5 月。

治疗要点：术中冰冻切片分析＋根治性手术＋特瑞普利单抗联合仑伐替尼治疗。

随访截止时间：2021 年 5 月。

随访截止状态：无瘤生存 12 个月，后失访。

**主诉：**上腹部隐痛 4 个月。

**现病史：**病人 4 个月前无明显诱因出现上腹部隐痛，无明显发作规律，无放射痛。饱食偶有上腹不适感，无发热、呕吐、腹泻、黄疸、呕血、黑便、下肢水肿等不适。于当地医院就诊行腹部增强 CT 示：肝左叶肿瘤性病变，考虑胆管癌可能性大。为求进一步诊疗，来我院就诊。

发病以来，病人精神、食欲、睡眠可，大小便正常，体力无明显下降，体重下降5kg。

**既往史**：糖尿病病史，长期使用胰岛素皮下注射，血糖控制可。自诉有慢性胃炎病史。8年前因子宫脱垂"行环切术"，否认肝炎病史，否认高血压病史及手术、外伤史。

【专科体格检查】

体型消瘦，皮肤巩膜无黄染，未见蜘蛛痣等。腹部平软，全腹无压痛、反跳痛，肝脾肋下未触及，胆囊未触及，墨菲征阴性，叩诊呈鼓音，移动性浊音阴性。肠鸣音4次/min。

【社会背景及治疗意向】

已婚已育，家属治疗意愿积极，愿意接受手术等有创检查和治疗。

【入院检查】

（一）**实验室检查**

血常规：RBC $3.56 \times 10^{12}$/L，HGB 90g/L，余指标正常范围。凝血功能：凝血酶时间14.6秒，FIB 6g/L；糖化血红蛋白7.3%。肿瘤标志物：CA19-9 42.2U/ml，CA125、CEA、AFP等正常范围。肝肾功能、电解质无明显异常。

（二）**影像学检查**

外院腹部CT平扫示：肝左外叶肿瘤性病变，考虑胆管细胞癌，伴左叶多发结节转移，门静脉左支癌栓或受侵可能；胃壁受侵可能；肝门部及膈下淋巴结肿大；左半肝多发肝内胆管扩张（图26-1）。

外院腹部增强MRI示：肝左叶近肝门区结节，考虑肿瘤性病变，伴肝内胆管扩张，左叶为著，肝胃间隙及双侧心膈角淋巴结转移可能（图26-2）。

（三）**专科指标评价**

1. 肝功能Child-Pugh A级

2. ICG R15未查。

3. 肝硬化程度：影像学提示无明显硬化。

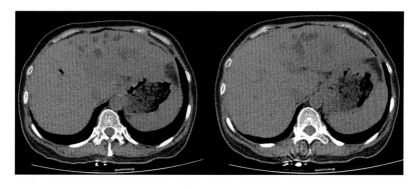

**图26-1　外院腹部CT平扫**

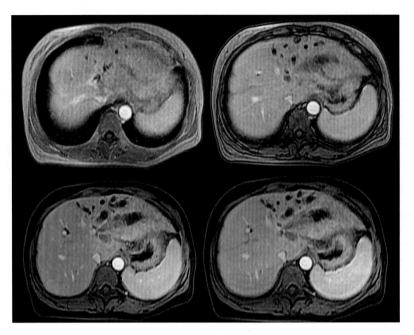

图 26-2　外院腹部增强 MRI

4. ECOG 评分 1 分。

5. NRS 2002 0 分。

## 二、MDT 讨论过程

【病史要点】

1. 中年女性，病人及家属治疗意愿强烈。

2. 影像学检查提示肝左叶肿瘤性病变伴肝内多发转移，左侧门静脉及胃壁侵犯可能。肝周多发淋巴结肿大，转移不排除。

3. 肿瘤集中在肝左外叶，扩张的胆管以左侧肝内胆管为主，考虑左半肝内胆管癌可能。右半肝及其胆管未见明显侵犯，行左半肝切除方案安全可行。

4. 剩余肝体积足够，术前一般状况良好，可耐受手术。

【疾病诊断】

1. 胆管细胞癌（AJCC $cT_3N_1M_0$）。

2. 肝内胆管扩张症。

3. 2 型糖尿病。

4. 中度贫血。

5. 慢性胃炎。

【MDT 讨论疑难点】

1. 临床诊断，炎症、胆管癌或其他类型肿瘤？

2. 治疗方式的选择。

3．围手术期危险因素，短期及长期预后预测。

4．术后预防复发的方案。

## 三、讨论结论

【目前临床诊断】

肝内胆管癌，肝内胆管扩张症。

病人有长期糖尿病史，女性，可能还存在脂肪肝等肝肿瘤高危因素，结合影像学表现，考虑胆管扩张症所致的肝内胆管细胞癌可能性大，左半肝肝内多发转移并门静脉侵犯，肝周淋巴结转移可能，胃壁侵犯不排除，临床分期应为ⅢC期。临床诊断明确，目前考虑有手术切除可行性，暂无须行病理检查证实。

【治疗方案】

腹腔镜探查＋根治性手术切除＋术后辅助治疗。

目前肿瘤主要集中在左半肝，右半肝及其胆管未见明显侵犯，增强MRI未提示有肝外转移，有根治性切除的手术可能。胆管细胞癌对化疗和放疗均不敏感，手术治疗仍是胆管癌达到临床治愈的唯一疗法。

术后以特瑞普利单抗联合仑伐替尼方案化疗为主，根据淋巴结转移情况考虑是否补充放疗。靶向＋免疫治疗尚无有力的循证医学证据，探索性应用可能有助于降低复发概率、提高远期生存率。

术中注意事项：①病人肿瘤分期较晚，门静脉受侵，淋巴结转移，胃壁受侵犯可能，术中需先行腹腔镜探查明确手术可行性，明确肝门部是否存在"冰冻肝门"情况、胃壁是否受侵犯，根据术中冰冻切片分析决定是否行部分胃切除。②行术中彩超进一步明确右半肝是否有转移。③彻底切除扩张胆管。

【预后】

病人肿瘤侵犯左侧门静脉、肝内多发结节，预计微血管侵犯程度高，淋巴结转移及周围组织侵犯可能均为术后复发的不良因素。病人分期较晚，复发时间及远期生存时间需根据术后密切随访结果动态评估。

## 四、实际执行方案

腹腔镜探查＋胃壁活检＋开腹左半肝切除＋肝尾状叶部分切除＋胆囊切除＋胆总管探查T管引流术＋肝门淋巴结清扫术。术后特瑞普利单抗联合仑伐替尼治疗。

病人考虑消瘦、术后食欲欠佳等因素，抗拒全身化疗方案。

## 五、反馈

【方案进行中各阶段执行情况】

1．2020年5月行腹腔镜探查＋根治性手术，术中情况见图26-3、图26-4。

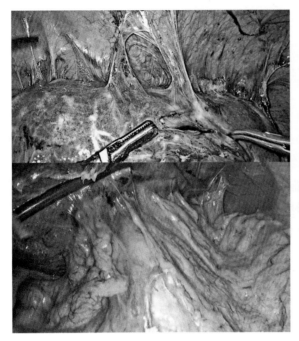

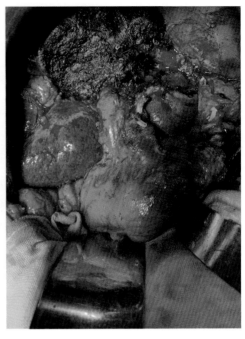

图 26-3　腹腔镜探查肝左外叶及胃粘连情况　　　　图 26-4　开腹行左半肝切除＋肝尾状叶部分
　　　　　　　　　　　　　　　　　　　　　　　　　　　　　切除＋胆囊切除术后断面情况

　　术中情况：术中分离胃壁及肝周粘连，胃壁送术中冰冻切片分析，结果回报为（胃组织）增生的纤维组织伴弥漫性炎症反应。确定可行胆管癌根治性手术，遂开腹行左半肝切除＋肝尾状叶部分切除＋胆囊切除＋胆总管探查 T 管引流术＋肝门淋巴结清扫术。手术切除标本见图 26-5。

　　2. 手术过程顺利（表 26-1），术后恢复良好，未出现并发症，术后第 3 天复查 GPT 41U/L，GOT 35U/L，ALB 33g/L，TBil 9μmol/L，余无明显异常。

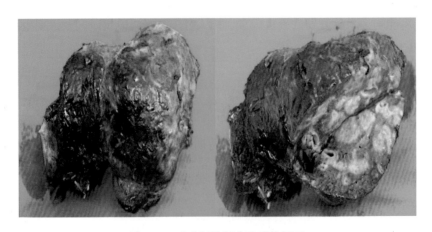

图 26-5　手术切除标本及瘤体切面

表 26-1　术中参数指标

| 术中指标 | 参数 |
| --- | --- |
| 手术时间 | 200min |
| 肝切除时间 | 66min |
| 出血量 | 100ml |
| 输血量 | 4U |
| 肝门阻断时间 | 25min |
| 下腔静脉阻断时间 | 0 |

3．术后病理　（左半肝）胆管细胞癌（肠型腺癌），累及神经，脉管内见癌栓；肝左管组织内见癌组织浸润或转移；第 12 组淋巴结 1 枚见癌转移（1/7），肝左管切缘、肝中静脉壁及胆囊内均未见癌组织浸润或转移（图 26-6）。免疫组化：CK19（＋），CK8/18（＋），CK7（灶＋），CK20（灶＋），CDX-2（＋），Glypican-3（－），Hepatocyte（灶＋），CD34（－），Ki67（Li 80%）。

4．2020 年 7 月，胆管癌切除后 2 个月开始注射靶向药特瑞普利单抗，240mg 一个疗程，口服仑伐替尼。后自行停药，单用仑伐替尼口服。

5．术后 6 个月复查腹部增强 CT（图 26-7），术后 12 个月复查腹部 MRI（图 26-8），未见肿瘤复发。

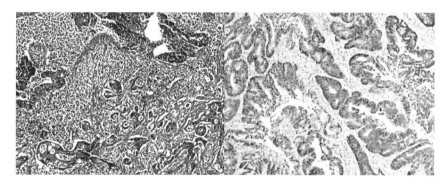

图 26-6　术后病理

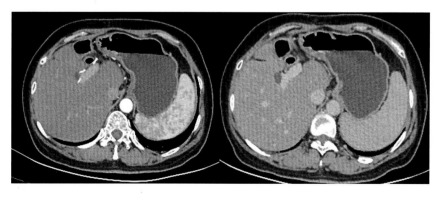

图 26-7　术后 6 个月复查腹部增强 CT

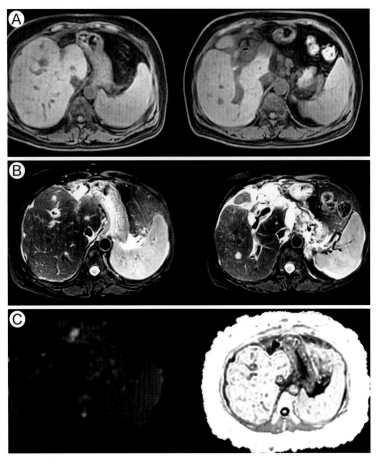

图 26-8　术后 12 个月复查腹部 MRI
A. T$_1$WI；B. T$_2$WI；C. DWI。

【治疗过程及随访情况总结】

病人治疗过程及随访情况见图 26-9。

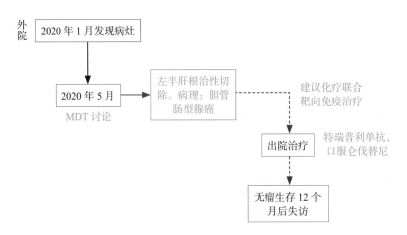

图 26-9　治疗过程及随访情况

# 病例 27

# 累及第一、第二肝门的巨大肝内胆管癌

---

案例要点

1. 中年女性，治疗意愿强烈。

2. 肝中叶单发巨大肿瘤，术前减黄治疗 4 周。

3. 肝脏 ICC 主瘤位于段Ⅳ、段Ⅴ、段Ⅷ；累及第一、第二肝门，肝体积评估行肝中叶切除可行。

4. 肝功能 Child-Pugh B 级，ECOG 评分 0 分，NRS 2002 0 分。

5. MDT 讨论后，行肝中叶切除术，建议术后化疗联合靶向、免疫治疗。

6. 随访无瘤生存 20 个月，目前在访。

## 一、基本情况

【病史概况】

病人，女性，48 岁，体重 47kg。

病例来源：武汉科技大学附属天佑医院肝胆胰疾病 MDT 团队。

发病时间：2021 年 2 月 18 日。

MDT 就诊时间：2021 年 2 月 25 日。

治疗要点：PTCD + 肝内胆管癌根治术 + 术后化疗联合靶向、免疫治疗。

随访截止时间：2022 年 11 月 16 日。

随访截止状态：无瘤生存，目前在访。

**主诉：** 右上腹胀痛伴黄疸 2 月余。

**现病史：** 病人 2 月余前无明显诱因出现右上腹胀痛不适，当时未予以重视，随后病人出现皮肤巩膜黄染，无畏寒、发热，无恶心、呕吐等不适。遂至当地医院行腹部增强 CT 检查提示肝占位，考虑肝恶性肿瘤可能。未予特殊治疗，上述症状较前加重。今日病人为求进一步治疗，遂来我院，门诊以"肝占位性病变"收入。

发病以来，病人精神、食欲可，大便颜色变浅，小便颜色加深，睡眠一般，体重无明显变化，体力较前下降。

**既往史：** 病人既往体健。否认高血压、冠心病、糖尿病等病史；否认肝炎、结核等传染病史；否认疫区、疫水接触史；否认手术、外伤史，否认食物、药物过敏史。

【专科体格检查】

体型消瘦，贫血貌，皮肤巩膜明显黄染，未见蜘蛛痣等。腹部平软，右上腹可触及一直径 10cm 大小肿块，边界清楚，质韧，脾肋下未触及，胆囊未触及，墨菲征阴性，全腹无压痛及反跳痛，叩诊呈鼓音，移动性浊音阴性。肠鸣音 4 次 /min。

【社会背景及治疗意向】

已婚已育。治疗意愿积极，愿意接受手术等有创检查和治疗。愿意配合全身化疗等综合治疗，但对体力状况较为担忧。

【入院检查】

（一）实验室检查

血常规示中度贫血。肝功能：GPT 119.8U/L，GOT 207.9U/L，γ-GGT 811.6U/L，ALP 806.6U/L，5-NT 95.6U/L，TBil 189.8μmol/L，DBil 151.1μmol/L，IBil 38.7μmol/L，TP 60.3g/L，ALB 33.5g/L，前白蛋白（prealbumin，PAB）60.9mg/L。凝血功能：FIB 5.7g/L，余指标在正常范围。肿瘤标志物：CA19-9 90.5U/ml，CA125、CEA、AFP 等在正常范围。乙肝五项：HBsAb 及 HBcAb 阳性。

（二）影像学检查

胸部 CT 示：两肺微小结节灶，附见肝内巨大占位伴肝内胆管扩张，门静脉右支显示不清，肝门淋巴结肿大。

腹部增强 CT 示：肝脏肿瘤性病变考虑肝内胆管癌，合并肝中静脉、门静脉分支受侵犯及肝内胆管扩张，肝右管癌栓形成可能（图 27-1、图 27-2）。

腹部 MRI 增强 + DWI：肝右前叶及左内叶区见巨大不规则形肿块，大小约 10.5cm × 10.6cm × 14.0cm，边界尚清，邻近结构受压，肝左、右静脉明显受压变细，肝中静脉显示不清，门静脉右前支及左内支未显示，病灶内及周围见多发扩张胆管影，肝左、右管远端扩张，肝门部胆管穿行于肿瘤内显示不清，其内见稍长 $T_2$ 信号灶、DWI 呈明显高信号表现。脾大，质均匀。腹主动脉旁、肝门旁、肝胃间隙见多发淋巴结影，较大者大小约 20mm × 18mm，增强呈轻度强化（图 27-3）。

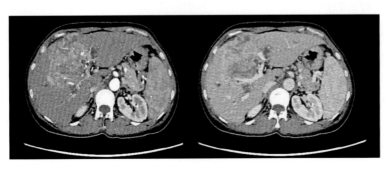

图 27-1　肝脏增强 CT

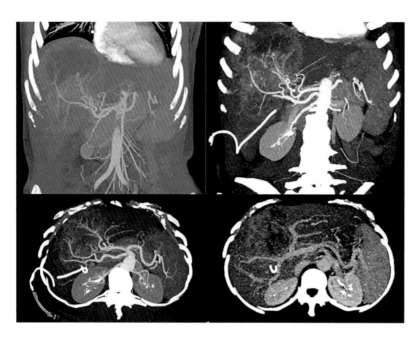

图 27-2　肝脏增强 CT 动脉及门静脉重建

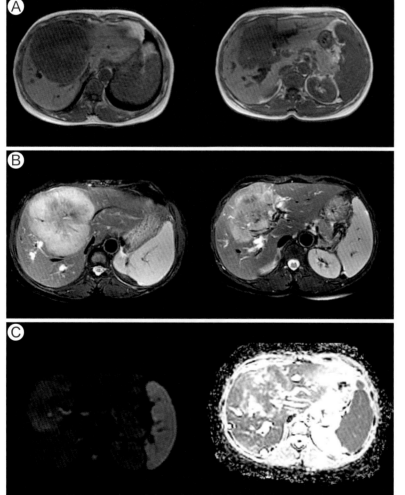

图 27-3　腹部 MRI
A. $T_1WI$；B. $T_2WI$；C. DWI。

肝脏三维重建结果（图 27-4）：肿瘤主要位于肝段Ⅳ、段Ⅴ、段Ⅷ，推挤肝段Ⅵ、段Ⅶ，肝右动脉发自于肠系膜上动脉，肝左动脉由肝总动脉发出。肝左、右静脉受肿瘤挤压明显变细，肝中静脉、门静脉右前支及左内支受肿瘤侵犯，肝门部胆管受肿瘤侵犯，肝内胆管扩张。肝脏三维重建计算体积：全肝体积 2 278.45cm³，肿瘤体积 834.00cm³，无瘤肝体积 1 444.45cm³，肿瘤体积 / 全肝体积 36.60%，肝左外叶体积 433.23cm³，肝右后叶体积 531.51cm³。

**（三）专科相关评估**

1. 肝功能 Child-Pugh B 级。
2. ICG R15 因梗阻性黄疸未查。

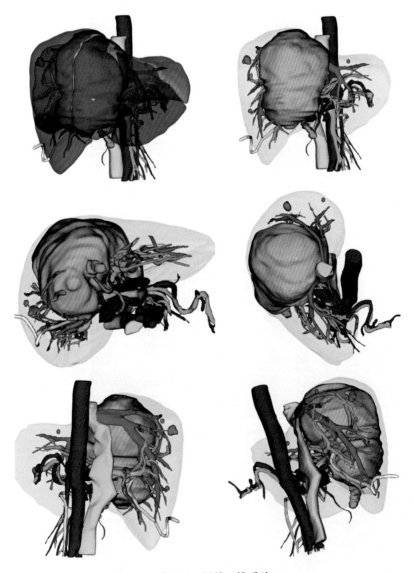

图 27-4　肝脏三维重建

3. CA19-9 90.5U/ml。

4. 肝硬化程度：影像学提示无明显硬化。

5. ECOG 评分 0 分。

6. NRS 2002 0 分。

## 二、MDT 讨论过程

【病史要点】

1. 肝中叶巨大肝癌，伴有肝中静脉、门静脉右前支及左内支、肝门部胆管侵犯。

2. 肝脏肿瘤位于段Ⅳ、段Ⅴ、段Ⅷ，肝体积评估行肝中叶切除 + 胆肠吻合安全可行。

3. 入院时出现梗阻性黄疸、肝功能不全，肝脏无明显硬化，肝功能 Child-Pugh B 级。

4. 一般状况良好，ECOG 评分 0 分，NRS 2002 0 分。

5. 中年女性，治疗意愿强烈。

6. 入院后已行 PTCD，引流通畅。

【疾病诊断】

1. 肝恶性肿瘤，胆管癌可能（AJCC $T_3N_xM_0$）。

2. 梗阻性黄疸 PTCD 后。

3. 肝功能不全。

4. 中度贫血。

【MDT 讨论疑难点】

1. 肝内胆管癌伴肝中静脉、门静脉分支及肝门部胆管侵犯时治疗方式的选择。

2. 合并肝功能不全、梗阻性黄疸时术前减黄、护肝治疗效果的评估及手术时机的选择。

3. 围手术期危险因素，短期及长期预后预测。

4. 胆管癌治疗如何兼顾外科学特点和肿瘤学特点以达到提高疗效的目的。

5. 术后预防复发转移的治疗方案。

## 三、讨论结论

【目前临床诊断】

肝恶性肿瘤，胆管癌（AJCC $T_3N_xM_0$）；梗阻性黄疸；肝功能不全。

检查充分，行 CT、MRI 增强及 DWI 检查，肿瘤主要位于肝段Ⅳ、段Ⅴ、段Ⅷ，推挤肝段Ⅵ、段Ⅶ，肝左、右静脉受肿瘤挤压明显变细，门静脉右前支、左内支及肝门部胆管受肿瘤侵犯，肝右管癌栓形成，肝内胆管明显扩张，排除肝外转移，实验室检查示黄疸、肝功能不全、中度贫血。

【治疗方案】

术前 PTCD + 肝内胆管癌根治术 + 术后化疗联合靶向、免疫治疗。

病人无明显肝硬化，肝功能 Child-Pugh B 级，肝左外叶及右后叶占体重比约 2%，肝切除术后剩余肝体积比＞40%，行肝段Ⅳ、段Ⅴ、段Ⅷ切除安全可行。肝右后叶胆管及左外叶胆管扩张，胆肠吻合易于施行。影像学检查提示肝门淋巴结肿大，术中行根治性淋巴结清扫术。

目前 PTCD 引流通畅，引流液清亮、黏稠，建议继续引流，胆红素尽量降至接近正常再行手术，以提高手术安全性。手术涉及剩余肝功能不全、胆管重建困难、重要血管损伤等风险，难度大、风险高，但如果能达到根治，病人获益可能性大。

手术重点注意事项及手术时机：①病人黄疸值较高，肝功能不全，Child-Pugh B 级，中度贫血，术后肝衰竭、胆漏、腹腔感染风险较高，术前需减黄、护肝、营养支持；②肿瘤侵犯门静脉右前支、左内支及肝中静脉，压迫肝左、右静脉，术中避免损伤右后叶、左外叶肝蒂及第二肝门；③肿瘤侵犯肝门部胆管，在力求胆管切缘阴性的前提下，尽量保留胆管，便于吻合。病人手术时机应选在黄疸值下降至正常为宜，但是病人肿瘤巨大，黄疸值很难降至完全正常，在 PTCD 减黄至病人最佳状态时可考虑手术。

术后预防复发转移的治疗方案：肝恶性肿瘤（胆管癌可能）病人，术后行化疗联合靶向、免疫治疗，对于提高 DFS 和 OS 有利。

术前可考虑行辅助化疗等，但可能因化疗不敏感导致肿瘤进展而丧失手术机会。相反，若化疗敏感，术前化疗既可降低手术难度和风险，也可以预测术后治疗的敏感性。另外，目前胆红素水平较高，不宜行化疗等全身抗肿瘤治疗。

MDT 团队讨论，征求病人及家属意见后，决定在黄疸降至理想水平后行外科手术治疗。

【预后】

病人肝中叶巨大肿瘤考虑胆管癌，侵犯血管及肝门部胆管，肿瘤分期较晚，且胆管细胞癌恶性程度高，对放、化疗均不敏感，保守治疗效果有限，均为预后不良因素。

## 四、实际执行方案

术前 PTCD 减黄、护肝等对症治疗，待黄疸好转、肝功能趋于正常后行肝内胆管癌根治术，术后行 GP 方案（吉西他滨 1.6g，第 1、第 8 天；顺铂 40mg，第 1、第 8 天）化疗一周期后出现Ⅱ度骨髓抑制，停止化疗，后病人治疗方案转为预防性 TACE 联合信迪利单抗及安罗替尼治疗。

## 五、反馈

【方案进行中各阶段执行情况】

1. 2021 年 2 月 19 日—3 月 16 日行 PTCD 减黄情况（图 27-5）。

2. 2021 年 3 月 16 日行肝中叶切除＋肝门淋巴结清扫术＋肝胆管整形＋胆管空肠 Roux-en-Y 吻合术（图 27-6、图 27-7）。

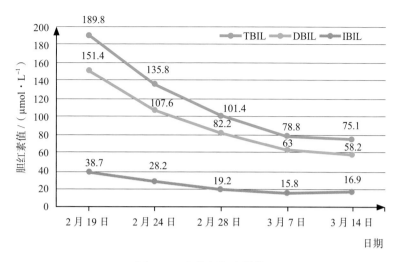

图 27-5　术前胆红素趋势

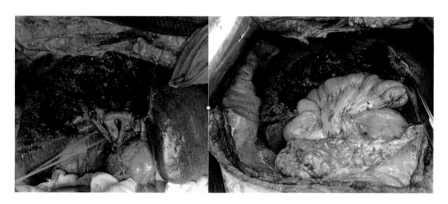

图 27-6　肝内胆管癌根治术中图片

肝脏质地正常，无明显肝硬化。肿瘤位于肝中叶，完全侵犯肝左、右管及段Ⅳ、段Ⅴ、段Ⅷ肝蒂，270°包绕门静脉右支，未侵犯门静脉主干，肝中静脉穿行于瘤体，侵犯情况与术前评估一致，肿瘤完整切除后，分别将段Ⅱ、段Ⅲ及右后叶胆管与空肠吻合，常规清扫淋巴结。

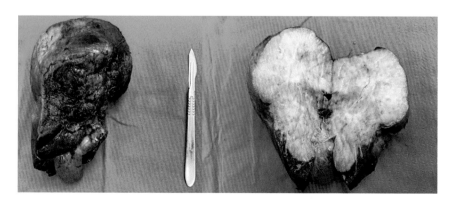

图 27-7　手术切除标本

肿瘤主体主要位于段Ⅳ、段Ⅴ、段Ⅷ，挤压段Ⅵ、段Ⅶ，侵犯肝门部胆管及胆囊，剖开标本见肿瘤呈鱼肉样，质硬，近肿瘤切缘＜ 0.5cm。

3. 手术过程顺利（表 27-1），术后恢复良好，未出现并发症。术后第 3 天复查 GPT 99U/L，GOT 54U/L，ALB 28.4g/L，TBil 69.2μmol/L，PT 13.1 秒，INR 1.09。

4. 术后病理提示肝中叶肿瘤侵犯周围肝实质及胆囊颈部，脉管内见癌栓。肉眼见：（肝中叶肿瘤）肝组织两块，分别约 18cm×13cm×9cm、11cm×5.5cm×4cm，切面灰白灰黄；组织类型：异型腺体浸润性生长（图 27-8）。（肝中叶）肝脏高-中分化胆管癌，侵犯周围肝实质及胆囊颈部，

| 表 27-1　肝切除术中参数 | |
|---|---|
| 术中指标 | 参数 |
| 手术时间 | 290min |
| 肝切除时间 | 60min |
| 出血量 | 450ml |
| 输血量 | 血浆 750ml +<br>红细胞 8U |
| 肝门阻断时间 | 21min |
| 下腔静脉阻断时间 | 0 |

脉管内见癌栓；送检肝右动脉旁淋巴结 1 枚、第 8 组淋巴结 7 枚及第 12 组淋巴结 2 枚均未见癌转移（0/10）。免疫组化：CK19（+），CK8/18（+），Pax-8（−），CK7（部分+），CK20（−），Hepatocyte（−），Syn（−），CgA（−），CD57（部分+），Ki67（Li 约 20%）。

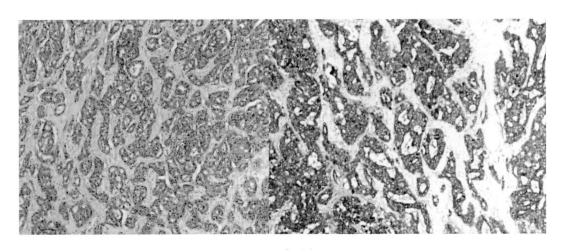

图 27-8　术后病理

5. 2021 年 7 月 2 日，肝切除术后 3 月余开始 GP 方案（吉西他滨 1.6g，第 1、第 8 天；顺铂 40mg，第 1、第 8 天）化疗一周期后出现 II 度骨髓抑制，遂停药。

6. 2021 年 10 月 12 日，外院行 TACE。

7. 2021 年 10 月 15 日，外院开始行免疫联合靶向治疗（信迪利单抗 200mg，每 3 周 1 次；安罗替尼 8mg，1 次/d，用药 2 周停药 1 周）。

【治疗过程及随访情况总结】

2022 年 1 月 5 日，病人复查血常规及肝肾功能无明显异常，肿瘤标志物 CA72-4 10.98U/ml，复查肝脏 MRI 未见复发及转移征象（图 27-9）。电话随访，家属诉 2022 年 11 月 16 日于地级市医院复查肝脏 MRI，未见复发转移征象。病人治疗过程及随访情况见图 27-10。

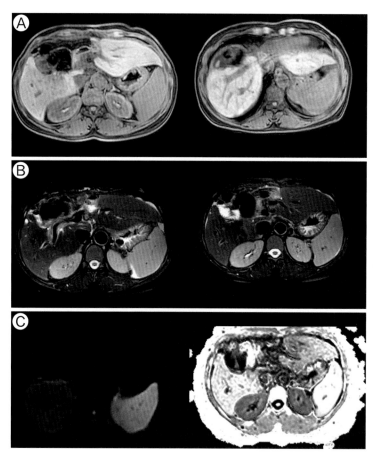

图 27-9　复查肝脏 MRI（2022 年 1 月 5 日）
A. $T_1WI$；B. $T_2WI$；C. DWI。

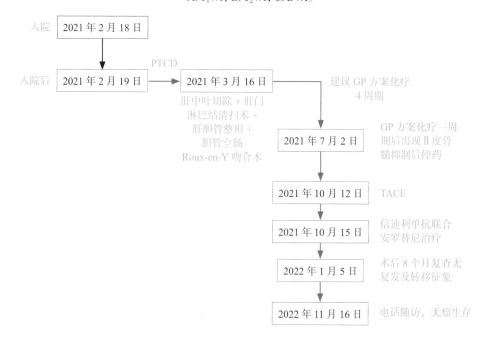

图 27-10　治疗过程及随访情况

# 疑似胆管囊肿恶变的肝错构瘤

1. 年轻女性，治疗意愿强烈。

2. 腹胀伴黄疸半年，疾病进展 7 天，术前影像学检查提示胆管囊肿并恶变可能。

3. 肝脏病变主要位于段 IV 及肝门部，术前评估行左半肝切除安全可行。

4. 肝功能 Child-Pugh A 级，ECOG 评分 0 分，NRS 2002 1 分。

5. MDT 讨论后，行左半肝切除 + 胆囊切除 + 肝外胆管切除 + 胆管空肠 Roux-en-Y 吻合术，术后病理为间叶源性错构瘤。

6. 定期随访，无瘤生存 29 个月。

## 一、基本情况

【病史概况】

病人，女性，19 岁，体重 70kg。

病例来源：南阳市第一人民医院肝胆疾病诊疗中心 MDT 团队。

发病时间：2020 年 1 月 2 日。

MDT 就诊时间：2020 年 7 月 2 日。

治疗要点：PTCD + 根治性切除（左半肝切除 + 胆囊切除 + 肝外胆管切除 + 胆管空肠 Roux-en-Y 吻合术）。

随访截止时间：2022 年 12 月 14 日。

随访截止状态：无瘤生存。

**主诉：**腹胀伴黄疸半年，加重 7 天。

**现病史：**病人于半年前无明显诱因出现腹胀伴黄疸，无发热，无腹痛、恶心、呕吐、咳嗽、咳痰、胸痛、呼吸困难等症状。7 天前病人上述症状突然加重，2 天前当地医院就诊，行肝胆胰脾彩超示：①肝右叶杂乱囊性团块；②胆囊充盈差（团块挤压？）；③肝内外胆管扩张。上腹部增强 CT 扫描示：考虑肝总管囊肿，肝内胆管扩张；胆囊萎缩，胆囊结石。为求进一步诊治，今来我院，门诊以"肝总管囊肿"收入。

发病以来，精神可，饮食睡眠可，大便稀薄伴颜色浅，小便豆油色，体力体重无明显变化。

**既往史：**既往体健，无特殊。否认肝炎病史；否认高血压、糖尿病等慢性病史；否认肝脏肿瘤等家族史及遗传病史。

【专科体格检查】

体型肥胖，全身皮肤巩膜黄染，无皮疹、皮下出血、皮下结节、瘢痕，毛发分布正常，皮下无水肿，无肝掌、蜘蛛痣。腹部稍膨隆，无腹壁静脉曲张，无胃肠型，无蠕动波，腹式呼吸存在。脐正常、无分泌物。腹部无压痛、反跳痛。腹部柔软、无包块。肝脏肋缘下未触及，脾脏肋缘下未触及，墨菲征阴性，左、右肾区无叩击痛，输尿管点无压痛，移动性浊音阴性，无液波震颤，肠鸣音 4 次 /min，无过水声，无血管杂音。

【社会背景及治疗意向】

未婚女性，治疗意愿积极，愿意接受手术等有创检查和治疗。

【入院检查】

**（一）实验室检查**

血常规：RBC $3.84 \times 10^{12}$/L，HGB 109g/L，PLT $340 \times 10^9$/L；肝肾功能：GPT 662U/L，GOT 449U/L，GGT 467.5U/L，TP 59.4g/L，ALB 32.6g/L，TBil 290μmol/L，DBil 160.1μmol/L，IBil 129.9μmol/L，胆固醇（cholesterol，CHOL）11.11mmol/L，高密度脂蛋白（high density lipoprotein，HDL）0.27mmol/L，低密度脂蛋白（low density lipoprotein，LDL）7.62mmol/L，载脂蛋白 A（apolipoprotein A，APO-A）0.51g/L，载脂蛋白 B（apolipoprotein B，APO-B）1.43g/L。电解质、凝血功能等检查均在正常范围内，否认乙型肝炎感染史。

**（二）影像学检查**

上腹部 CT 平扫：肝内部分胆管扩张（图 28-1）。

上腹部 MRI 增强＋MRCP：①肝内外胆管扩张；肝内外胆管多发囊状扩张，考虑胆管囊肿（ⅣA 型；部分病灶内伴结石并癌栓可能）；建议结合临床及相关检查；②胆囊底考虑胆囊息肉可能，不除外胆囊结石可能；胆囊颈结石；③多发肝囊肿（图 28-2）。

胸部 CT、心脏彩超、心电图等术前检查未见明显异常。

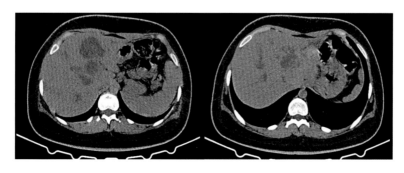

图 28-1　上腹部 CT 平扫

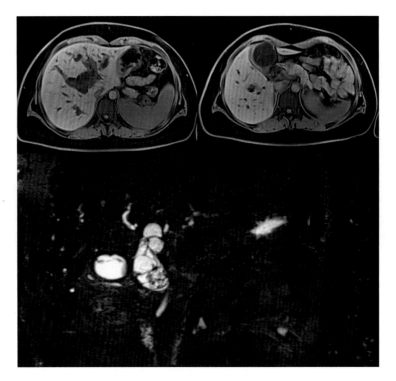

图 28-2　上腹部 MRI 增强 + MRCP

### （三）专科相关评估

1. 肝功能 Child-Pugh A 级。
2. ICG R15 特殊原因未查。
3. 无乙型肝炎感染史。
4. 肝硬化程度：影像学提示无明显硬化。
5. ECOG 评分 0 分。
6. NRS 2002 1 分。

## 二、MDT 讨论过程

【病史要点】

1. 病人肝内外胆管多发囊性扩张，梗阻性黄疸，上腹胀半年。
2. 既往无特殊病史，腹部影像学检查未见肝脏肿瘤性病变。
3. 有明确手术适应证，身体状态良好，可以耐受手术。
4. 年轻女性，治疗意愿强烈。

【疾病诊断】

1. 胆管囊肿ⅣA 型。
2. 梗阻性黄疸。
3. 慢性胆囊炎。

4. 胆囊结石。

【MDT 讨论疑难点】

1. 病人诊断胆管囊肿，是否考虑其他诊断。

2. 治疗方式的选择，手术切除范围及方式的选择。

3. 病人术后治疗及随访方案。

## 三、讨论结论

【目前临床诊断】

胆管囊肿ⅣA 型；部分病灶内伴结石可能；梗阻性黄疸；慢性胆囊炎；胆囊结石。

病人行腹部 MRI 增强及 MRCP 可见肝内外胆管呈多发囊性扩张，考虑胆管囊肿ⅣA 型，病史较长，有腹胀及黄疸等临床症状，不排除胆管囊肿经过慢性炎症刺激已经发生癌变，故不能排除肿瘤可能。

合并临床症状的胆管扩张症有明确的手术指征，手术应尽可能切除病变胆管及胆囊。

【前序治疗评价】

术前行 PTCD 缓解梗阻性黄疸症状，此外，给予对症支持治疗。

【治疗方案】

左半肝切除 + 胆囊切除 + 肝外胆管切除 + 胆管空肠 Roux-en-Y 吻合术。

病人身体状态良好，无明显肝硬化，对症治疗后肝功能 Child-Pugh A 级，右半肝入肝通道及流出道无异常，行左半肝切除安全可行。

手术重点注意事项：①左半肝切除过程中，应注意保护肝中静脉，对于肝中静脉的分支应仔细结扎；②胆管空肠吻合口上方必须保证无胆管梗阻。

【预后】

病人为年轻女性，根据最终病理结果不同有不同预后，良性疾病预后较好，恶性肿瘤预后较差。

## 四、实际执行方案

于 2020 年 7 月 4 日行 PTCD，术后予抗感染、护肝等对症治疗。于 2020 年 7 月 18 日在全身麻醉下行左半肝切除 + 胆囊切除 + 肝外胆管切除 + 胆管空肠 Roux-en-Y 吻合术；术中送胆总管残端及第 13 组淋巴结行术中冰冻切片分析，未见肿瘤细胞。术中经过顺利，出血约 200ml。

## 五、反馈

【方案进行中各阶段执行情况】

1. 2020 年 7 月行左半肝切除 + 胆囊切除 + 肝外胆管切除 + 胆管空肠 Roux-en-Y 吻合术（图 28-3、图 28-4）。

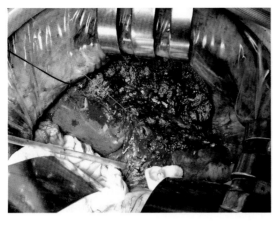

图 28-3　术中图片

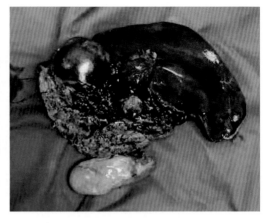

图 28-4　手术切除标本

2. 手术过程顺利，术后恢复良好，未出现并发症，术后第 4 天复查 GPT 155U/L，GOT 80U/L，ALB 35.5g/L，TBil 33.2μmol/L，余查血无明显异常。

3. 病理结果　术中冰冻切片分析（图 28-5）：胆总管残端镜下显示胆管黏膜慢性炎，部分区域黏膜下腺体增生，灶性区域腺体呈低级别上皮内瘤变。术后病理（图 28-6）：①肝脏间叶源性错构瘤；②胆总管间叶源性错构瘤；③慢性胆囊炎，胆囊结石。

4. 术后 1 年复查腹部 CT 未发现肿瘤（图 28-7）。

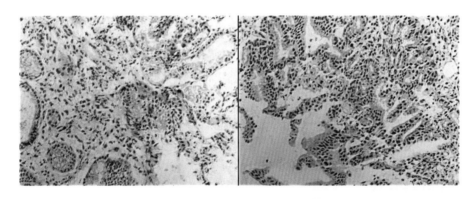

图 28-5　术中冰冻切片分析（胆总管残端）

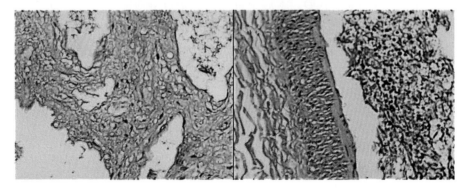

图 28-6　术后病理

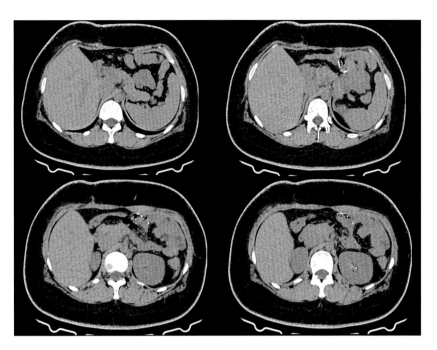

图 28-7　术后 1 年复查腹部 CT

【治疗过程及随访情况总结】

病人治疗过程及随访情况见图 28-8。

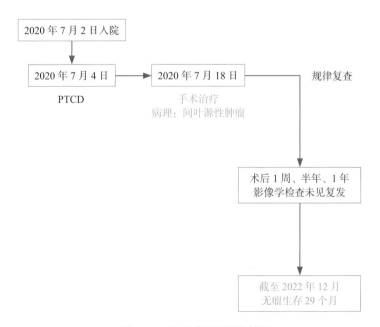

图 28-8　治疗过程及随访情况

胰腺
疾病

# 疑似肝脏来源的胰腺巨大神经内分泌肿瘤

---

**案例要点**

1. 中年女性，治疗意愿强烈。

2. 肝十二指肠韧带旁巨大肿瘤挤压周围器官，与肝脏及胰钩突边界不清，增强 CT 报告肝脏来源的恶性肿瘤不能排除。

3. 超声内镜下提示肿瘤来源于胰钩突，术前评估根治性胰十二指肠切除术安全可行。

4. 肝功能 Child-Pugh A 级，ECOG 评分 0 分，NRS 2002 1 分。

5. MDT 讨论后，行根治性胰十二指肠切除术。

6. 随访截至 2022 年 12 月，无瘤生存 17 个月。

---

## 一、基本情况

【病史概况】

病人，女性，49 岁，体重 56kg。

病例来源：华中科技大学同济医学院附属同济医院肝胆胰疾病 MDT 团队。

发病时间：2021 年 7 月 5 日。

MDT 就诊时间：2021 年 7 月 19 日。

治疗要点：根治性胰十二指肠切除术（惠普尔手术）。

随访截止时间：2022 年 12 月 15 日。

随访截止状态：无瘤生存。

**主诉：**右上腹肿物 1 周。

**现病史：**病人于 1 周前无明显诱因发现右上腹皮肤紧张，沐浴时可触及右上腹肿物，无腹痛、腹胀；无恶心、呕吐；无发热、咳嗽、咳痰；无胸痛、呼吸困难等症状。发现后，肿物无明显增大，未发生剧烈碰撞等。未行特殊检查及治疗。现为求明确诊断和进一步治疗来我院，门诊以"腹腔占位性病变"收入。

发病以来，精神可，饮食睡眠可，大小便正常，体重无明显变化，体力无下降。

**既往史：** 既往体健，否认肝炎病史，否认高血压、糖尿病等慢性病史，否认肿瘤等家族病史及遗传病史。无手术、外伤史。妇科情况无特殊。

【专科体格检查】

全身皮肤巩膜无黄染，无皮疹、皮下出血、皮下结节、瘢痕，毛发分布正常，皮下无水肿，无肝掌、蜘蛛痣。腹膨隆，右上腹饱满，无腹壁静脉曲张，无胃肠型，无蠕动波，腹式呼吸存在。脐正常、无分泌物。右上腹可触及质韧肿块，边界清，约 25cm，无压痛，活动度差。肝脏肋下未触及，脾脏肋缘下未触及，墨菲征阴性，肝区叩击痛阴性；双肾区叩击痛阴性，麦氏点无压痛，移动性浊音阴性，无液波震颤，肠鸣音 3 次 /min，无过水声，无血管杂音。

【社会背景及治疗意向】

已婚已育。治疗意愿积极，愿意接受手术等有创检查和治疗，强烈要求尽快手术切除肿瘤。

【入院检查】

（一）实验室检查

入院常规血液检查（血常规、尿常规、便常规、肝肾功能、电解质、凝血功能、输血全套）无明显异常；血淀粉酶、脂肪酶、血糖、血脂等均在正常范围；肿瘤标志物 AFP 446.28ng/ml，CEA、CA19-9、PIVKA-Ⅱ均在正常范围。

（二）影像学检查

1. 腹部超声　肝门部囊实混合性病灶，考虑胰腺来源肿瘤病变可能；肝内胆管稍扩张（图 29-1）。

2. 上腹部增强 CT　肝右叶巨大肿块，考虑肿瘤性病变，富血供，肝癌可能，主要由门静脉供血，门静脉右支呈推移改变，门静脉主干及分支未见明显栓塞，腔静脉及右肾静脉受压变形；肝内多发小囊肿；胆囊显示欠清；胰腺受压变形；右肾小囊肿；腹膜后小淋巴结稍多（图 29-2 ~ 图 29-4）。

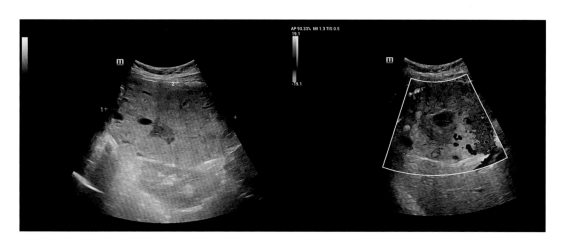

图 29-1　腹部超声

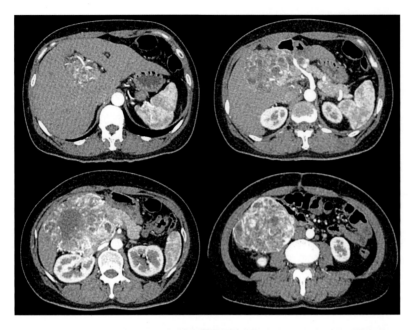

图 29-2　上腹部增强 CT
动脉期

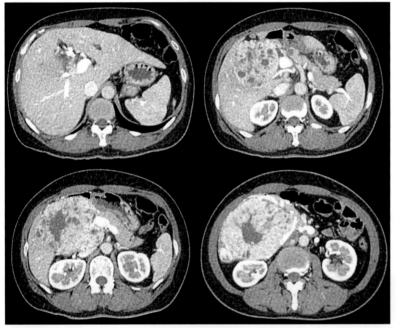

图 29-3　上腹部增强 CT
门静脉期

3. 上腹部 MRCP　肝右叶巨大肿块，内有出血，多考虑肿瘤性病变，门静脉右支呈推移改变，腔静脉及右肾静脉受压变形；肝内多发小囊肿可能；胆囊显示欠清；右肾小囊肿可能（图 29-5）。

4. 胸部 CT、心脏彩超、心电图等未见异常。

5. 超声内镜引导细针穿刺抽吸术（EUS-guided fine needle aspiration，EUS-FNA）　胰头部混合回声病灶累及胆囊、肝右叶、十二指肠降部浆膜层（图 29-6），恶性肿瘤？区域性门静脉高压。

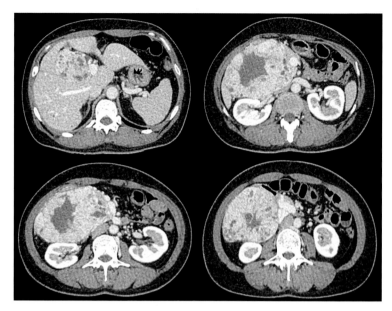

图 29-4　上腹部增强 CT 静脉期

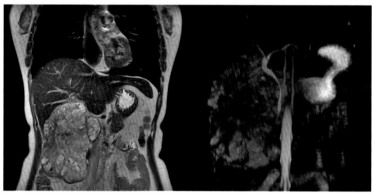

图 29-5　上腹部 MRCP

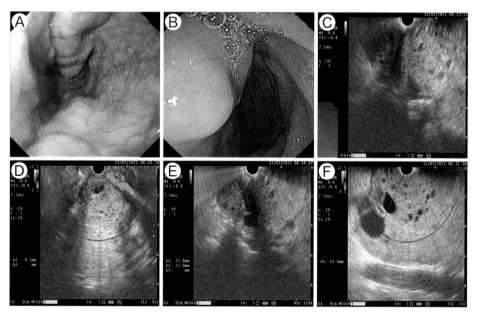

图 29-6　超声内镜

A. 十二指肠乳头；B. 十二指肠降部；C. 曲张静脉；D. 胆管；E. 胆囊；F. 病灶。

### （三）专科相关评估

1. 肝功能 Child-Pugh A 级。

2. ICG R15 特殊原因未查。

3. HBV-DNA 在正常范围。

4. AFP 446.28ng/ml。

5. 肝硬化程度：影像学提示无明显硬化。

6. ECOG 评分 0 分。

7. NRS 2002 1 分。

## 二、MDT 讨论过程

【病史要点】

1. 中年女性，腹腔巨大占位，术前检查肿瘤来源器官尚有争议。目前考虑胰腺或肝脏来源可能。

2. 手术指征明确。

3. 该病人一般情况良好，无明显症状，术前评估可耐受肝脏及胰腺手术。

4. 治疗意愿强烈。

【疾病诊断】

1. 腹腔巨大肿瘤。

2. 肝胆管扩张。

3. 单纯性肾囊肿。

【MDT 讨论疑难点】

1. 病人肿瘤的来源及性质。

2. 腹腔巨大肿瘤，手术方式选择及风险，需做何特殊准备。

3. 是否行术前辅助治疗。

4. 危险因素及预后预测，并提供预防复发转移的治疗方案。

## 三、讨论结论

【目前临床诊断】

胰钩突部肿瘤，实性假乳头状瘤可能，神经内分泌肿瘤待排除。

检查很充分，根据影像学及超声内镜结果，肝脏及肠腔内未见异常，肿瘤血供主要在胰钩突，可见肠系膜上动脉根部发出 2～3 支粗大的动脉血管通过胰钩突供应肿瘤。肿瘤可见大量迂曲的动脉血管发自肠系膜上动脉及胃十二指肠动脉。考虑胰腺实性假乳头状瘤可能性大，并发中央区出血，胰管无扩张，神经内分泌肿瘤可能。

明确诊断可再次行超声内镜穿刺活检，但可能出现假阴性结果。因肿瘤血供丰富，经皮穿刺出血风险高，且存在肿瘤播散的风险。目前从影像学分析可知，肿瘤周围主要结构，包括肠系膜上动、静脉，门静脉及肝动脉等均为肿瘤推挤，无明显侵犯；外科手术技术上可行。因此，外科手术是明确诊断和治疗肿瘤两者兼备的最佳选择。

【前序治疗评价】

初诊，未予以其他治疗；目前病人病情平稳，血常规、肝肾功能、凝血功能等指标无明显异常，可耐受手术。

【治疗方案】

根治性胰十二指肠切除术（惠普尔手术）。

若确诊为神经内分泌肿瘤，术前行生长抑素类药物治疗，可以缩小肿瘤，降低手术难度和风险。目前外科技术可行，直接手术治疗可获取足够组织以明确诊断及分期，并指导下一步治疗方案。只要做好充分术前准备，降低手术风险，直接行外科手术是性价比最高的治疗方案。

该病人一般情况良好，无明显症状，手术意愿强烈，术前评估行胰十二指肠切除术安全可行；病人肿瘤巨大，生长自胰钩突，沿十二指肠韧带推挤肝脏，腹腔镜下操作空间狭小，选择开腹手术。

手术重点注意事项：①巨大肿瘤，注意充分暴露血管，避免大出血；②肿瘤血供异常丰富，动脉血供来源错综复杂，预计术中大出血风险较高，术前备血等准备需充分；③备人工血管，肿瘤涉及的肠系膜上静脉及门静脉较长，需做好血管置换的准备；④胆管切缘及胰管切缘送检，以保证 $R_0$ 切除。

【预后】

根据肿瘤病理类型及分期，预后差别较大。若为实性假乳头状瘤，手术可以治愈，预后良好。若为神经内分泌肿瘤，则根据恶性程度及分期不同，预后差别较大，但总体预后较胰腺导管腺癌好。根治性手术后，生长抑素类药物或化疗敏感性是影响神经内分泌癌预后的主要因素。

## 四、实际执行方案

于 2021 年 7 月 21 日在全身麻醉下行根治性胰十二指肠切除术（惠普尔手术）＋胰腺周围神经切除＋胆管修补成形术，术后规律服用奥曲肽，肿瘤科随诊。

## 五、反馈

【方案进行中各阶段执行情况】

1. 2021 年 7 月行根治性胰十二指肠切除术（惠普尔手术）＋胰腺周围神经切除＋胆管修补成形术（图 29-7）。手术经过顺利，通过肠系膜上动脉血流控制，术中出血少，约 200ml。术中可见胰管正常，约 3mm，胰腺质地软，行陈氏胰肠吻合（4-0 Prolene 线，贯穿胰腺实质的套入式空肠黏膜内翻连续缝合，端侧吻合，胰腺导管与空肠黏膜不缝合）。

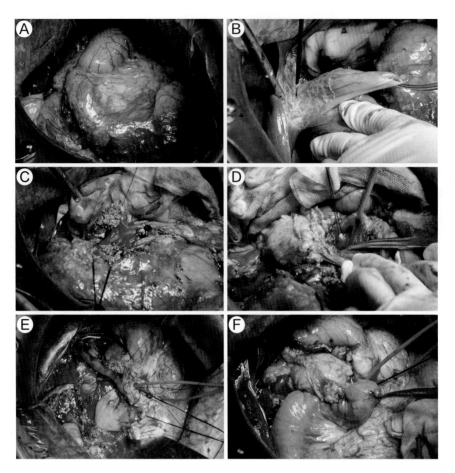

**图 29-7　术中图片**

A. 探查见肿瘤位于胰钩突,十二指肠被推向腹侧;B. 游离胆囊,可见肿瘤上缘推挤肝脏脏面,但没有侵犯,与肝脏间隙清楚;C. 离断胰颈,可见肠系膜上静脉及门静脉被肿瘤推挤,无侵犯;D. 游离肠系膜上动脉(红色尿管标记),寻找胰钩突的粗大动脉供血并离断(丝线标记);E. 肿瘤切除后手术创面;F. 陈氏胰肠吻合。

2. 手术过程顺利,术后恢复良好,未出现胰瘘、胆漏、感染等并发症,术后第 4 天复查 GPT 214U/L,GOT 85U/L,ALB 36g/L,TBil 20μmol/L。术后第 1、第 3、第 5 天复查引流液淀粉酶均阴性,术后第 6 天拔除腹腔引流管。术后第 10 天恢复顺利出院。

3. 术后病理(图 29-8 ~ 图 29-11)(胰十二指肠标本)胰钩突神经内分泌肿瘤(NET,G_2)伴肝总动脉旁淋巴结(1/1 枚)转移。十二指肠黏膜下层及黏膜层局灶区域可见肿瘤累及;送检胆总管切缘、胰腺断端及十二指肠断端切片中均未见肿瘤细胞。肝门淋巴结及胰头部淋巴结(0/13)无转移。

4. 术后第 9 天复查腹部 CT(图 29-12),出院后 4 个月复查腹部 CT(图 29-13),未见肿瘤进展。

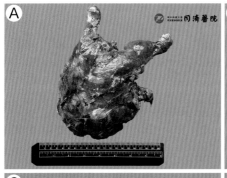
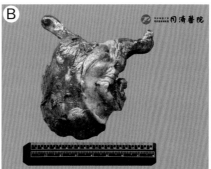
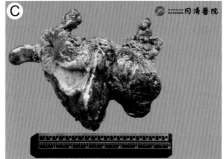
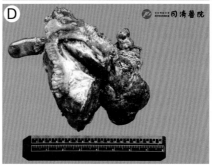

图 29-8　手术切除标本

A. 手术切除标本；
B. 肿瘤位于胰钩突，切开十二指肠前壁，可见黏膜完整，未见溃疡等；
C. 横向切开十二指肠降部；
D. 纵向切开十二指肠降部，可见十二指肠大体结构完整，未见明显肿瘤侵犯，浆膜层及基层局部可能与肿瘤关系密切。

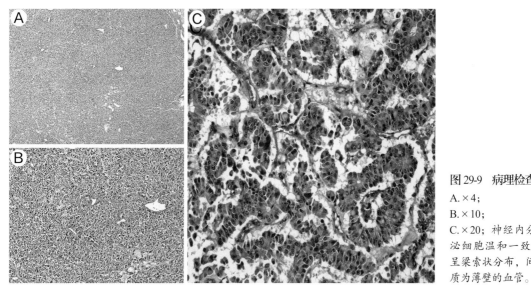

图 29-9　病理检查

A. ×4；
B. ×10；
C. ×20；神经内分泌细胞温和一致，呈梁索状分布，间质为薄壁的血管。

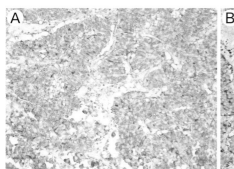
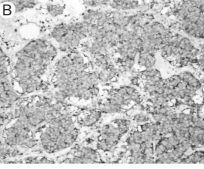

图 29-10　免疫组化

A. SSTR2（2+）；
B. Syn。

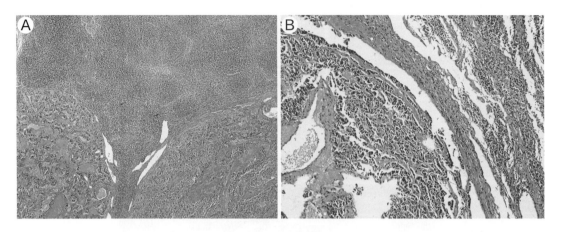

图 29-11    淋巴结转移

A. ×4；B. ×10。

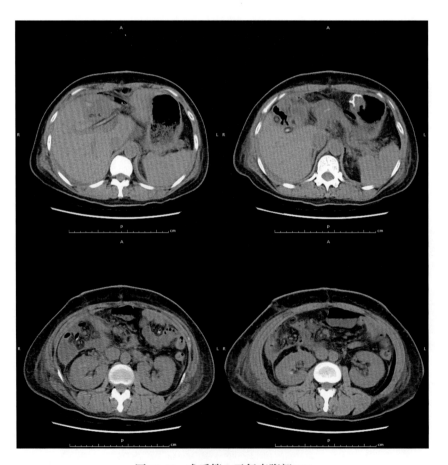

图 29-12    术后第 9 天复查腹部 CT

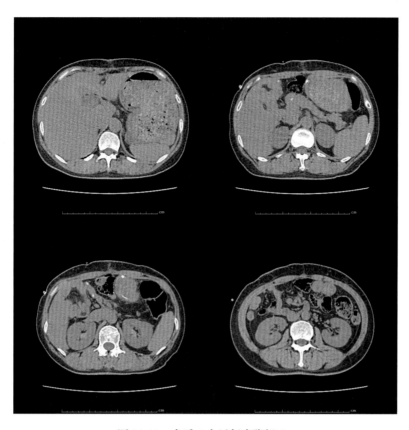

图 29-13　术后 4 个月复查腹部 CT

【治疗过程及随访情况总结】

病人治疗过程及随访情况见图 29-14。

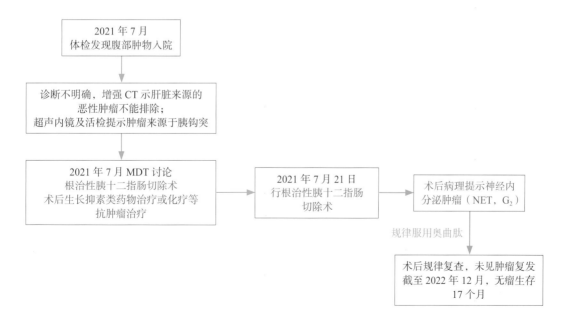

图 29-14　治疗过程及随访情况

## 病例要点

1. 年轻男性，治疗意愿强烈，辗转多地求医未果。
2. 十二指肠球部腺癌，与胰头边界不清。
3. 既往肝硬化病史，门静脉海绵样变严重，术中出血风险极高。
4. 肝功能 Child-Pugh A 级，ECOG 评分 0 分，NRS 2002 1 分。
5. MDT 讨论后，行胰十二指肠根治性切除术，建议术后辅助化疗＋放疗，病人未采纳放疗。
6. 随访无瘤生存 13 个月，带瘤生存 11 个月，总生存期 24 个月。

# 一、基本情况

【病史概况】

病人，男性，37 岁，体重 71kg。

病例来源：华中科技大学同济医学院附属同济医院肝胆胰疾病 MDT 团队。

发病时间：2020 年 8 月 10 日。

MDT 就诊时间：2020 年 8 月 17 日。

治疗要点：根治性胰十二指肠切除术（惠普尔手术）＋ SOX（替吉奥和奥沙利铂）化疗方案。

随访截止时间：2022 年 8 月 4 日。

随访截止状态：DFS 13 个月，带瘤生存 11 个月，总生存期 24 个月，目前带瘤生存。

**主诉：** 腹痛并发现肝硬化 1 月余。

**现病史：** 病人诉于 1 月余前无明显诱因出现上腹部钝痛，为持续性，无明显阵发性加重，无恶心、呕吐，无发热、咳嗽、咳痰，无胸痛、呼吸困难等症状。于当地医院就诊，完善相关检查后予以护胃治疗（具体不详），效果欠佳。后腹痛较前有所加重，行腹部 CT 检查提示肝硬化、十二指肠肿瘤，给予护肝、奥美拉唑等治疗，症状无明显缓解。

随后至多地就诊，因肝硬化门静脉高压，未能行手术治疗。现为求进一步诊治，来我院就诊，门诊以"肝硬化"收入。

发病以来，精神、饮食、睡眠可，大小便正常，体力、体重无明显变化。

**既往史：** 青少年时期患血吸虫病，后治愈（具体不详）；否认肝炎病史，否认高血压、糖尿病等慢性病史，否认肿瘤等家族病史及遗传病史。无手术、外伤史及长期饮酒史。

【专科体格检查】

贫血貌，全身皮肤巩膜无黄染，无皮疹、皮下出血、皮下结节、瘢痕，毛发分布正常，皮下无水肿，无肝掌、蜘蛛痣。腹部稍膨隆，无腹壁静脉曲张，无胃肠型，无蠕动波，腹式呼吸存在。脐正常、无分泌物。腹部无压痛、反跳痛。腹部柔软、无包块。肝脏肋缘下未触及，脾脏脐下3横指，墨菲征阴性，肾区无叩击痛，输尿管点无压痛，移动性浊音阴性，无液波震颤，肠鸣音5次/min，无过水声，无血管杂音。

【社会背景及治疗意向】

已婚已育。工薪阶层，治疗意愿积极，愿意接受手术等有创检查和治疗。因追求手术治疗，多地求医后来我院，要求手术，对术中出血、术后肝衰竭等手术风险有较充分的理解。

【入院检查】

（一）实验室检查

血常规：HGB 74.0g/L，HCT 26.3%，平均红细胞体积（mean corpuscular volume，MCV）73.5fL，平均红细胞血红蛋白含量（mean corpuscular hemoglobin，MCH）20.7pg，平均红细胞血红蛋白浓度（mean corpuscular hemoglobin concentration，MCHC）281g/L，红细胞体积分布宽度变异系数（coefficient of variation of RDW，RDW-CV）17.8%，红细胞体积分布宽度标准差（standard deviation of RDW，RDW-SD）47.2fL，PLT $124 \times 10^9$/L，血小板压积（plateletcrit，PCT）0.13%。

血生化：TP 62.5g/L，钙2.10mol/L，乳酸脱氢酶（lactate dehydrogenase，LDH）133U/L。

肿瘤标志物：PIVKA-Ⅱ 19.00mAu/ml，AFP 1.21ng/ml，CA125 11.7U/ml，CA19-9 5.93U/ml。

肝肾功能、电解质、凝血功能均在正常范围内，否认乙型肝炎感染史。

（二）影像学检查

1. 腹部CT（肝门静脉CTA） 肝硬化，脾大，门静脉高压，门静脉海绵样变，食管胃底静脉迂曲扩张；胆囊壁水肿；脾内多发低密度灶，囊肿或铁沉积结节可能；十二指肠球部肠壁增厚、僵硬，需与炎症和肿瘤鉴别，建议进一步检查；十二指肠降部憩室（图30-1～图30-3）。

2. 腹部MRI平扫+弥散+灌注 十二指肠球部肠壁增厚，考虑肿瘤性病变，与胰头分界欠清，累及门静脉主干及肠系膜上静脉起始处，肝门区门静脉海绵样变；肝硬化，脾大，脾周少许积液；肝左外叶小囊肿；脾脏异常信号，多考虑良性病变；肝门及腹膜后小淋巴结增多（图30-4～图30-7）。

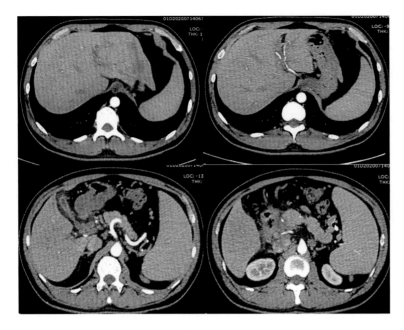

图 30-1　腹部 CT（肝门静脉 CTA）

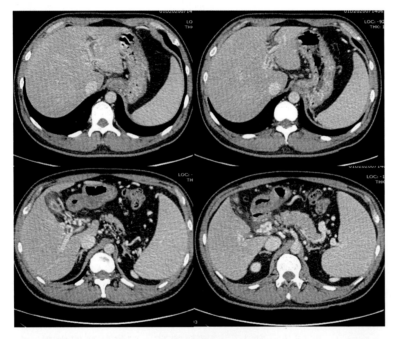

图 30-2　腹部 CT 门静脉期

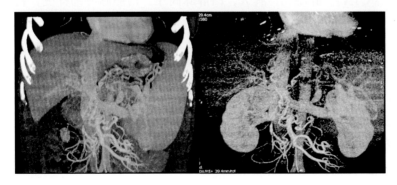

图 30-3　腹部血管重建

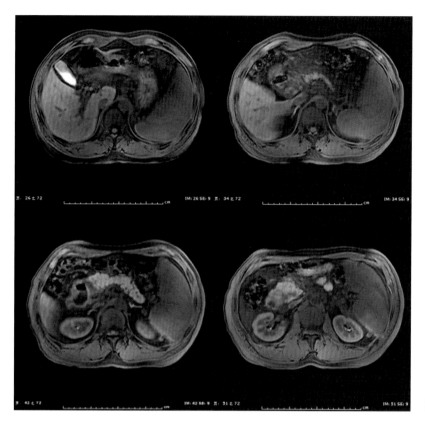

图 30-4　腹部 MRI T$_1$WI

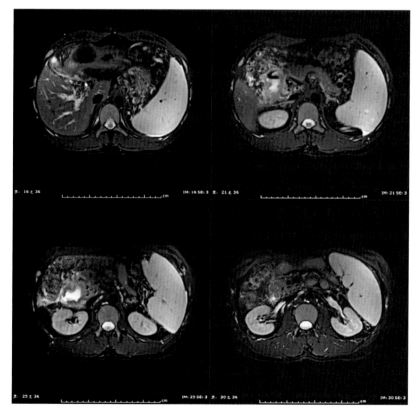

图 30-5　腹部 MRI T$_2$WI

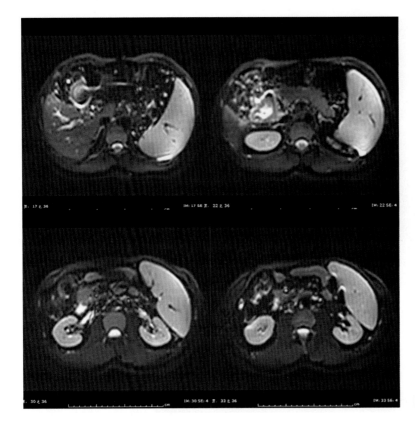

图 30-6　腹部 MRI DWI

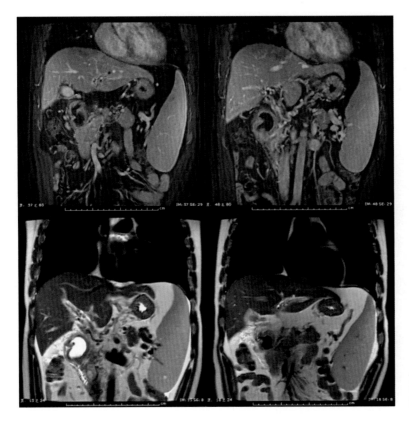

图 30-7　腹部 MRI 冠状面
成像

3. 电子胃镜　食管胃底静脉曲张（重度）；十二指肠新生物（恶性肿瘤？待病理检查）（图 30-8）。

胃镜下取病理检查示：（球部）十二指肠腺癌（图 30-9）。

4. 胸部 CT、心脏彩超、心电图等未见异常。

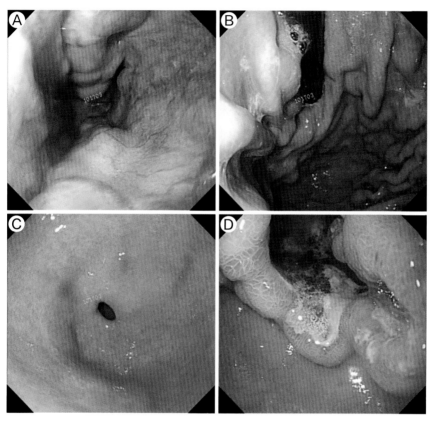

图 30-8　电子胃镜
A. 食管；
B. 胃底；
C. 胃窦；
D. 十二指肠球部。

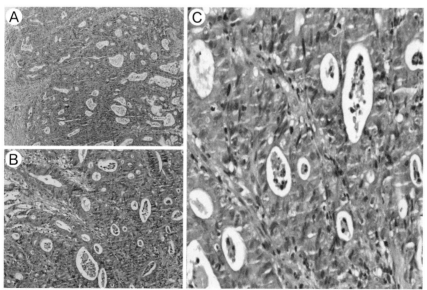

图 30-9　胃镜下病理检查
A.×10，镜下可见成片的异型腺体；
B.×20，镜下可见腺体融合成筛，轮廓不规则，细胞明显异型；
C.×40，镜下可见细胞大小不等，核大，可见核仁，腺腔内可见坏死物。

## （三）专科相关评估

1. 肝功能 Child-Pugh A 级。

2. 肿瘤标志物在正常范围内。

3. 肝硬化程度：影像学提示肝硬化。

4. ECOG 评分 0 分。

5. NRS 2002 1 分。

# 二、MDT 讨论过程

【病史要点】

1. 十二指肠腺癌诊断确切，行胰十二指肠切除术指征明确。

2. 肿瘤位于十二指肠球部肠壁，与胰头分界欠清，累及门静脉主干及肠系膜上静脉起始处。

3. 由于肝硬化、门静脉高压引起的脾大、门静脉海绵样变等基础疾病，术中出血风险高。

4. 病人无明显症状，一般状况良好。

5. 年轻男性，治疗意愿强烈。

【疾病诊断】

1. 十二指肠腺癌。

2. 门静脉海绵样变。

3. 中度贫血。

4. 肝硬化。

5. 门静脉高压，食管胃底静脉曲张（重度）。

6. 巨脾。

【MDT 讨论疑难点】

1. 十二指肠腺癌及门静脉高压相关并发症治疗次序问题。

2. 行胰十二指肠切除术时切除范围问题。

3. 术中出血、其他危险因素及预后预测。

4. 十二指肠腺癌的综合治疗，如何兼顾外科学特点和肿瘤学特点以达到提高疗效的目的。

5. 预防复发转移的治疗方案。

# 三、讨论结论

【目前临床诊断】

十二指肠腺癌；门静脉海绵样变；中度贫血；血吸虫肝硬化；门静脉高压；食管胃底静脉曲张（重度）；巨脾。

检查很充分，通过腹部增强 CT 及 MRI 了解肿瘤位于十二指肠球部，与胰头分界欠清，累及门静脉主干及肠系膜上静脉起始处，且存在淋巴结转移可能，通过胃镜活检证实为十二指肠腺癌。

病人有血吸虫肝病病史，考虑为血吸虫肝硬化所致的门静脉高压、门静脉海绵样变、食管胃底静脉重度曲张、脾大等。

【治疗方案】

根治性胰十二指肠切除术（惠普尔手术）+ 术后化疗、放疗。

目前没有典型脾功能亢进表现，凝血功能在正常范围，肝功能处于代偿期，Child-Pugh A 级。按诊疗规范，无须外科干预，可考虑行经颈静脉肝内门体分流术（transjugular intrahepatic portosystemic shunt，TIPS）或内镜下套扎等治疗。但目前处于肝功能代偿期，没有消化道出血病史，相对于恶性肿瘤对健康和生命的威胁暂无须紧急治疗，目前暂不处理肝硬化门静脉高压。

十二指肠腺癌属于限期手术，应尽快手术治疗。十二指肠腺癌的手术治疗原则应按照标准的惠普尔手术术式进行根治性切除。

病人中度贫血，门静脉高压及海绵样变，术中解剖肝十二指肠韧带及肠系膜上静脉时出血风险极高。食管胃底静脉曲张、肝硬化、脾大均为围手术期出血的危险因素。

根治性手术切除后，根据病人的状态予以抗肿瘤综合治疗有助于提高疗效及预防复发转移。根据术后病理及分期，再制订下一步化疗及放疗方案等。

根据术后恢复情况、肿瘤综合治疗及门静脉高压的发展情况，综合评估，考虑是否行门静脉高压的治疗，如 TIPS 等。

手术重点注意事项：①术前足量备血、血浆、白蛋白及纤维蛋白原等；②由于门静脉高压及门静脉海绵样变，游离门静脉及肠系膜上静脉时操作需更加精准细致，以防难以控制的大出血；③血管周围操作时不强调骨骼化，尽量保护血管周围纤维组织，便于缝扎等止血处理；④病人胰管无扩张，从门静脉前方断胰腺时注意辨认胰管并做好标记；⑤选择合适的胰肠吻合方式是防止术后胆漏的重要措施；⑥手术宜小不宜大，切忌行肝组织活检、断流术或脾切除等；⑦充分腹腔引流，术后限制液体补充，控制腹水等。

【预后】

十二指肠腺癌恶性程度高，没有有效的综合治疗方案，预后不良。

## 四、实际执行方案

根治性胰十二指肠切除术（惠普尔手术）+ SOX 方案化疗。

## 五、反馈

【方案进行中各阶段执行情况】

1. 2020 年 8 月行根治性胰十二指肠切除术（图 30-10）。

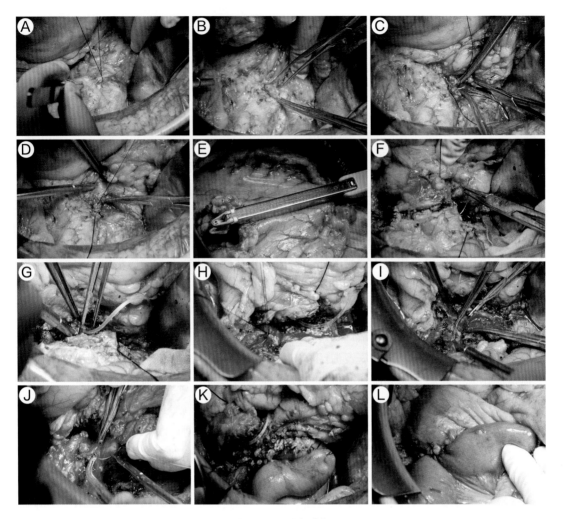

**图 30-10　手术过程**

A. 打开胃结肠韧带，显露胃结肠干，离断胰十二指肠下前静脉；B. 解剖分离肠系膜上静脉（superior mesenteric vein，SMV）主干的胰腺下段，确定手术可行性；C. 向上分离 SMV，发现曲张静脉及血管海绵样变，轻柔操作，仔细缝扎止血；D. 多处血管因海绵样变需反复缝扎止血，重点避免 SMV 主干损伤所致难以控制的大出血及血栓形成等；E. 确认 SMV 游离可行，决定行惠普尔手术，离断远端胃；F. 离断胰颈前，于胰腺上下缘分别缝扎止血，并提拉，以降低术中出血风险；G. 逐步离断胰腺实质，仔细寻找胰管，置入支撑管标记并固定；H. 处理 SMV 的汇入静脉，仔细结扎，轻柔操作；I. 避免骨骼化 SMV 及肠系膜上动脉（superior mesenteric artery，SMA），利用周围纤维结缔组织，缝扎曲张血管，不强求海德堡三角的彻底清扫；J. 行消化道重建前，再次仔细缝扎门静脉及 SMV 周围的潜在出血点；K. 缝扎止血后，可见 SMV 周围大量线结，血管壁迂曲，海绵样变；L. 陈氏胰肠吻合。

2. 手术过程顺利，术后恢复良好，未出现并发症。术后第 3 天复查：WBC $10.79 \times 10^9$/L，RBC $3.60 \times 10^{12}$/L，TBil 39μmol/L，PT 15.0 秒，血常规、肝肾功能及凝血功能其余指标无明显异常。引流液淀粉酶检测正常范围。

3. 术后病理　手术切除标本见图 30-11。病理检查（图 30-12）：十二指肠中分化腺癌侵及十二指肠壁全层并累及胰腺，肠壁内淋巴结（1/2）可见癌细胞，肝门淋巴结（1/5）未见癌细胞。脉管可见侵犯；胃断端、十二指肠断端、胰腺断端、胆总管断端切片

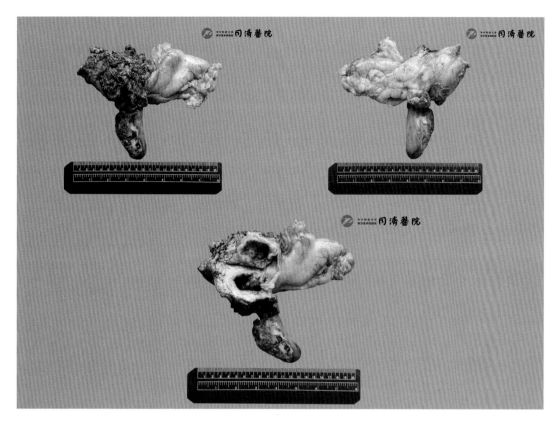

图 30-11　手术切除标本

胃组织大小 6cm×5cm×4cm，上附十二指肠长 8cm，管径 4cm，上附胆囊大小 8cm×4cm×3.5cm，壁厚 0.4cm，内容墨绿色胆汁，未见明显结石及息肉，上附胰腺大小 5cm×3cm×2cm，距胃断端 8cm、十二指肠断端 3cm 可见 7cm×6cm×5cm 肿块，切面灰白质硬，似侵及胰腺，肿块位于十二指肠及胰头部，分界欠清。

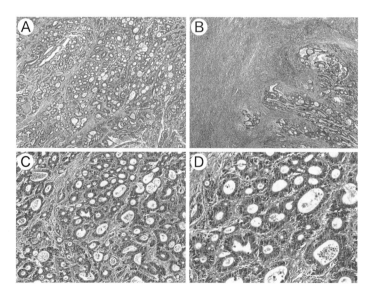

图 30-12　病理检查

A.×4，十二指肠壁内大量异型的分化腺体；B.×4，肿瘤淋巴结转移；C.×10，腺体拥挤，彼此靠背，融合；D.×20，细胞核深染，大小不等。

中未见癌细胞。免疫组化：MLH1（＋），PMS2（＋），MSH2（－），MSH6（－），Her-2（1+，阳性对照＋），E-Cadherin（＋），P53（散在＋，提示野生型可能），Ki-67（Li 约 60%）。错配修复蛋白缺失：①错配修复蛋白 MSH2 及 MSH6 缺失（dMMR），提示高微卫星不稳定性（MSI-H），请结合临床并行 *MSH2/MSH6* 胚系突变检测，以排除林奇综合征；②慢性胆囊炎伴腺肌症及胆固醇性息肉。

4. 2020 年 11 月开始行 SOX 化疗方案，共计 6 个周期，化疗前后复查未见肿瘤复发。

5. 2021 年 5 月行 16F 腹腔定位放疗后病人拒绝放疗。建议口服替吉奥一年，但病人自行服用中药，于 2021 年 7 月、9 月复查未见肿瘤复发。2021 年 12 月 12 日复查腹部增强 CT，不排除胰肠吻合口肿瘤复发及肝内肿瘤转移（图 30-13、图 30-14）。

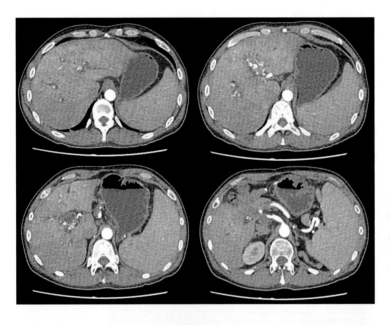

图 30-13　腹部增强 CT（2021 年 12 月 12 日）
胰肠吻合口旁不规则稍低密度影，不除外肿瘤可能；肝实质密度减低，强化欠均；肝内可见数个类圆形弱强化灶，大者直径约 16mm，考虑为转移可能。

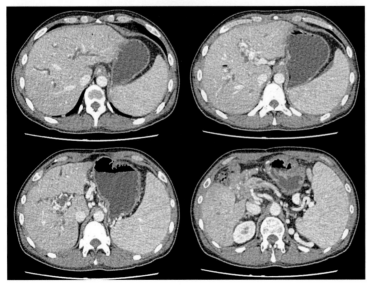

图 30-14　门静脉海绵样变
腹部增强 CT 示肝门结构紊乱，门静脉海绵样变，部分门静脉分支内见低密度影充填，脾静脉主干显示不清，食管胃底静脉、脾门区静脉及肠系膜静脉曲张，脾肾分流。

【治疗过程及随访情况总结】

病人治疗过程及随访情况见图30-15。

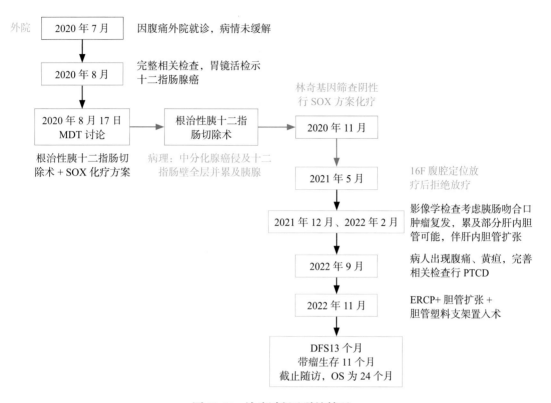

图 30-15　治疗过程及随访情况

# 胰腺恶性肿瘤伴肝转移

## 案例要点

1. 年轻男性，治疗意愿强烈。

2. 胰腺颈部腺癌，肠系膜上静脉侵犯可能，包绕胃十二指肠动脉，术前新辅助化疗后肿瘤较前略缩小。肝左外叶病灶，术前性质待定，术中证实为腺癌，分期 AJCC $T_4N_1M_1$。

3. 术前评估性根治性胰十二指肠切除术联合肝左外叶切除术安全可行。

4. 肝功能 Child-Pugh A 级，ECOG 评分 0 分，NRS 2002 0 分。

5. MDT 讨论后，决定术前新辅助化疗后行根治性胰十二指肠切除术联合肝左外叶切除术，建议术后化疗 ＋ 靶向联合免疫治疗。

6. 随访无瘤生存 12 个月后肿瘤复发伴局部转移，带瘤生存至 2022 年 10 月共 26 个月。

## 一、基本情况

【病史概况】

病人，男性，37 岁，体重 70kg。

病例来源：华中科技大学同济医学院附属同济医院肝胆胰疾病 MDT 团队。

发病时间：2020 年 8 月 13 日。

MDT 就诊时间：2020 年 8 月 20 日。

治疗要点：术前新辅助化疗（白蛋白紫杉醇 $100mg/m^2$ ＋吉西他滨 $1g/m^2$，2 个周期）＋根治性胰十二指肠切除术 ＋ 肝左外叶切除术 ＋ 术后吉西他滨 ＋ 信迪利单抗。

随访截止时间：2022 年 10 月 31 日。

随访截止状态：带瘤生存，DFS 12 个月，OS 26 个月。

**主诉：**腹胀 1 周。

**现病史：**病人 1 周前无明显诱因出现腹部胀痛不适，为持续性，无阵发性加重，不伴发热、恶性、呕吐等，无放射痛，无黄疸、胸闷等，于当地医院就诊，予以对症治疗略有好转，查上腹部增强 CT 提示"胰腺肿瘤性病变"。当地医院未予特殊治疗，病人腹胀症状持续存在，较发病时无明显加重。今为求进一步治疗，遂转至我院，门诊以"胰腺肿瘤"收入。

发病以来，病人精神、饮食、睡眠可，大小便正常，体力无变化，体重无明显变化。

**既往史：**既往体健，否认肝炎和结核病史及密切接触史，否认食物及药物过敏史。家族中无肿瘤病史。

【专科体格检查】

全身皮肤巩膜无明显黄染，未见蜘蛛痣等，全身浅表淋巴结未触及肿大。腹平软，上腹部轻度压痛，无明显反跳痛，未触及肝脾大，未触及包块。墨菲征阴性，麦氏点无压痛。叩诊肝浊音界位于右锁骨中线第 5 肋间，移动性浊音阴性，肠鸣音正常，无亢进。

【社会背景及治疗意向】

已婚，育有一子。治疗意愿积极，愿意接受手术等有创检查和治疗。

【入院检查】

（一）**实验室检查**

血常规、尿常规、便常规、肝肾功能、电解质、凝血功能均在正常范围。

肿瘤标志物：CA19-9 332.40U/ml，CEA 3.57ng/ml，CA125 12.9U/ml，AFP 正常范围。

胰腺损伤检查项：脂肪酶 1 370.7U/L，胰淀粉酶 384U/L。

（二）**影像学检查**

1. 心电图、胸部 CT 未发现异常。

2. 腹部增强 CT　胰颈部 25mm×20mm 占位，考虑胰腺癌可能，包绕并侵犯胃十二指肠动脉，肠系膜上静脉近心端 1/2 管周受累，伴体尾部胰腺炎；肝左外叶弱强化灶，伴远侧肝内胆管扩张；肝右前叶上段囊肿（图 31-1 ～ 图 31-3）。

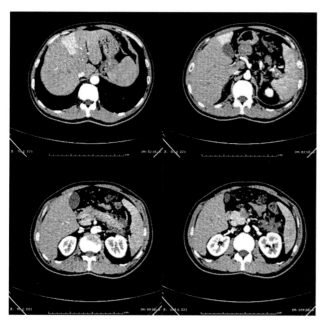

图 31-1　腹部增强 CT 动脉期

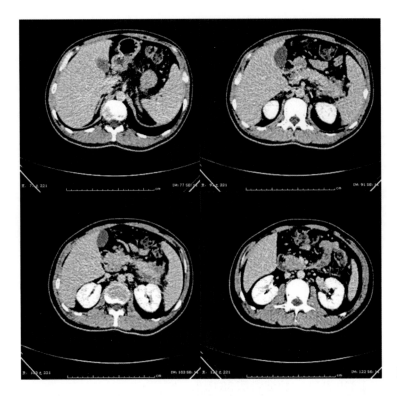

图 31-2　腹部增强 CT 门静脉期

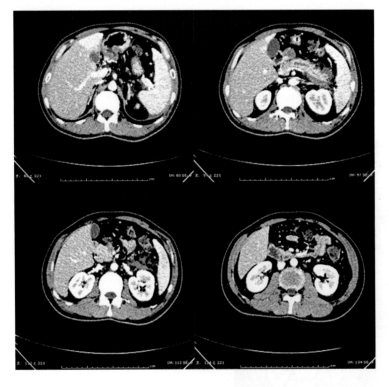

图 31-3　腹部增强 CT 静脉期

3. 上腹部 MRI 增强 + DWI　肝右前叶上段囊肿，胰头区异常信号，肿瘤所致可能，肝左外叶结片状异常信号灶，性质待定（图 31-4 ~ 图 31-7）。

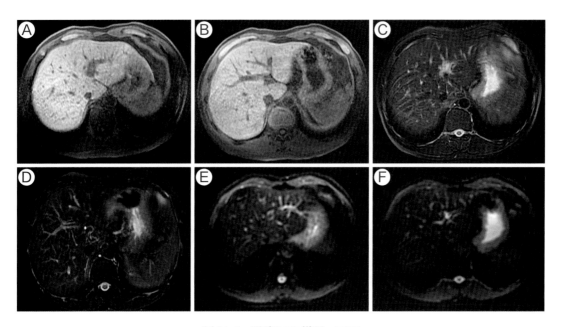

图 31-4　肝脏 MRI 增强 + DWI

A、B. $T_1WI$；C、D. $T_2WI$；E、F. DWI。

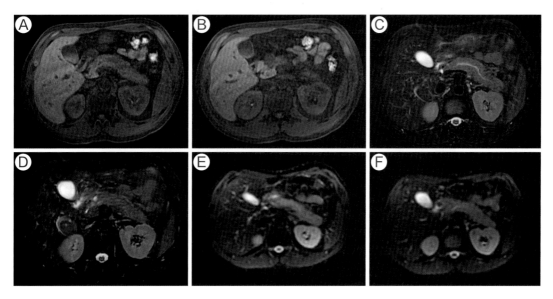

图 31-5　胰腺 MRI 增强 + DWI

A、B. $T_1WI$；C、D. $T_2WI$；E、F. DWI。

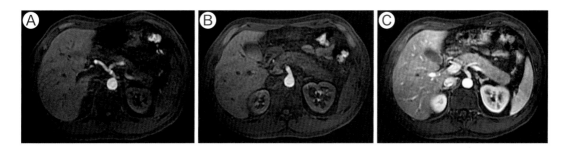

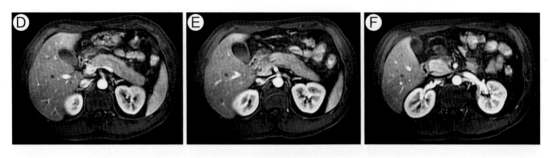

**图 31-6　胰腺增强 MRI**
A、B. 动脉期；C ~ F. 静脉期。

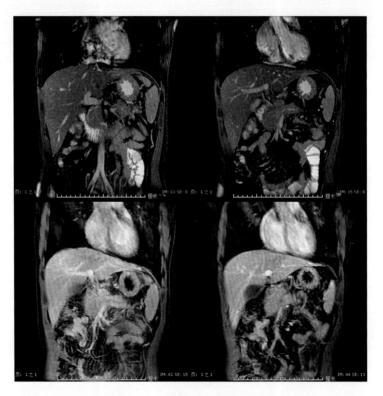

**图 31-7　上腹部 MRI 增强 + DWI**

4. **胃镜**　胃及十二指肠球部未见异常，十二指肠降段及乳头未见异常。

5. **超声内镜**　胰头部可见大小约 3.2mm × 35.9mm 低回声团块，边界尚清晰，内部回声均匀，局部包绕肠系膜上静脉；性质待 FNA 病理检查确定（图 31-8）。

超声内镜下胰腺穿刺活检：镜下见主要为纤维素样及血凝块，其间杂有极少许上皮样细胞，细胞核大深染，核仁不明显，有一定异型（图 31-9），结合临床病史，不排除高分化恶性上皮源性肿瘤（癌）可能。

穿刺脱落细胞病理检查：镜下见少许腺上皮细胞团，部分小圆形、小梭形细胞，偶见癌细胞（多为腺癌）。

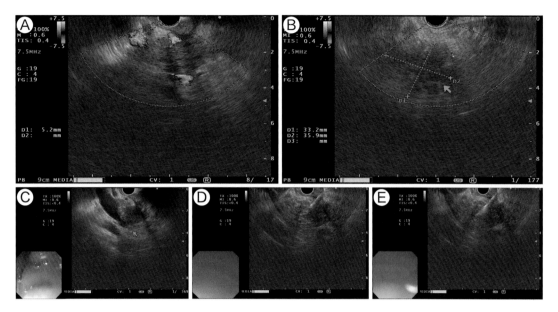

**图 31-8　超声内镜**

A. 胆总管 Doppler；B. 病灶 Doppler；C. 病灶 EUS；D、E. 病灶 FNA

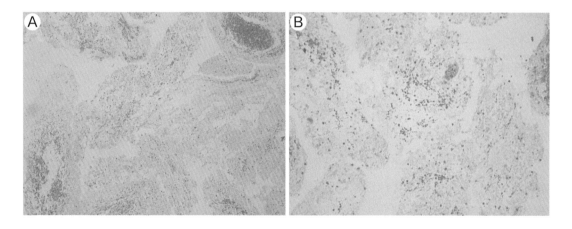

**图 31-9　超声内镜下胰腺穿刺病理检查**

A.×10，镜下以出血及少许炎症细胞浸润为主；B.×20，镜下偶见极少许上皮细胞，有一定异型。

## （三）专科相关评估

1. 肝功能 Child-Pugh A 级。

2. CA19-9 332.40U/ml。

3. 胰腺损伤检查项：脂肪酶 1 370.7U/L；胰淀粉酶 384U/L。

4. ECOG 评分 0 分。

5. NRS 2002 0 分。

## 二、MDT 讨论过程

【病史要点】

1. 胰颈部恶性肿瘤，包绕并侵犯胃十二指肠动脉，肠系膜上静脉近心端 1/2 管周受累，伴肝左外叶转移可能，肿瘤分期晚。

2. 病人症状轻微，一般状况良好，ECOG 评分 0 分，NRS 2002 0 分。

3. 年轻男性，治疗意愿强烈。

【疾病诊断】

胰腺恶性肿瘤伴肝转移。

【MDT 讨论疑难点】

1. 胰腺癌血管侵犯合并肝转移病例治疗方式的选择。

2. 胰腺肿瘤可切除时机的判断和具体术式的选择。

3. 手术危险因素及预后预测。

4. 胰腺癌肝转移的治疗如何兼顾外科学特点和肿瘤学特点以达到提高疗效的目的。

## 三、讨论结论

【目前临床诊断】

胰腺恶性肿瘤伴肝转移。

【治疗方案】

入院检查已完善，行超声内镜下胰腺穿刺活检及腹部 CT 增强检查，确诊胰颈部恶性肿瘤（腺癌），伴胃十二指肠动脉侵犯，不排除肠系膜上静脉受累及肝左外叶转移可能。病人为年轻男性，治疗意愿强烈，愿意接受手术治疗。在充分评估病情后可考虑手术根治性切除，术前采用新辅助化疗以达到局限肿瘤的目的。

病人胰腺癌有转移可能，一旦侵犯胰周大血管，则无法获得根治性切除机会。肠系膜上静脉侵犯程度是根治性手术能否开展的决定性因素，术前新辅助化疗可使部分交界可切除和不可切除的胰腺癌肿瘤降期，提高手术切除机会和 $R_0$ 切除率，并改善病人预后。术式应为标准的胰十二指肠根治术。

手术重点注意事项：①术中探查肿瘤与门静脉及肠系膜上静脉的关系，确认肿瘤病灶及侵犯情况，判断肿瘤可切除性；②胃十二指肠动脉侵犯，术中予以切除，力求切缘阴性，必要时行肝总动脉血管重建；③术中超声明确肝左外叶病灶性质，进一步排除肝内微小转移灶；④注意胆管变异情况，保证胆管通畅，并避免胆管损伤及狭窄。

术中应进一步明确肠系膜上静脉是否侵犯及侵犯的范围。确定左外叶病灶的性质以决定是否切除。新辅助化疗（白蛋白紫杉醇 $100mg/m^2$ ＋吉西他滨 $1g/m^2$，第 1、第 8、第 15 天，4 个周期）后再行术前可切除性评估。

【预后】

病人肿瘤分期晚，有远处转移和明显血管侵犯，可能有潜在血管微转移灶，复发风险高；胰腺癌新辅助化疗治疗时机、化疗周期、化疗方案及化疗药物剂量等选择方面仍存在较大争议。对该病人建议术后联合靶向 + 免疫治疗以达到提高疗效的目的。

## 四、实际执行方案

术前（白蛋白紫杉醇 100mg/m² + 吉西他滨 1g/m²，2 个周期）+ 根治性胰十二指肠切除术 + 肝左外叶切除术 + 术后吉西他滨化疗 + 信迪利单抗免疫治疗。

## 五、反馈

【方案进行中各阶段执行情况】

1. 2020 年 9 月 8 日—10 月 6 日行两周期（白蛋白紫杉醇 100mg/m² + 吉西他滨 1g/m²）化疗。

两周期化疗后，10 月 15 日复查肿瘤大小由 25mm × 20mm 缩小至 18mm × 17mm，与周围组织界限较前清晰，肝左外叶异常信号灶性质待定，择期行根治性胰十二指肠切除术（图 31-10、图 31-11）。术中探查明确肝左外叶病变性质，若为肿瘤转移灶则行肝左外叶切除术。

2. 2020 年 10 月 29 日行根治性胰十二指肠切除术 + 肝左外叶切除术（图 31-12）。

3. 手术过程顺利，术后恢复良好，未出现胆漏、胰瘘、腹腔感染、出血等并发症。

术后第 3 天复查：脂肪酶 57.0U/L，胰淀粉酶 19U/L，引流液淀粉酶正常范围；GPT 34U/L，GOT 20U/L，ALB 37.5g/L，TBil 11.8μmol/L，PT 13.3 秒，PTA 100%，INR 1.0。术后 30 天复查 CA19-9 19.71U/ml。

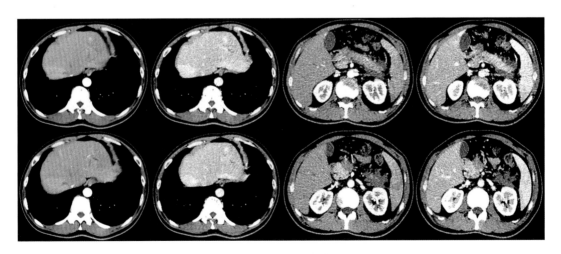

图 31-10　肝脏及胰腺增强 CT

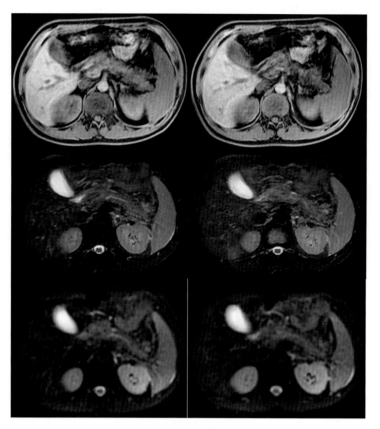

图 31-11　胰腺 MRI 增强 + DWI

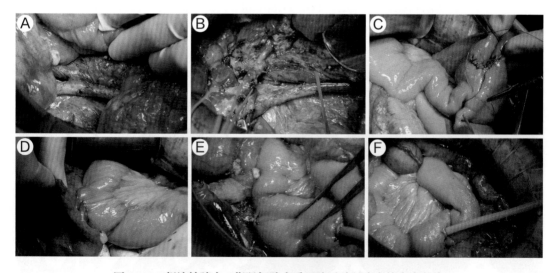

图 31-12　根治性胰十二指肠切除术采用陈氏胰肠吻合的术中图片

A. 腹腔探查未见转移，经科克尔（Kocher）切口探查至肠系膜上静脉及门静脉未见肿瘤侵犯；可见肿瘤侵犯胃十二指肠动脉（gastroduodenal artery，GDA）主干及远端，起始部未见侵犯，离断 GDA，于 SMV 上方建立胰腺隧道离断胰腺组织，游离并完整切除胰钩突后术区彻底清扫；B. 清扫包括海德堡三角的淋巴结；C～F. 陈氏胰肠吻合。

4. 术后病理　肝组织质韧区与肝内脉管辨别不清，肝总管断端阴性；胰腺前面距切缘 1cm 见 3.5cm×3cm 质硬区，与周围界限不清，质硬区内可见残留胰管，胰腺断端阴性；沿十二指肠乳头剪开胆总管，黏膜光滑，未见明显异常，质硬区部分似侵及胃壁；胆囊黏膜面光滑；网膜组织触摸未及明显肿块及质硬区。手术切除标本见图 31-13。病理检查（图 31-14）：胰腺中分化导管腺癌侵及十二指肠黏膜下层、胃壁浆肌层及相邻部分肝组织，伴胃周淋巴结（1/4 枚）转移，肝门部及海德堡三角淋巴结（0/8 枚）无转移。

5. 2020 年 11 月 19 日，完成术后第 1 次吉西他滨化疗；2020 年 12 月 3 日完成术后第 1 次信迪利单抗免疫治疗。8 个疗程后 CA19-9 恢复正常；2021 年 8 月 15 日复查

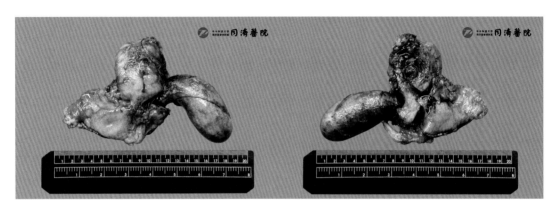

**图 31-13　手术切除标本**

肿瘤主体位于胰头部腹侧，紧贴胃窦，质硬，呈灰白色，胰腺断面距肿瘤 1cm；胰管及胆总管黏膜光滑柔软，未见明显异常。

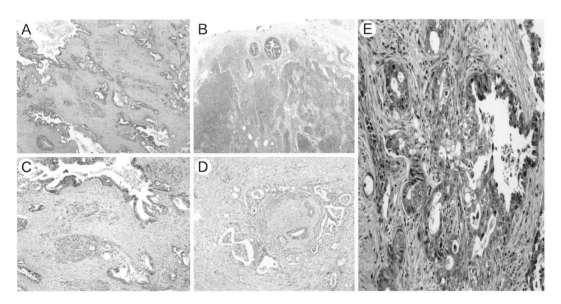

**图 31-14　术后病理**

A.×4，低倍镜下可见散在分布大量异型腺体；B.×4，肿瘤淋巴结转移；C.×10，胰腺组织内可见大小不等，形态各异的腺体，间质纤维化，可见残留的胰岛；D.×10，肿瘤侵犯神经；E.×20，异型腺体部融合成筛，细胞核深染，可见明显核仁。

CA19-9 升高，影像学检查未见复发征象，遂行 AG（吉西他滨 + 白蛋白紫杉醇）+ PD-1 单抗（信迪利单抗）方案进行治疗。2022 年 1 月 PET/CT 提示复发征象。改用奥沙利铂 + 伊立替康（每 2 周）+ PD-L1（1 次 /3 周）综合治疗，共维持治疗半年。2022 年 4 月出现消化道出血、四肢末梢神经损伤、严重恶心呕吐等并发症。根据基因检测结果，病人存在 Ras 通路突变，方案改为曲美替尼 + PD-L1（度伐利尤单抗）治疗。2022 年 8 月 PET/CT 考虑肿瘤治疗后改变，与前片比较，肿瘤活性明显受抑。2022 年 9 月 CA19-9、CEA、CA125 正常。

【治疗过程及随访情况总结】

病人治疗过程及随访情况见图 31-15。

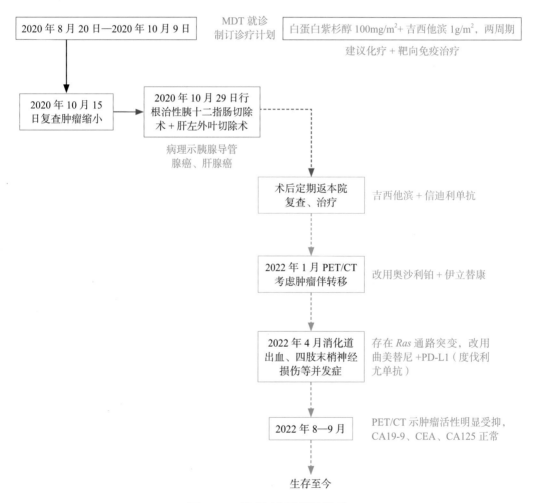

**图 31-15　治疗过程及随访情况**

# 胰头腺癌侵犯十二指肠

---

**案例要点**

1. 中年男性，省外就医，治疗意愿积极。

2. 胰腺肿瘤侵犯十二指肠，伴周围淋巴结肿大，急性胰腺炎治疗后。

3. 肿瘤主要位于胰头和十二指肠降部，术前评估行根治性胰十二指肠切除术安全可行。

4. 肝功能 Child-Pugh A 级，ECOG 评分 0 分，NRS 2002 0 分。

5. MDT 讨论后，行腹腔镜下根治性胰十二指肠切除术，分期为 AJCC $pT_4N_0M_0$，术后 GS 方案放疗。

6. 至随访截止时间无瘤生存 14 个月。

---

## 一、基本情况

【病史概况】

病人，男性，53 岁，体重 65kg。

病例来源：华中科技大学同济医学院附属同济医院肝胆胰疾病 MDT 团队。

发病时间：2021 年 7 月 18 日。

MDT 就诊时间：2021 年 8 月 10 日。

治疗要点：腹腔镜下根治性胰十二指肠切除术 + 术后化疗（吉西他滨 + 替吉奥）。

随访截止时间：2022 年 10 月 30 日。

随访截止状态：无瘤生存。

**主诉：**上腹疼痛伴发热 1 月余。

**现病史：**病人于 1 月余前无明显诱因出现上腹部疼痛剧烈，以右上腹为主，呈持续疼痛，阵发性加重，伴寒战、高热，体温最高达 39.6℃，偶伴腰部沉重，进食后加重，夜间休息时可稍缓解。无肩背部放射痛，无心悸、胸闷、胸痛，无黄疸，无恶心、呕吐，无腹胀，无尿频、尿急、腹泻等不适。于当地医院就诊，行 CT、MRI、PET/CT 等检查，诊断为"胰头癌，急性胰腺炎"，给予抗感染、抑制分泌、护肝等治疗后症状较前明显减轻，未予抗肿瘤治疗及 PTCD、ERCP 等有创操作。为求进一步治疗来我院就诊，门诊以"胰腺癌"收入。

发病以来，精神、食欲可，睡眠一般，大小便正常，体力有所下降，体重下降约5kg。

**既往史：** 否认肝炎、结核等传染病史，否认糖尿病、高血压等慢性病史，有肝胆系统肿瘤家族史，父亲因"肝癌"去世，否认遗传病史及手术、外伤史等。

【专科体格检查】

体温 36.6℃，呼吸 20 次 /min，脉搏 78 次 /min，血压 122/68mmHg，营养中等，自主体位；全身皮肤巩膜无黄染，腹部及腰部皮肤颜色正常，腹部平软，右上腹轻压痛，无反跳痛，肝脾肋下未及，墨菲征阴性，肠鸣音可，移动性浊音阴性；肾区无叩击痛；双下肢无水肿。

【社会背景及治疗意向】

已婚，中年男性，当地医院治疗胰腺炎好转后，专程外地就医，治疗意愿积极，要求尽早手术治疗，希望腹腔镜手术。

【入院前资料】

1. 外院治疗后实验室检查（2021 年 7 月 30 日） WBC $10.79 \times 10^9$/L，GPT 164U/L，GOT 59U/L，CA19-9 274.7U/ml，脂肪酶 97U/ml，胰淀粉酶 79U/L。

2. 外院影像学检查　2021 年 7 月 21 日腹部增强 MRI + MRCP 示：胰头部异常信号影并胆总管、胰管扩张，考虑沟槽状胰腺炎可能，胰腺恶性肿瘤待排，建议治疗后复查；肝内多发囊肿；胆囊底部异常信号影，考虑腺肌症可能；不均质脂肪肝。

2021 年 7 月 23 日 PET/CT 示：胰钩突部占位性病变，FDG 代谢增高，考虑恶性肿瘤病变；门静脉与下腔静脉间 FDG 代谢异常结节，淋巴结转移不能排除，肝脏多发囊肿，前列腺多发钙化灶。

2021 年 7 月 24 日胃镜示：慢性非萎缩性胃炎伴糜烂，胃息肉，十二指肠球部及降部黏膜光滑，未见异常。

【入院检查】

（一）**实验室检查**

血常规、肝功能、肾功能、电解质、凝血功能、IgG$_4$ 定量测定正常范围。

肿瘤标志物：CA19-9 410.90U/ml，AFP 4.05ng/ml，CEA 5.29ng/ml，PIVKA-Ⅱ 35.14mAu/ml。

血清脂肪酶 263.0U/L，胰淀粉酶 68U/L。

（二）**影像学检查**

心电图及心脏彩超无明显异常。

胸部及心脏 CT 平扫无明显异常。

腹部彩超：①胰头区实质性病灶伴胰管扩张、肝内外胆管扩张、胆囊肿大（肿瘤性病变可能）；②肝多发囊肿（图 32-1）。

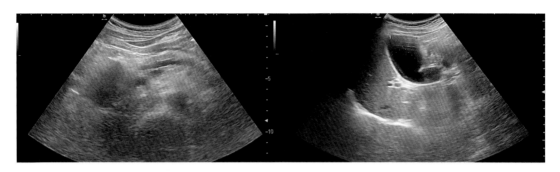

图 32-1　腹部彩超

　　肝门静脉 CT 血管成像：胰头不均匀强化肿块，大小约为 49mm×37mm，考虑肿瘤性病变，十二指肠壁侵犯可能，其旁淋巴结增多、增大，考虑周围淋巴结转移，累及胆总管下段，伴其上肝内外胆管扩张及胰管扩张；门静脉稍增宽，未见明显受侵；肝右后叶下段强化结节，多考虑血管瘤；肝内多发囊肿（图 32-2～图 32-4）。

　　超声内镜：①胰头低回声占位，癌？ 自身免疫性胰腺炎（autoimmune pancreatitis，AIP）待排；②胰管扩张（图 32-5）。

　　EUS-FNA 细胞学涂片：送检涂片 5 张镜下见腺癌细胞（图 32-6）。

　　超声内镜下胰头穿刺组织学检查：送检组织全取制片，镜下见炎性渗出物及少许零碎的腺上皮，细胞轻 - 中度异型，腺癌不排除（图 32-7）。

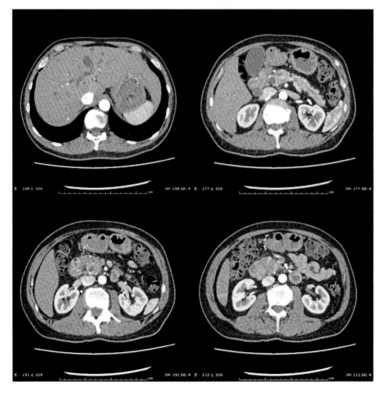

图 32-2　肝门静脉 CT 血管成像动脉期

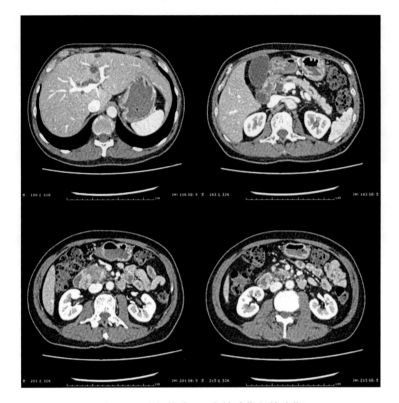

图 32-3 肝门静脉 CT 血管成像门静脉期

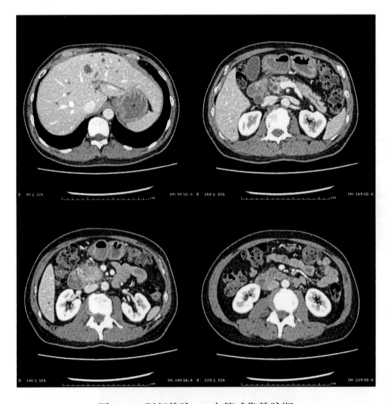

图 32-4 肝门静脉 CT 血管成像静脉期

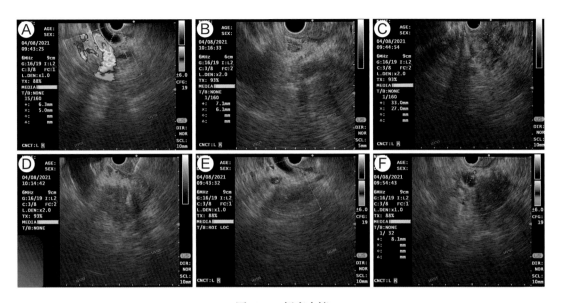

图 32-5　超声内镜

A. 胆管、胰管；B. 淋巴结；C～F. 病灶。

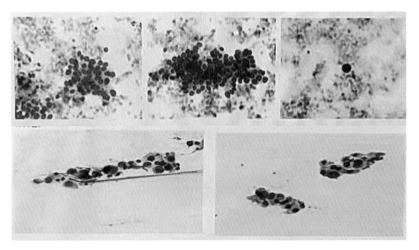

图 32-6　EUS-FNA 细胞学涂片

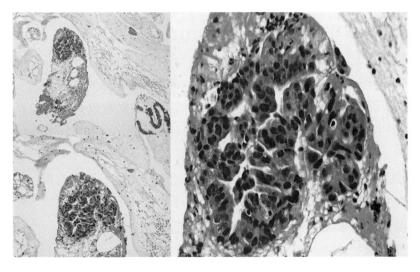

图 32-7　超声内镜下胰头穿刺组织学检查

### （三）专科相关评估

1. 肝功能 Child-Pugh A 级。

2. CA19-9 410.90U/ml。

3. 肝硬化程度：影像学提示无明显硬化。

4. ECOG 评分 0 分。

5. NRS 2002 1 分。

6. 胸部及腹部影像学检查未见远处转移。

## 二、MDT 讨论过程

【病史要点】

1. 胰腺癌侵犯十二指肠，$cT_4N_xM_0$，急性胰腺炎治疗后好转。

2. 肿瘤无远处转移，临床具有可切除性。

3. 肝功能 Child-Pugh A 级，ECOG 评分 0 分，NRS 2002 1 分。

4. 平素身体状况良好，中年男性，要求腹腔镜手术治疗。

【疾病诊断】

1. 胰头恶性肿瘤（$cT_4N_xM_0$）。

2. 急性胰腺炎治疗后。

【MDT 讨论疑难点】

1. 急性胰腺炎治疗好转后，胰头癌的手术时机。

2. 胰头癌侵犯十二指肠（$cT_4N_xM_0$）治疗方式选择。

3. 腹腔镜胰十二指肠切除术的可行性。

4. 术前是否新辅助治疗。

5. 术后预防复发转移的治疗方案。

## 三、讨论结论

【目前临床诊断】

胰头恶性肿瘤（导管腺癌）（$cT_4N_xM_0$）。

病人检查充分，诊断明确。肝门静脉 CT 血管成像示：胰头肿物（49mm×37mm），侵犯十二指肠，伴周围淋巴结转移可能，累及胆总管下段，未见血管侵犯及远处转移。EUS-FNA 细胞学涂片找到癌细胞。根据第 8 版 AJCC TNM 分期结合临床经验应以 $T_4N_xM_0$ 分期来治疗。

当地医院初诊时以急性胰腺炎发病，当时影像学资料结合临床症状，考虑沟槽状胰腺炎可能是合理判断，与胰钩突部肿瘤鉴别较为困难。但综合 PET/CT、肿瘤标志物等检查，胰头癌应为首要诊断，目前穿刺病理组织学确诊为胰头癌。

【前序治疗评价】

病人以急性胰腺炎发病，当地医院给予抗感染、抑制分泌及补液等治疗后，病人症状明显缓解。血淀粉酶指标降至接近正常，结合影像学资料，目前急性胰腺炎治疗效果满意，胰腺周围无明显水肿、渗出、坏死等。针对胰头癌，未予以特殊治疗。因病人未出现梗阻性黄疸等，亦未进行 PTCD 或 ERCP 等有创操作，不影响胰头癌后续外科手术治疗。

【治疗方案】

腹腔镜下根治性胰十二指肠切除术 + 术后化疗及局部放疗。

病人诊断为胰头癌，恶性程度高，对放、化疗的敏感性较低，目前根治性手术仍是潜在治愈的首选方式，且术前评估根治性切除具有可行性。术后放、化疗有助于降低复发风险，有利于提高病人 5 年存活率及总体生存率。

手术重点注意事项：①腹腔镜探查后，根据胰头周围炎症情况及与 SMV 的关系，决定是否行腹腔镜下胰十二指肠切除术。若钩突部炎症较重，不强求腹腔镜手术。②需将胆总管及胰管切缘送术中冰冻切片分析，保证切缘阴性，达到 $R_0$ 切除。③彻底淋巴结清扫，包括肝门部、胰头周围、海德堡三角区域等。术中进一步评估淋巴结转移情况，必要时送术中冰冻切片分析。④陈氏胰肠吻合效果确切，在降低术后胰瘘、出血等并发症的发生率方面优势明显，腹腔镜下操作安全、快捷。

【预后】

病人诊断为中晚期胰头癌，恶性程度高，且肿瘤较大，淋巴结转移可能，这些均是复发及预后不良因素。高质量的根治性胰十二指肠切除术是预后的重要基础，联合术后综合治疗，可有效延长生存。

## 四、实际执行方案

腹腔镜下根治性胰十二指肠切除术 + 术后 GS（吉西他滨 + 替吉奥）方案化疗。

## 五、反馈

【方案进行中各阶段执行情况】

1. 2021 年 8 月 12 日行 3D 腹腔镜下根治性胰十二指肠切除术（图 32-8、图 32-9）。

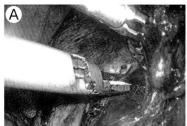
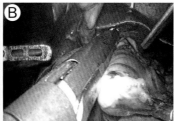
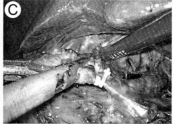

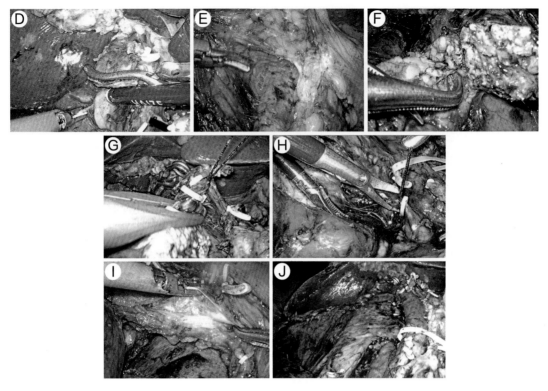

**图 32-8    术中情况**

A. 第 16 组淋巴结清扫，确认手术可行性；B. 离断胃；C. 清扫第 7、第 8、第 9 组及第 12 组淋巴结，离断胃右动脉；D. 游离胆囊，于肝右动脉下方切断肝总管，补充清扫第 12 组淋巴结，骨骼化门静脉；E. 解剖 SMV 至贯穿胰腺后缘；F. 离断胰颈，仔细寻找胰管；G. 结扎并离断 GDA；H. 离断胰十二指肠下后静脉；I. 游离胰钩突，清扫海德堡三角淋巴结；J. 整块移除标本后术区所见。

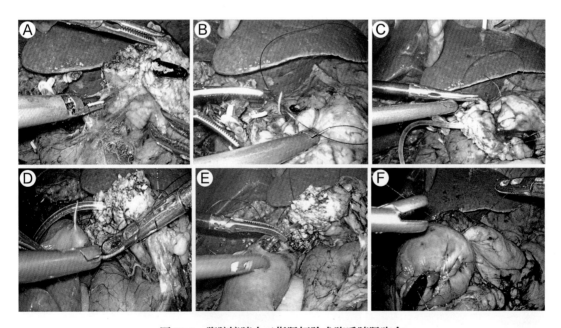

**图 32-9    腹腔镜胰十二指肠切除术陈氏胰肠吻合**

A. 游离胰腺残端约 1cm；B. 胰腺上下缘胰背动脉分别缝扎并做牵引；C. 置入胰管支撑管并做胰腺断面褥式缝合；D. 用 20cm 4-0 Prolene 缝线行陈氏胰肠吻合；E. 胰管支撑管内引流，胰管与空肠黏膜不吻合；F. 收紧缝线，分别与胰腺上下缘的牵引线打结。

手术过程顺利，胰肠吻合操作时间 20min，术中出血量少于 50ml。术后恢复良好，未出现胰瘘、胆漏、感染、出血等并发症。术后第 3 天复查 GPT 68U/L，GOT 23U/L，ALB 39.3g/L，TBil 14.7μmol/L，术后第 1、第 3、第 5 天查引流液淀粉酶均在正常范围。术后第 5 天拔除腹腔引流管，术后第 6 天达出院标准。

术后 1 个月，病人在家因进食大量质硬食物，且种类繁多，出现一过性胃瘫。经禁食、鼻肠营养处理，1 周后好转。

2．术后病理　①胰腺导管腺癌，侵犯十二指肠，标本切缘阴性，淋巴结未见癌转移（图 32-10）。肉眼类型：胰腺组织大小 50mm×40mm×30mm，切开可见一大小 41mm×30mm×30mm 肿块。组织类型：胰腺高 - 中分化导管腺癌，侵及十二指肠壁至黏膜下层。胆总管近端切缘阴性，胃断端、十二指肠断端、胰腺断端、胆总管断端、钩突系膜、胰腺周围淋巴结 15 枚及肝门淋巴结 4 枚切片中均未见癌细胞。②慢性胆囊炎。

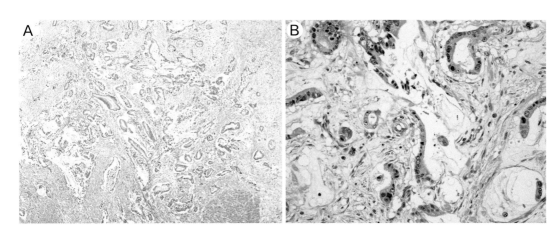

**图 32-10　术后病理**
A.HE 染色（×4）；B.HE 染色（×20）。胰腺组织内异型腺体伴有黏液分泌。

3．术后治疗　2021 年 10 月 20 日开始化疗（吉西他滨 + 白蛋白紫杉醇）。共行 8 周期化疗，出现皮疹Ⅱ度不良反应后结束化疗。

4．2022 年 10 月 30 日随访，病人无瘤生存，生活质量良好，每日坚持跑步等体育锻炼，能够进行篮球运动等较剧烈活动。

【治疗过程及随访情况总结】

病人治疗过程及随访情况见图 32-11。

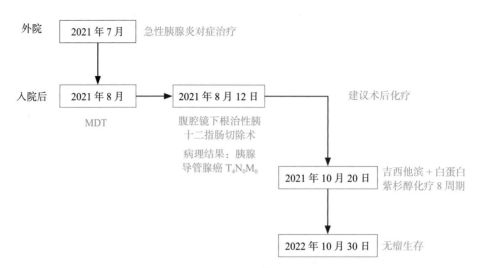

图 32-11　治疗过程及随访情况

# 侵犯腹腔干动脉的胰腺癌新辅助治疗与手术切除

---案例要点---

1. 中年男性，治疗意愿强烈。

2. 胰腺颈部导管腺癌，包绕侵犯腹腔干动脉，一期手术 $R_0$ 切除率偏低，疗效欠佳。

3. 第一次 MDT 讨论后，先行新辅助治疗，经 5 次放疗和 4 周期化疗之后，肿瘤有所缩小，术前评估行 Appleby 手术安全可行。

4. 肝功能 Child-Pugh A 级，ECOG 评分 0 分，NRS 2002 0 分。

5. 第二次 MDT 讨论后，行 Appleby 手术，建议术后继续放疗和化疗。

6. 随访无瘤生存 9.5 个月，后失访。

## 一、基本情况

【病史概况】

病人，45 岁，男性。

病例来源：武汉大学中南医院肝胆胰外科 MDT 团队。

入院时间：2019 年 2 月 16 日。

发病时间：2019 年 1 月 14 日。

MDT 就诊时间：2019 年 2 月 20 日。

治疗要点：术前新辅助化疗 + 联合腹腔干切除的胰颈体尾切除 + 全脾切除 + 淋巴结清扫术（Appleby 手术）。

随访截止时间：2019 年 11 月。

随访截止状态：无瘤生存 9.5 个月。

**主诉：**左上腹间断疼痛 1 个月。

**现病史：**病人近 1 个月来无明显诱因出现左上腹间断疼痛，无明显昼夜规律，与进食等无关，伴腰背部不适，休息可稍缓解。无腹胀、腹泻，无恶心、呕吐，未行特殊治疗，症状逐渐加重。至我院门诊行腹部 CT 检查提示胰腺癌伴腹腔干侵犯，门诊以"胰腺癌"收入。

发病以来，病人精神尚可，饮食差，睡眠可，大小便正常，体力体重未见明显变化。

**既往史：**糖尿病病史 2 年，口服降糖药，血糖控制可，具体不详；否认高血压、冠心病等病史，否认乙型肝炎、结核等感染史，否认手术、外伤史、输血史，否认食物、药物过敏史。

【专科体格检查】

皮肤巩膜无黄染，浅表淋巴结未触及肿大，甲状腺右叶可触及肿块，质地软，双肺呼吸音清，未闻及明显干湿啰音，心脏听诊律齐，心音有力，未闻及明显病理性杂音，腹壁及腰部皮肤颜色正常，未见腹壁静脉曲张等，腹软，上腹部压痛，无反跳痛，全腹未触及肿块，未触及肝脾大，肝脾区无叩痛，双下肢无水肿。

【社会背景及治疗意向】

中年男性，家庭经济条件较好，愿意接受手术等有创检查和治疗，治疗意愿积极。

【入院检查】

（一）**实验室检查**

血常规、肝肾功能、电解质、凝血功能、血尿淀粉酶等检查结果在正常范围。

肿瘤标志物：CA19-9 327.46U/ml，CA125、CEA、AFP 等在正常范围。

（二）**影像学检查**

1. 腹部增强 CT（2019 年 2 月 18 日）　胰腺颈部可见一 39mm×32mm 软组织密度团块影，边界不清，呈相对弱强化，病灶包绕腹腔干及分支近端，受累血管粗细不均伴僵硬；肝右动脉起于肠系膜上动脉；肝内结节、右肾结节无强化；远端胰体尾部萎缩伴胰管扩张；腹膜后未见肿大淋巴结；胃肠壁未见明显肿块影（图 33-1）。

2. EUS-FNA　食管、胃、十二指肠通畅，十二指肠降段及乳头正常，EUS 示胰腺颈体部可见一处低回声区，截面大小 3.3cm×2.3cm，内部回声不均匀，边界不清楚，胰体尾部萎缩，胰管扩张明显，直径 0.5cm，与脾动脉、脾静脉关系密切，毗邻肠系膜上静脉与脾静脉汇合部（图 33-2）。

3. EUS-FNA 病理结果（图 33-3）　示胰腺导管腺癌。

4. 2019 年 2 月 28 日 PET/CT（图 33-4）　①胰腺颈部可见不规则低密度肿块，范围

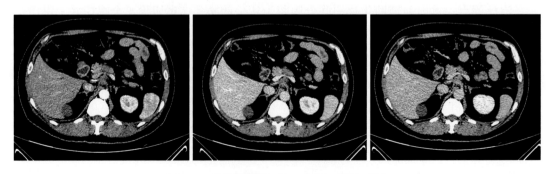

图 33-1　腹部增强 CT（2019 年 2 月 18 日）

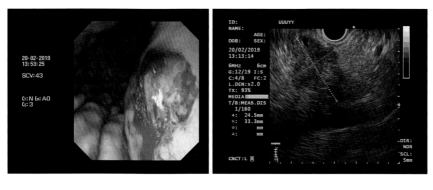

图 33-2　超声内镜

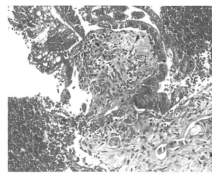
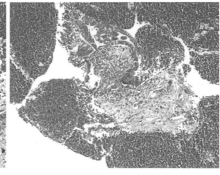

图 33-3　EUS-FNA 病理结果

胰腺导管腺癌（×200）。

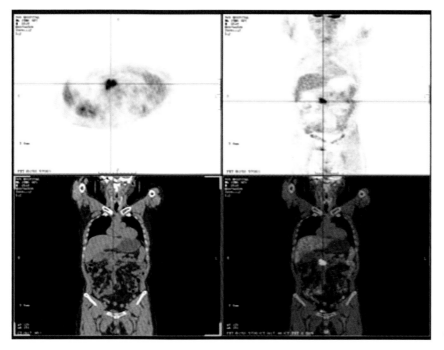

图 33-4　PET/CT（2019 年 2 月 28 日）

约 30mm（长径）×28mm（短径）×21mm（上下径），远端胰体尾部萎缩伴胰管扩张，放射性分布浓度，$SUV_{max}$5.1，增强呈中度强化，包绕腹腔干及分支近端，远端胰体尾部萎缩伴胰管扩张，代谢异常增高，以上符合恶性肿瘤病变；②其余探测部位未见明显恶性肿瘤及转移征象。

### （三）专科相关评估

1. 肝功能 Child-Pugh A 级。

2. CA19-9 327.46U/ml。

3. ECOG 评分 0 分。

4. NRS 2002 0 分。

## 二、MDT 讨论过程

【病史要点】

1. 中年男性，病人及家属治疗意愿强烈。

2. 胰腺肿瘤病灶包绕腹腔干及分支近端，合并左侧腹痛。

3. 细针穿刺病理诊断为胰腺导管腺癌，局部晚期胰腺癌，远处无转移，存在手术切除可能性。

4. 病人身体状况好，可耐受手术。

【疾病诊断】

1. 胰腺颈部导管腺癌 $cT_4N_0M_0$ Ⅲ期。

2. 2 型糖尿病。

【MDT 讨论疑难点】

1. 病人是否适合手术以及手术方式？

2. 是否需要进行新辅助治疗？

## 三、讨论结论

【目前临床诊断】

1. 胰腺颈部导管腺癌 $cT_4N_0M_0$ Ⅲ期。

2. 2 型糖尿病。

【治疗方案】

1. 局部晚期胰腺癌，潜在手术可能，推荐术前新辅助放化疗。

2. 解决方案及理由

放疗：对于全身状况良好的局部晚期胰腺癌，采用常规剂量放疗同步化疗或序贯放化疗可缓解症状和改善病人生存期，高剂量放疗较常规剂量放疗可提高局部控制率，可延长病人总生存率。

新辅助化疗：对于有高危因素（肿瘤巨大、CA19-9 高等）的可切除胰腺癌病人，可考虑行新辅助化疗，降低肿瘤分期，同时也是对肿瘤生物学行为的筛选。

手术治疗：①病人体能状态好，可耐受手术；②影像学检查显示病灶位于胰颈部侵犯腹腔干及其分支近端，未见远处转移，属局部进展期。手术可切除，但手术创伤较大，$R_0$ 切除率偏低，疗效欠佳。

【预后】

局部晚期胰腺癌，包绕腹腔干，为预后不良因素。

## 四、实际执行方案

放疗 + 辅助化疗。

2019 年 2 月 26 日行 1 周期 AG 方案：白蛋白紫杉醇 + 吉西他滨（白蛋白紫杉醇 125mg/m$^2$，第 1、第 8 天 + 吉西他滨 1.0g/m$^2$，第 1、第 8 天）。

2019 年 3 月 27 日起行上腹螺旋断层放射治疗系统（tomotherapy，TOMO）放疗（计划为 PTV-GTV=50Gy/10F），放疗 5 次后因 TOMO 验证 CT 提示病人肠胀气明显，靶区有所变化，加之病人耐受差，遂改变放疗计划，于 4 月 9 日起行上腹部 TOMO 放疗（3.5Gy×9F）。

## 五、反馈

【方案进行中各阶段执行情况】

1. 第一周期放化疗后。

2019 年 4 月 19 日复查腹部增强 CT：胰腺颈部可见一 34mm×25mm 软组织密度团块影，边界不清，呈相对低强化，病灶包绕腹腔干及分支近端，受累血管粗细不均伴僵硬；肝右动脉起于肠系膜上动脉；肝内结节、右肾结节无强化（图 33-5）。远端胰体尾部萎缩伴胰管扩张，对比前片（2019 年 2 月 18 日）可见胰腺病灶较前稍缩小；余较前未见明显变化。仍不推荐手术。

肿瘤标志物 CA19-9 316.99U/ml，较前稍下降。

2. 第三周期放化疗后。

2019 年 5 月 14 日—6 月 26 日行 3 周期化疗：白蛋白紫杉醇 + 吉西他滨（白蛋白紫杉醇 200mg/m$^2$，第 1、第 8 天 + 吉西他滨 1.9g/m$^2$，第 1、第 8 天），放疗同第 1 周期。

2019 年 5 月 31 日腹部 MRI：胰腺癌治疗后改变，胰腺颈部结节较前缩小，胰管扩张；

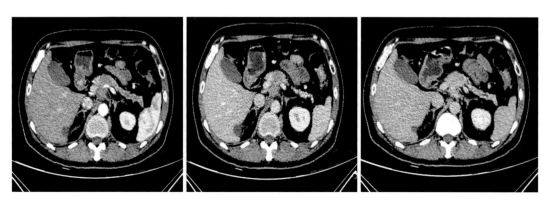

图 33-5　腹部增强 CT（2019 年 4 月 19 日）

右肾囊肿。胸部 CT：双肺散在微、小结节，多考虑增殖灶。此次复查疗效评价接近 PR。

CA19-9 逐渐下降（图 33-6）。

3. 第四周期新辅助化疗后。

2019 年 7 月 17 日增强 MRI：胰腺颈部可见一 21mm×17mm 长 $T_1$ 稍长 $T_2$ 信号结节，远端胰腺实质萎缩，胰管扩张；增强胰腺颈部结节呈相对弱强化，右肾结节无强化，余未见明显异常强化灶，对比前片 2019 年 6 月 3 日（图 33-7），胰腺颈部结节较前似稍显增大，余未见明显变化（图 33-8）。

2019 年 7 月 17 日增强 CT：胰颈部见 29mm×20mm 稍低密度结节，边界不清，增强见轻度强化，强化程度明显低于正常的胰腺组织，胰体尾部萎缩，胰管扩张并于胰颈结节部截断。增强胰腺颈部结节呈相对弱强化，右肾结节无强化，余未见明显异常强化灶。肝总动脉、胃十二指肠动脉、胃右动脉及脾动静脉受侵（图 33-9）。

4. 病人复查病灶较前缩小，再次讨论评估病人是否适合手术治疗及手术方式。

手术治疗：①病人体能状态好，可耐受手术；②影像学检查显示病灶较前略有缩小，未见远处转移，肿瘤标志物下降。可行联合腹腔干切除的胰颈体尾切除 + 脾切除术，以

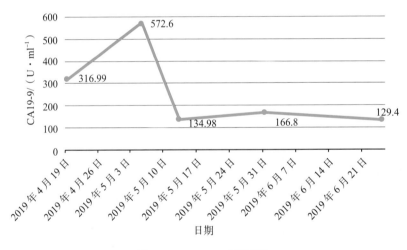

图 33-6 CA19-9 水平变化

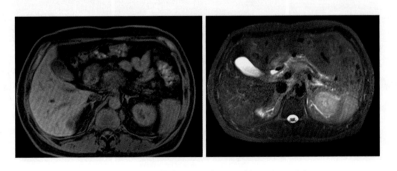

图 33-7 腹部增强 MRI（2019 年 6 月 3 日）

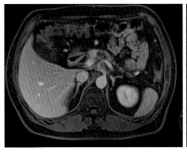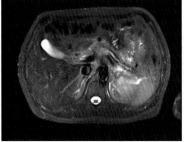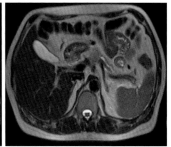

图 33-8　腹部增强 MRI（2019 年 7 月 17 日）

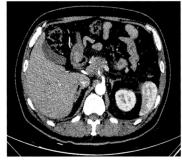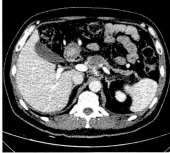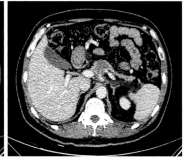

图 33-9　腹部增强 CT（2019 年 7 月 17 日）

期达到根治的效果。

辅助化疗：①与单纯手术相比，术后辅助化疗具有明确疗效、防止或延缓肿瘤复发，提高术后长期生存率等作用；②体能状态良好的病人，推荐吉西他滨单药化疗（1A 类证据）或以吉西他滨（GEM）为基础的联合用药方案（Ⅱ级专家推荐）。

实际执行方案：2019 年 8 月 1 日行联合腹腔干切除的胰颈体尾切除 + 全脾切除 + 淋巴结清扫术（Appleby 手术）（图 33-10）。

术后病理（图 33-11）：胰腺导管腺癌（中等分化）伴中度放化疗后反应，侵及腹腔干周围纤维脂肪组织，可见神经侵犯；胰腺组织内腺体萎缩，部分区域仅见胰岛残留，间质纤维化及玻璃样变，局部见泡沫细胞及胆固醇结晶聚积，神经纤维增生伴慢性炎症细胞浸润；肿瘤细胞明显退变、空泡变性；淤血性脾肿大；腹腔干断端、脾血管断端、脾门处组织未见癌细胞；于胰腺旁脂肪组织中可见淋巴结（15 枚）均

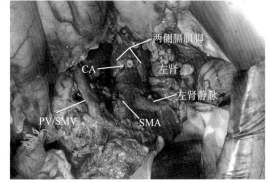

图 33-10　Appleby 手术术中图片

脾、胰体尾、腹腔干：9cm×5cm×4cm 不整形组织一块，其中胰腺 5cm×5cm×4cm，切开切面可见一 4cm×3.5cm×2.5cm 的灰白质硬肿块，紧邻胰腺断端，局灶似侵及被膜，切除腹腔干及分支全长 7cm，部分被肿瘤包绕，胰腺断端及周围刷墨，袋中另见一 11cm×8.5cm×4cm 游离脾脏，上附血管长 8cm，脾脏切开切面未见明显异常。

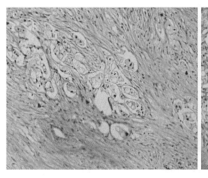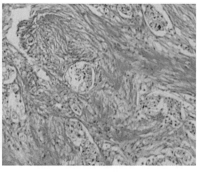

图 33-11　术后病理

未见癌转移。病理分期：$pT_4N_0M_0$。

继续术后 AG 方案化疗，白蛋白紫杉醇 + 吉西他滨方案化疗（白蛋白紫杉醇 200mg，第 1、第 8 天 + 吉西他滨 1.8g，第 1、第 8 天，每 3 周 1 次）。

术后 1 个月复查增强 CT 未见明显异常强化灶，无复发及转移（图 33-12）。

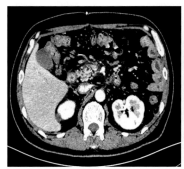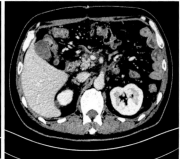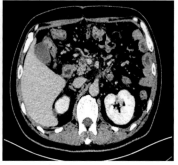

图 33-12　术后复查增强 CT

【治疗过程及随访情况总结】

病人治疗过程及随访情况见图 33-13。

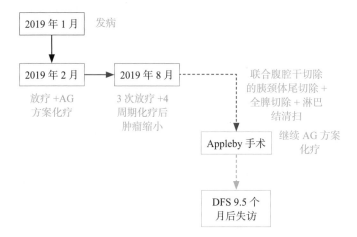

图 33-13　治疗过程及随访情况

---

**案例要点**

1. 中年病人，治疗意愿强烈。
2. 胰腺囊腺癌行根治性胰十二指肠切除术后 3 个月疾病进展期首次发现肝转移瘤。
3. 病人先后出现胰腺、结肠、肺等器官的复发转移并伴相应的临床症状。
4. 肝功能 Child-Pugh A 级，ECOG 评分 0 分，NRS 2002 0 分。
5. 多次 MDT 讨论后，予以 3 次开腹手术 + 1 次经皮肝转移瘤射频消融 + 1 次 CT 引导下肺转移瘤射频消融 + 吉西他滨联合奥沙利铂化疗 6 周期 + FOLFIRINOX 方案化疗 4 周期 + 吉西他滨联合替吉奥化疗 6 周期 + 替吉奥单药维持近 4 年。
6. 随访至 2021 年 1 月治疗后总生存期 7 年，因"严重电解质紊乱、呼吸衰竭"死亡。

## 一、基本情况

【病史概况】

病人，男性，52 岁，身高 185cm，体重 75kg。

病例来源：西安交通大学第一附属医院胆胰疾病 MDT 团队。

发病时间：2014 年 1 月 20 日。

MDT 就诊时间：共五次，分别为 2014 年 4 月 23 日、2018 年 1 月 17 日、2019 年 5 月 15 日、2019 年 8 月 14 日、2020 年 10 月 14 日。

治疗要点：3 次开腹手术 + 1 次经皮肝转移瘤射频消融 + 1 次 CT 引导下肺转移瘤射频消融 + 吉西他滨联合奥沙利铂化疗 6 周期 + FOLFIRINOX 方案化疗 4 周期 + 吉西他滨联合替吉奥化疗 6 周期 + 替吉奥单药维持近 4 年。

随访截止时间：2021 年 1 月 11 日。

随访截止状态：因"严重电解质紊乱、呼吸衰竭"死亡。

**主诉：** 间断性腹痛 1 个月。

**现病史：** 2014 年 1 月饮酒后出现腹痛，位于上腹部，呈持续性胀痛，伴恶心，无发热、呕吐等，无肩背部放射痛等，无黄疸、黑便等不适，就诊于当地医院，诊断为"急性胰腺炎"，给予补液、抗感染、对症及支持治疗后疼痛缓解。后复查上腹部 CT 提示胰腺占位，CA19-9 210U/ml，后动态复查肿瘤标志物 CA19-9 进行性升高，增强 CT 提示胰头占位。为求进一步诊治，遂来我院，以"胰腺占位"收入。

发病以来，精神、饮食、睡眠尚可，大小便无明显异常，体力、体重无明显增减。

**既往史：** 既往体健，否认高血压、糖尿病、冠心病病史，否认肝炎、结核等传染病史，否认肿瘤家族史及手术、外伤史等。

【专科体格检查】

皮肤巩膜无黄染，腹平坦，无腹壁静脉曲张，腹部柔软，全腹无压痛、反跳痛及肌紧张，腹部未触及包块。肝脾肋下未及，墨菲征阴性，肝脾区无叩痛，移动性浊音阴性，肠鸣音 4 次 /min。

【社会背景及治疗意向】

已婚已育，经济状况尚可，治疗意愿强烈，愿意接受手术及有创操作等治疗。

【入院检查】

（一）**实验室检查**

血常规、尿常规、便常规、肝肾功能、电解质、凝血功能均正常范围。传染性指标检查阴性。肿瘤标志物 CA19-9 268.5U/ml，余在正常范围。

（二）**影像学检查**

1. 上腹部增强 CT　胰钩突明显不规则增大，钩突内下方"类椭圆形"囊性异常占位信号，伴胰管扩张，考虑占位性病变（图 34-1、图 34-2）。

2. 门静脉系统 CTV　胰头软组织肿块影，轻度强化，考虑胰头癌；门静脉系统未见明显受侵征象（图 34-3）。

3. 体部 PET/CT　①胰头癌伴胰管扩张，肿瘤侵犯邻近大血管、十二指肠降部；右肺散在微小结节，核素无摄取；②全身其他脏器未发现转移性病变；③左侧筛窦轻度炎；④肝右叶小囊肿；⑤右侧肾上腺占位，核素无摄取，多考虑腺瘤；⑥慢性前列腺炎伴钙化。

（三）**专科相关评估**

1. 肝功能 Child-pugh A 级。

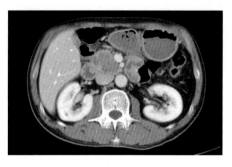

图 34-1　上腹部增强 CT 胰头区肿块

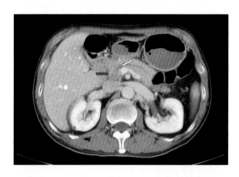

图 34-2　上腹部增强 CT 胰头区肿块及扩张胰管

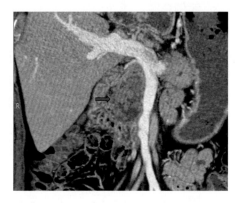

图 34-3　门静脉系统 CTV 冠状面图像示肿块与门静脉的关系

2. CA19-9 268.5U/ml。

3. ECOG 评分 0 分。

4. NRS 2002 0 分。

## 二、MDT 讨论过程及结论、实际执行方案、反馈

【病史要点】

1. 中年男性，发现胰头占位，影像学提示胰腺癌。

2. 术前评估行胰十二指肠根治性切除术安全可行。

3. 病人及家属治疗意愿强烈，接受手术及有创操作。

【疾病诊断】

胰腺占位：胰腺恶性肿瘤？

【前序治疗评价】

2014 年 1 月 24 日在全身麻醉下行胰十二指肠切除术（图 34-4）。术后恢复良好。术后病理回报提示：胰腺高 - 中分化黏液性乳头状囊腺癌，未累及十二指肠及乳头部和胆总管下段（图 34-5）。胰周淋巴结（1 个），腹腔干周围淋巴结（3 个），第 7、第 8、第 9 组淋巴结（2 个），第 12 组淋巴结（2 个）均未见癌转移。

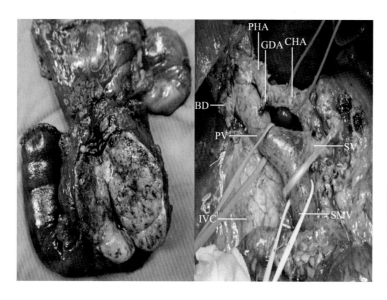

图 34-4　手术切除标本及术野照片（2014 年 1 月 24 日）

BD. 胆管；PV. 胰静脉；IVC. 下腔静脉；SMV. 肠系膜上静脉；SV. 脾静脉；CHA. 肝总动脉；GDA. 胃十二指肠动脉；PHA. 肝固有动脉。

【第一次 MDT 讨论】

于 2014 年 4 月 24 日行胸部及上腹部增强 CT 可见疑似肺及肝转移灶（图 34-6、图 34-7），遂行第一次 MDT 讨论。

【第一次 MDT 讨论疑难点】

1. 疾病诊断及肝脏新发病灶性质。

2. 下一步治疗方案。

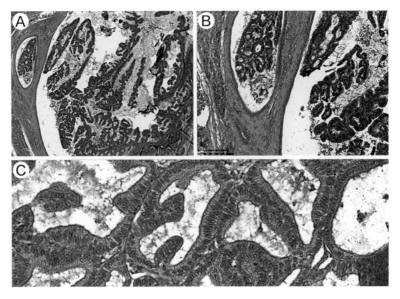

图 34-5　术后病理（2014 年 1 月 24 日）

A. × 40；B. × 100；C. × 200。

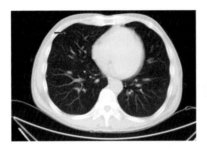

图 34-6　胸部 CT 示肺散在结节
（2014 年 4 月 24 日）

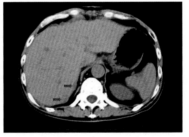

图 34-7　上腹部 CT 示肝转移灶
（2014 年 4 月 24 日）

【第一次 MDT 讨论结论】

目前诊断：肝继发恶性肿瘤；胰腺囊腺癌术后。

经讨论后认为肝脏病灶为新发，转移可能性大，肺部病灶较术前无明显变化，动态观察，不能除外转移，遂针对肝转移灶行超声引导下经皮肝转移瘤射频消融术。术后以 GEMOX 方案化疗 6 周期后，以替吉奥维持治疗 2 周期。后多次复查评价为疾病稳定。

【第二次 MDT 讨论】

病人胰十二指肠切除术后 4 年，2018 年 1 月 18 日行上腹部 CT 提示：①胰体尾部肿块，呈轻度强化，较前为新发，考虑肿瘤复发可能；②右肺上叶后段、中叶叶间裂下、下叶外基底段胸膜下及左肺上叶后段胸膜下多发微小结节（图 34-8）。肿瘤标志物 CA19-9 241.4U/ml，CEA 3.83ng/ml。

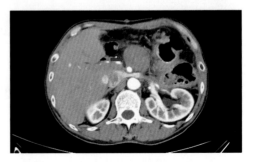

图 34-8　上腹部 CT 示胰腺肿瘤局部复发
（2018 年 1 月 18 日）

【第二次 MDT 讨论疑难点】

下一步治疗方案的选择。

【第二次 MDT 讨论结论】

目前局部复发，未见远处转移征象，且第一次规范化治疗后，长达 4 年处于病情稳定状态（SD），可再次行手术治疗，术后继续辅助化疗。

【第二次 MDT 讨论后实际执行方案】

于 2018 年 1 月 24 日在全身麻醉下行胰体尾切除＋脾切除＋结肠部分切除修补术［根治性顺行模块化胰脾切除术（radical anterograde modular pancreatosplenectomy，RAMPS）的前 RAMPS］。

【第二次 MDT 讨论后反馈】

术后恢复良好。病理回报提示：胰体尾部中分化黏液性囊腺癌侵及局部被膜，未累及脾脏及结肠组织，片内结构提示符合原"胰腺黏液性囊腺癌"复发。胰周淋巴结（2 个）阴性（图 34-9、图 34-10）。术后予以替吉奥单药维持治疗约 10 个月。动态复查未见肿瘤

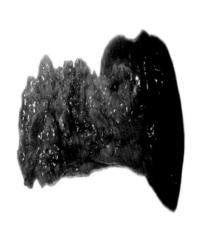
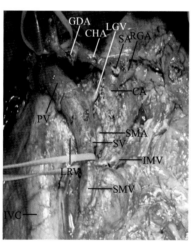

图 34-9　手术切除标本及术野照片（2018 年 1 月 24 日）

PV. 胰静脉；LRV. 左肾静脉；IVC. 下腔静脉；SMV. 肠系膜上静脉；IMV. 肠系膜下静脉；SV. 脾静脉；SMA. 肠系膜上动脉；CA. 腹腔干；RGA. 胃右动脉；SA. 脾动脉；LGV. 胃左静脉；CHA. 肝总动脉；GDA. 胃十二指肠动脉。

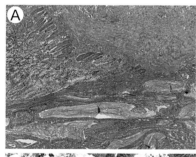
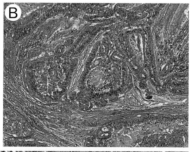
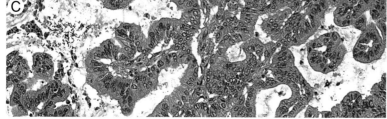

图 34-10　术后病理（2018 年 1 月 24 日）

A. ×40；B. ×100；C. ×200。

复发征象，CA19-9 处于正常水平。

术后 4 周开始行替吉奥 50mg 单药化疗，2 次 /d，第 1 ~ 14 天，每 3 周 1 次。

【第三次 MDT 讨论】

病人胰腺癌术后、化疗后 5 年，发现腹腔转移 6 天。就诊时间 2019 年 5 月前复查腹部增强 CT 发现"胰区、左肾前方肿块影，考虑转移可能"（图 34-11）。CA19-9 111.1U/L，CEA 6.81ng/ml。

【第三次 MDT 讨论疑难点】

胰腺癌复发病人多次手术治疗后治疗方式的选择。

【第三次 MDT 讨论结论】

胰腺肿瘤复发，与肠系膜上动脉、小肠及结

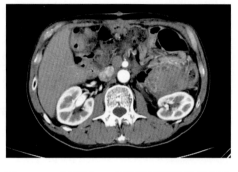

图 34-11　上腹部 CT 示原胰床部位肿瘤复发

肠关系密切，侵犯可能，肝脏可疑转移灶，外科手术难以实现根治性切除；肿瘤内科先行化疗，若肿瘤有缩小趋势，可考虑再次外科手术干预。

【第三次 MDT 讨论后实际执行方案】

FOLFIRINOX 方案化疗。

【第三次 MDT 讨论后反馈】

停用替吉奥后肿瘤复发，根据国家卫生健康委员会《胰腺癌诊疗规范（2018 年版）》及 2019 年第 1 版《NCCN 胰腺癌临床实践指南》，结合病人体力及病理结果，应用 FOLFIRINOX 方案化疗 4 周期。化疗期间 CA19-9 变化不明显。

【第四次 MDT 讨论】

2019 年 8 月 19 日病人出现消化道梗阻症状，行电子结肠镜检查提示：升结肠可见一巨大隆起性病变，表面充血，病变堵塞肠腔，镜身无法通过，取材质脆。病理回报："升结肠活检"中分化腺癌，复阅病人原胰腺癌病理切片，组织形态与本次基本一致并结合免疫组化染色结果提示符合胰腺黏液性囊腺癌复发（图 34-12）。查 CA19-9 112.9U/L。

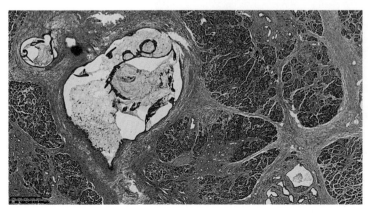

图 34-12　结肠镜病理结果

【第四次 MDT 讨论疑难点】

胰腺癌病人多次手术治疗后结肠复发肠梗阻治疗方式的选择。

【第四次 MDT 讨论结论】

病人以 FOLFIRINOX 方案化疗 4 周期，应用 mRECIST，疾病处于 SD 状态；但病人消化道梗阻症状加重，不能经口进食，ECOG 评分及 NRS 2002 下降，难以耐受强效化疗方案，建议外科解除梗阻。

肿瘤局部与血管关系密切，肠管侵犯，肝脏疑似转移灶化疗期间无明显增大，可行以解除消化道梗阻、减轻瘤负荷为首要目的的手术治疗，根据术中探查情况决定切除范围。

【第四次 MDT 讨论后实际执行方案】

于 2019 年 9 月 26 日行腹膜后肿瘤切除、结肠部分切除吻合术（图 34-13）。

【第四次 MDT 讨论后反馈】

术后病理回报提示：中分化腺癌侵及邻近结肠壁全层，结合病史，符合原胰腺肿瘤复发（图 34-14）。恢复良好后出院。术后 CA19-9 降至正常。

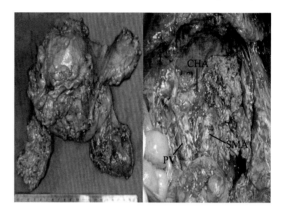

图 34-13　手术切除标本及术野照片
（2019 年 9 月 26 日）

PV. 胰静脉；SMA. 肠系膜上动脉；CHA. 肝总动脉。

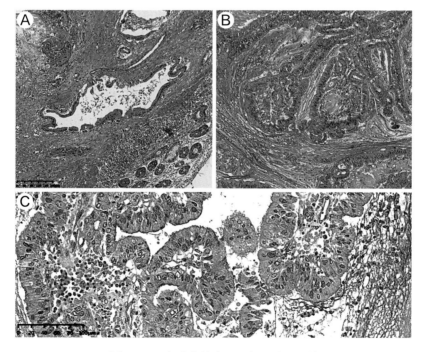

图 34-14　术后病理（2019 年 9 月 26 日）

A. ×40；B. ×100；C. ×200。

术后根据病理结果，更改为 GS（吉西他滨 1.6g，1 次 /d，第 1、第 8 天 + 替吉奥 50mg，1 次 /d，第 1~14 天，每 3 周 1 次）方案化疗。3 周期后因经济原因，自行更换为口服单药替吉奥 50mg，2 次 /d，第 1~14 天，每 3 周 1 次。

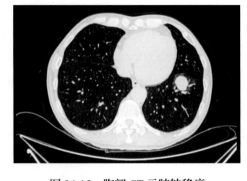

图 34-15　胸部 CT 示肺转移癌
（2020 年 10 月 15 日）

【第五次 MDT 讨论】

2020 年 10 月 15 日行胸部 CT 提示：新增左下肺肿块及磨玻璃结节，考虑肺转移癌（图 34-15）。查 CA19-9 61.220U/L，CEA 9.39ng/ml。

【第五次 MDT 讨论疑难点】

胰腺癌肺转移病人治疗方案的选择。

【第五次 MDT 讨论结论】

肺转移癌行射频消融治疗，更改化疗方案为 AG 方案（吉西他滨 1.6g，1 次 /d，第 1、第 8 天 + 白蛋白紫杉醇 180mg，1 次 /d，第 1、第 8 天，每 3 周 1 次）。

【第五次 MDT 讨论后实际执行方案】

于 2020 年 10 月 20 日于 CT 引导下行肺转移瘤射频消融术。

【第五次 MDT 讨论后反馈】

术后恢复尚可。后于肿瘤内科行 AG 方案化疗。

【治疗过程及随访情况总结】

随访至 2021 年 1 月 11 日，病人因"严重电解质紊乱、呼吸衰竭"死亡。该病人确诊胰腺囊腺癌后经多次 MDT 讨论治疗总生存期 7 年（图 34-16）。

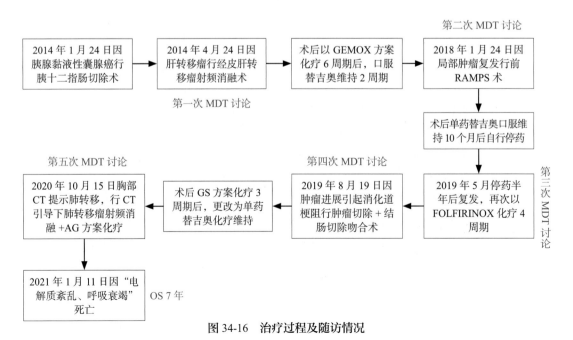

图 34-16　治疗过程及随访情况

## 病例 35 十二指肠壶腹部腺癌+反复腹壁复发

**案例要点**

1. 老年男性病人，治疗意愿强烈，要求手术。
2. 十二指肠壶腹部肿瘤，伴梗阻性黄疸。
3. 肝功能 Child-Pugh A 级，ECOG 评分 0 分，NRS 2002 0 分。
4. 行腹腔镜下胰十二指肠切除术，术后化疗（奥沙利铂＋吉西他滨）。
5. 多次腹壁种植转移，反复手术切除后，效果理想。
6. 随访无瘤生存 13 个月，随访截止日总体生存 29 个月。

## 一、基本情况

【病史概况】

病人，男性，71 岁，体重 64kg，身高 172cm。

病例来源：昆明医科大学第二附属医院肝胆胰疾病 MDT 团队。

发病时间：2019 年 7 月 1 日。

就诊时间：2019 年 7 月 10 日。

治疗要点：腹腔镜下胰十二指肠切除术＋化疗（奥沙利铂＋吉西他滨）。

随访截止时间：2021 年 12 月 30 日。

随访截止状态：带瘤生存，DFS 13 个月，OS 29 个月。

**主诉：**皮肤黄染伴腹胀 10 余天。

**现病史：**病人诉 10 余天前无明显诱因出现腹胀，伴皮肤黄染、恶心、寒战、发热等症状，最高体温 39℃，无腹痛、腹泻、便秘、便血等不适。黄疸呈进行性加重。遂就诊于当地医院，予以对症治疗后，发热有所缓解，其余症状无明显好转。行 MRI 提示：胆总管下段狭窄，考虑占位性病变，胆总管上段扩张，其间反复出现发热，对症处理后可缓解，今为求进一步诊治来我院，门诊以"梗阻性黄疸"收入。

发病以来，病人精神、睡眠可，食欲稍差，小便色黄，大便少，体重下降约 2kg，体力下降。

**既往史**：平素身体健康，2005 年行双侧腹股沟疝修补术，否认高血压、糖尿病等慢性疾病史，否认肝炎、结核等传染病史，否认重大外伤史，否认药物过敏史等。

【专科体格检查】

皮肤巩膜明显黄染，腹部平坦，未见胃肠型及蠕动波，无腹壁静脉曲张。腹软，无压痛、反跳痛，墨菲征阴性，麦氏点无压痛，未触及异常肿块。腹部叩诊呈鼓音，肝上界位于右锁骨中线第 5 肋间，肝肾区无叩击痛，移动性浊音阴性。肠鸣音 5 次 /min，未闻及血管杂音。

【社会背景及治疗意向】

已婚已育，经济状况较差，治疗意愿积极。

【入院检查】

（一）**实验室检查**

CA19-9 60.22U/ml，ALB 40.3g/L，GPT 303U/L，GOT 186U/L，ALP 352U/L，GGT 1 065U/L，TBA 293mol/L，TBil 201.3μmol/L，DBil 160.4μmol/L；IBil 40.9μmol/L。

尿常规、便常规、肾功能、电解质、凝血功能、肝炎病毒检测均无明显异常。

（二）**影像学检查**

1. 高分辨率 CT（high resolution CT，HRCT） 十二指肠壶腹部肿块，考虑壶腹部肿瘤，胆总管、胰管受侵，并肝内外胆管扩张，胆囊增大，胰管扩张；门静脉、肝静脉、下腔静脉 CTA 未见明显异常（图 35-1）。

2. MRI 十二指肠壶腹部占位，十二指肠癌可能性大，并肝内外胆管及主胰管明显扩张；肝门部见多发细小淋巴结影；慢性胰腺炎（图 35-2）。

（三）**专科相关评估**

1. 肝功能 Child-Pugh A 级。

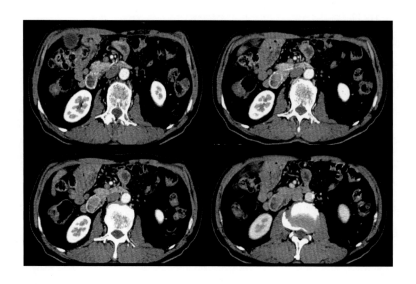

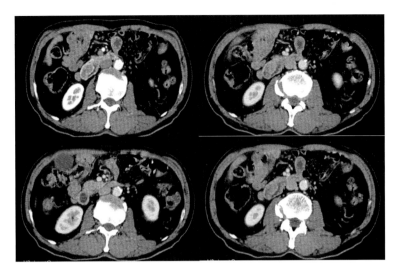

图 35-1　门静脉 + 下腔静脉 CT 平扫 + 增强

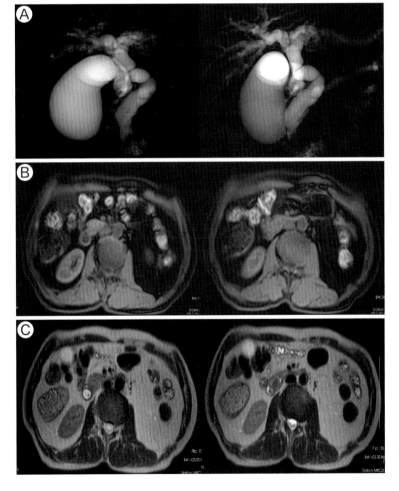

图 35-2　肝胆胰 MRI 平扫 + 增强

A. MRCP；B. $T_1WI$；C. $T_2WI$。

2. 肝硬化程度：影像学提示无明显硬化。

3. ECOG 评分 0 分。

4. NRS 2002 0 分。

## 二、MDT 讨论过程

【病史要点】

1. 病人无明显腹痛症状，一般状况良好，NRS 2002 0 分。

2. 肿瘤位于十二指肠壶腹部，影像学检查未见肿瘤明显侵犯邻近组织，未见远处转移，行腹腔镜下胰十二指肠切除术安全可行。

3. 既往无基础疾病，心肺功能等正常。

4. 治疗意愿强烈。

【疾病诊断】

1. 十二指肠壶腹部肿瘤。

2. 梗阻性黄疸。

【MDT 讨论疑难点】

1. 手术治疗的时机选择问题，术前是否需要新辅助化疗。

2. 壶腹部肿瘤手术方式的选择。

3. 危险因素及预后预测。

4. 术后预防复发转移的治疗方案。

## 三、讨论结论

【目前临床诊断】

十二指肠壶腹部肿瘤（恶性可能性大）；梗阻性黄疸。

病人有典型的梗阻性黄疸，进行性加重，伴消瘦，MRI 增强及 DWI 检查提示十二指肠壶腹部肿瘤，胆总管、主胰管侵犯可能。目前临床诊断明确。

进一步明确诊断建议查肿瘤标志物，超声内镜下穿刺活检等。但病人经济条件较差，为节约诊疗负担，暂可不做进一步检查。

【术前评价】

病人一般情况良好，诊断相对明确，肝、心、肺等功能储备尚可，检查充分，行 MRI 增强及 DWI 检查提示十二指肠壶腹部肿瘤，胆总管、主胰管侵犯可能，并排除肝等远处转移。无手术禁忌证，拟行腹腔镜下胰十二指肠切除术。

【治疗方案】

腹腔镜下胰十二指肠切除术＋术后化疗（奥沙利铂＋吉西他滨）。

MRI 可见十二指肠壶腹部肿瘤，周围淋巴结未见明显转移，肠系膜上静脉、门静脉管壁光滑，未见肿瘤侵犯。行腹腔镜下胰十二指肠切除术可行。

术后根据病理诊断肿瘤类型及分期，再制订下一步治疗方案。目前考虑导管腺癌可能性大，化疗方案以吉西他滨为基础的方案为主。术后是否放疗，需根据肿瘤的根治效果、有无淋巴结转移等决定。

手术重点注意事项：①充分游离肿瘤周围血管、胆管、胰腺等组织，保证无瘤切缘；②右侧胆总管、主胰管受肿瘤侵犯或包绕，保证胆肠、胰肠、胃肠吻合口的通畅；③充分清扫肝十二指肠、胰周、腹腔血管周围等可疑淋巴结；④该例病人存在肝固有动脉由肠系膜上动脉发出的解剖变异，术中需注意保护肝固有动脉，以避免损伤。若术中评估腹腔镜下胰十二指肠切除术不可行或不安全，可以考虑行开腹胰十二指肠切除术或姑息性短路手术。术后化疗（奥沙利铂＋吉西他滨）对于提高无病生存期和总生存期有利。

【预后】

肿瘤可疑局部进展，肿瘤分期不详，预计淋巴结、血行转移发生率较高等均为预后不良因素。

## 四、实际执行方案

腹腔镜下胰十二指肠切除术＋术后化疗（奥沙利铂＋吉西他滨）。

## 五、反馈

【方案进行中各阶段执行情况】

1. 2019 年 8 月 5 日行腹腔镜下胰十二指肠切除术（图 35-3 ）。

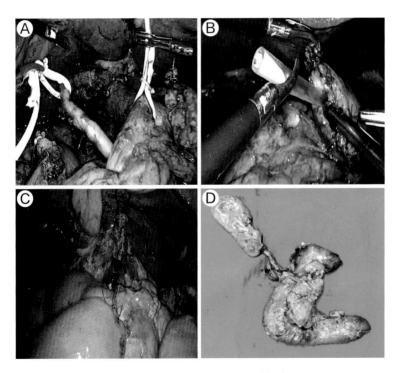

图 35-3 术中图片及手术切除标本

A. 切除并清扫淋巴结后；B. 放置胰管支撑管；C. 消化道重建后；D. 完整切除标本（胃、胆囊、胆总管、十二指肠、胰头）。

2. 手术过程顺利，术后恢复良好，未出现并发症。手术历时 5.5 小时，出血 300ml，肿瘤大小 2.4cm×1.8cm。

3. 术后病理　十二指肠壶腹部中分化腺癌，肿瘤浸润十二指肠壁深肌层，十二指肠断端未见癌累及，胆总管、淋巴结、胰腺、胃等组织未见明显异常（图 35-4）。

4. 2019 年 12 月 17 日开始行奥沙利铂＋吉西他滨和吉西他滨单药方案交替化疗，其间规律返院化疗，末次化疗时间为 2020 年 12 月 4 日。由于病人经济条件不佳，未选择其他免疫治疗或靶向治疗方案，自末次化疗后口服替吉奥治疗至今。

5. 术后腹壁肿瘤种植。历次手术腹壁肿瘤病理检查情况见图 35-5。

【治疗过程及随访情况总结】

病人治疗过程及随访情况见图 35-6。

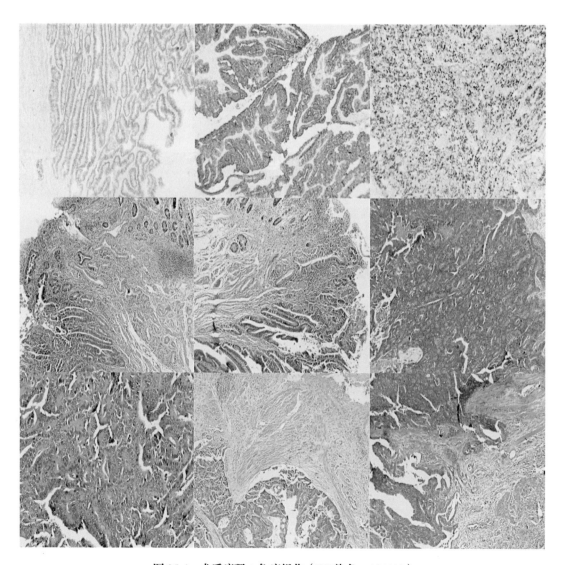

图 35-4　术后病理＋免疫组化（HE 染色，10×10）

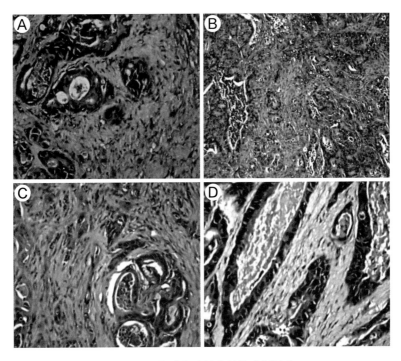

**图 35-5 术后腹壁肿瘤种植病理检查**

A. 2020 年 8 月 28 日，肿瘤大小 3.5cm×2.5cm×2cm，（腹壁包块）中分化腺癌伴横纹肌侵犯；B. 2020 年 9 月 24 日，肿瘤大小 3.5cm×2cm×1cm，（腹壁包块）纤维、脂肪及肌组织内见腺癌浸润 / 转移；C. 2021 年 4 月 1 日，肿瘤大小 6cm×3cm×3cm，（腹壁包块）纤维、脂肪及肌组织内见高 - 中分化腺癌浸润 / 转移；D. 2021 年 9 月 10 日，肿瘤大小 6cm×4cm×2cm，（腹壁包块）见中分化腺癌浸润 / 转移。

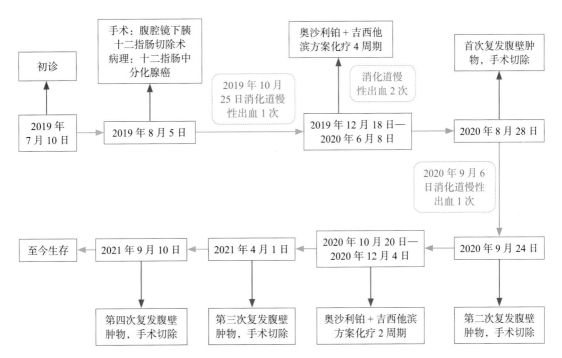

**图 35-6 治疗过程及随访情况**

案例要点

1. 中年女性，治疗意愿积极。
2. 食管癌术后 1 年胰腺转移，就诊前因血小板降低未行化疗，疾病进展期。
3. 肿瘤侵犯范围较广，且全血细胞减少，不宜一期手术。
4. MDT 讨论后，行口服艾曲泊帕乙醇胺片 50mg，1 次/d，建议血小板上升后行化疗，择期考虑手术，病人未能耐受放疗。
5. 因持续骨髓抑制，未能行放化疗及手术治疗，治疗后生存 8 个月，因病情进展死亡。

## 一、基本情况

【病史概况】

病人，女性，53 岁，体重 50kg。

病例来源：石河子大学第一附属医院肝脏肿瘤 MDT 团队。

发病时间：2018 年 3 月 19 日。

MDT 就诊时间：2019 年 4 月 3 日。

治疗要点：口服艾曲泊帕乙醇胺片。

随访截止时间：2020 年 1 月 1 日。

随访截止状态：总体生存 8 个月，死亡。

主诉：食管癌术后 1 年，复查发现胰腺占位 1 个月。

现病史：病人于 2018 年 3 月因食管肿瘤（溃疡型鳞状细胞癌，高 - 中分化）行胸腔镜下食管癌根治术，术后因血小板低，未行化疗，术后无明显呼吸困难、发热、腹痛、呕吐等不适。术后定期复查。2019 年 2 月 26 日复查 CT 提示胃底与胰尾部占位，考虑转移瘤可能性大。遂来我院就诊，门诊以"胰腺肿瘤"于 3 月 22 日收入。

发病以来，病人神志清，精神可，饮食、睡眠可，大小便正常，体重减轻 5kg，体力下降。

**既往史：** 2018 年 3 月 19 日在全身麻醉下行胸腔镜下食管癌根治术，病理检查示食管溃疡型鳞状细胞癌，高 - 中分化，癌组织侵达外膜，两侧手术断端无癌残留，C201 淋巴结见一枚癌转移，其余淋巴结未见转移（图 36-1）。既往有血小板及粒细胞减少症。否认高血压、糖尿病、肝炎、冠心病病史。否认胰腺炎病史、外伤史及胰腺肿瘤家族史。

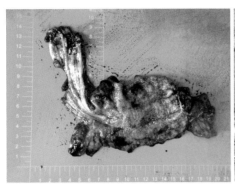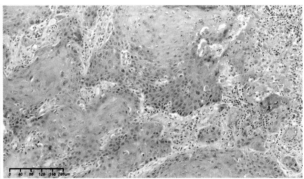

图 36-1　手术切除标本及食管癌组织 HE 染色（×100）

【专科体格检查】

皮肤巩膜无黄染，贫血貌，心肺未闻及明显异常，腹部平坦，未见胃肠型及蠕动波，未见腹壁静脉曲张，全腹肌软，无压痛及反跳痛，全腹未触及包块，肝脾肋下未触及肿大，胆囊未触及肿大，墨菲征阴性，麦氏点无压痛，叩诊肝浊音界位于右侧肋缘下，移动性浊音阴性，肠鸣音 4 次 /min，双下肢无水肿。

【社会背景及治疗意向】

已婚已育。治疗意愿积极，愿意接受手术等有创检查和治疗。但病人有长期血小板减少和粒细胞减少症，对于手术、放疗及全身化疗的耐受性表示担忧。

【入院检查】

（一）**实验室检查**

血常规：WBC $3.0 \times 10^9$/L，PLT $50 \times 10^9$/L，HGB 82g/L，HCT 0.254%。肝功能：ALB 34.8g/L，肝功能其余指标及肾功能、电解质在正常范围。肿瘤标志物：CA19-9 39.57U/ml，CA72-4 13.69U/ml。

（二）**影像学检查**

心电图及腹部彩超未见明显异常。

肺部高分辨 + 腹部增强 CT：右肺下叶背段、后基底段及左肺上叶前段轻微炎症；左肺下叶外基底段微小结节灶，随诊复查；右肺下叶内基底段局限纤维化，未见肿瘤转移征象（图 36-2）。食管癌术后，胸腔胃，吻合口区管壁未见增厚，胃底与胰尾部见不规则低密度影，不均质强化，大小约 32mm×20mm，考虑胰腺转移瘤，胰头体部大小形态正常，未见异常密度影，胰腺周围脂肪间隙清晰，胰管无扩张（图 36-3）。

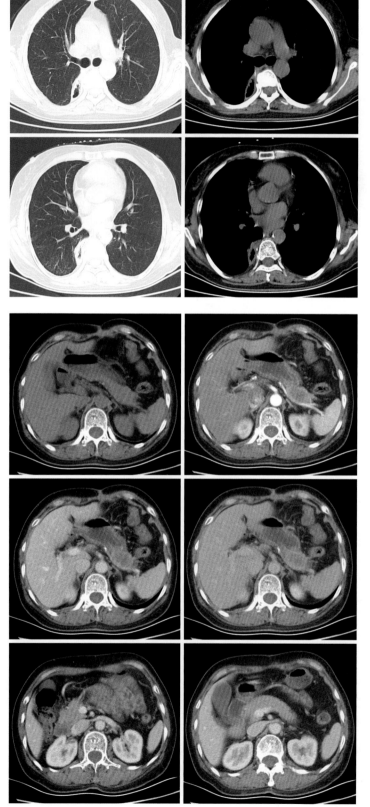

图 36-2　肺部高分辨率 CT

图 36-3　上腹部增强 CT

胰腺增强 MRI：食管癌术后，胸腔胃，胃底前缘区淋巴结肿大，胃底与胰尾间隙见不规则软组织肿块，呈稍长 $T_1$ 稍长 $T_2$ 信号，DWI 呈高信号，不均匀强化，病变与胃底浆膜、胰尾分界不清，胃底与胰尾部占位，考虑转移瘤，胰腺原发肿瘤不除外，肝脏前缘区局限性积液（图 36-4、图 36-5）。

胃镜：距门齿 23cm 见食管胃吻合，吻合口黏膜充血、水肿、粗糙，可见吻合钉，距门齿 30～33cm 胸腔胃左后壁见局部隆起，表面黏膜充血、水肿、糜烂，碰触易出血；贲门下大弯方向见黏膜下不规则隆起，黏膜表面光滑，胃窦蠕动正常，黏膜花斑样充血、水

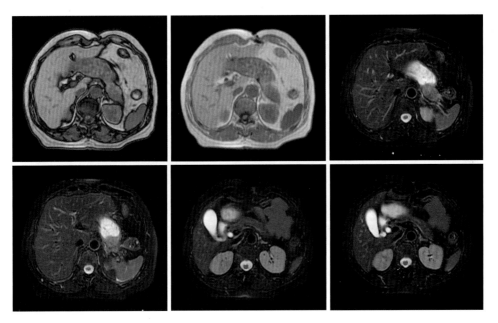

图 36-4　胰腺增强 MRI

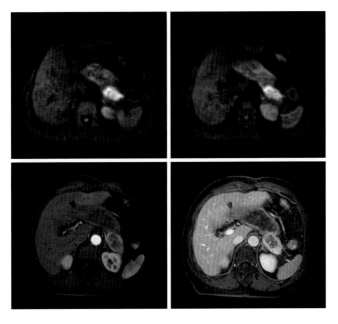

图 36-5　胰腺增强 MRI + DWI

肿，未见溃疡，幽门圆形，开闭好，十二指肠球部及降部未见明显异常（图36-6）。

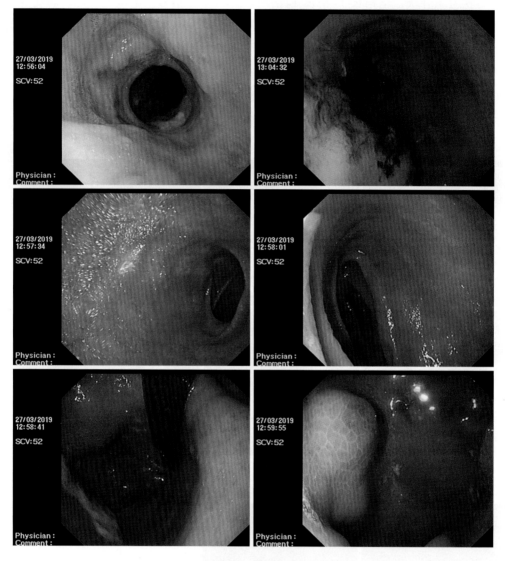

图36-6　胃镜检查

　　超声内镜：贲门下隆起，见大小约3.2cm×3.1cm低回声病变，边界尚清晰，边缘不规整，与胰尾融合侵犯胃壁；病灶内部回声欠均匀，部分包绕脾动脉、脾静脉，脾动脉管壁欠规整，弹性B超显示病灶区以蓝色为主，质地偏硬；用22G穿刺针于引导下穿刺3次，穿刺组织送病理，残渣及涂片送细胞学检查（图36-7）。

　　EUS-FNA胰腺占位穿刺物涂片及液基制片：见鳞癌细胞。组织病理诊断：镜下大部分为凝固性坏死、角化及不全角化物，其内散在脱落的鳞状细胞团，细胞轻-中度异型，偶见核分裂，并见角化珠，上述形态考虑鳞状细胞癌所致（图36-8）。

　　（三）专科相关评估

　　1. 血小板减少症，中度贫血。

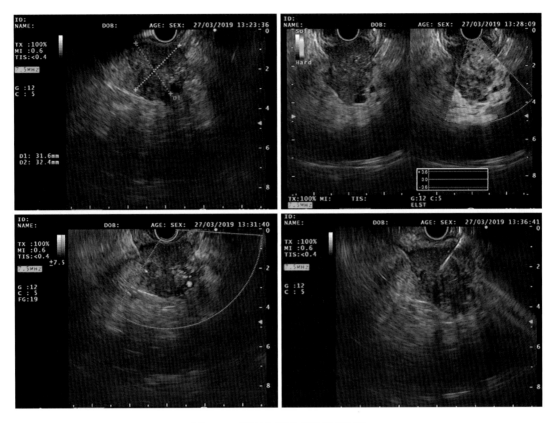

图 36-7    超声内镜检查及穿刺图像

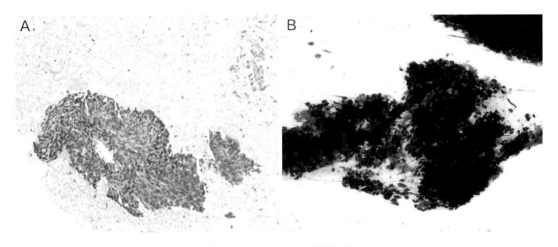

图 36-8    EUS-FNA 病理检查

A. 组织学 HE 染色（×100）；B. 刷片 HE 染色（×100）。

2. 肝功能 Child-Pugh A 级。

3. 肝硬化程度：影像学提示无明显硬化。

4. ECOG 评分 0 分。

5. NRS 2002 0 分。

## 二、MDT 讨论过程

【病史要点】

1. 病人食管恶性肿瘤术后，病理提示食管鳞癌，有淋巴结转移，因血小板低下，未行化疗。

2. 此次影像学发现胃底与胰尾部占位，行穿刺活检提示鳞状细胞癌，与食管癌术后病理一致。

3. 结合影像学及超声内镜检查提示此占位侵犯范围广，侵及胃壁、胰腺，包绕脾动、静脉，胃底周围淋巴结肿大。

4. 病人中度贫血，血小板减低。

5. 病人无明显症状，一般状况良好，ECOG 评分 0 分，NRS 2002 0 分。

6. 病人及家属治疗意愿积极。

【疾病诊断】

1. 胰腺占位性病变。

2. 食管癌（$T_3N_1M_0G_2$，ⅢB 期）术后。

3. 血小板减少症。

4. 中度贫血。

【MDT 讨论疑难点】

1. 目前诊断归属问题，胰腺肿物为原发癌，还是食管癌术后转移。

2. 治疗方案，是否考虑手术治疗。

3. 全血细胞减少的原因。

4. 危险因素及预后预测。

5. 预防病情进展、肿瘤转移的治疗方案。

## 三、讨论结论

【目前临床诊断】

食管癌术后胰腺转移；血小板减少症；中度贫血。

结合此次 CT、MRI 及超声内镜下穿刺活检病理学诊断应考虑食管癌术后胰腺转移，或者淋巴结转移侵犯胰腺，肿瘤已侵犯胃大弯侧浆膜层至黏膜层，且与周围组织粘连紧密，包绕脾动、静脉。病人血小板计数减低原因尚不明确，不能排除肿瘤骨髓转移出现骨髓抑制可能，为排除有无其他部位转移，建议完善 PET/CT 检查，病人未采纳。

【前序治疗评价】

目前食管癌术后，疾病进展，肿瘤侵犯范围较广，且全血细胞减少，不建议直接手术，根据临床指南首选放疗。放疗坚持一疗程后可再评估是否可行手术切除。

【治疗方案】

因食管癌术前使用血小板生成素（thrombopoietin，TPO）效果不佳，建议口服艾曲泊帕乙醇胺片 50mg，1 次 /d，待血小板计数升至 $85 \times 10^9$/L 以上后行放疗，其间注意肝功能情况。

【预后】

病人食管癌术后病理分期较晚，术后未能化疗，目前出现肿瘤复发转移，预后不良。

## 四、实际执行方案

口服艾曲泊帕乙醇胺片 50mg，1 次 /d。

## 五、反馈

【方案进行中各阶段执行情况】

1. 病人出院后口服艾曲泊帕乙醇胺片 50mg，1 次 /d，后定期复查血常规提示血小板计数仍偏低，维持在（45 ~ 60）$\times 10^9$/L。因血小板计数仍偏低，未行放疗。

2. 2019 年 9 月 20 日因乏力、纳差来我院血液科住院，完善肺部 + 上腹部增强 CT 检查提示：两肺多发小转移瘤病灶，较前片对照为新发病灶（图 36-9）；肝内多发小转移瘤病灶，为新发病灶；胃壁僵硬增厚，考虑恶性肿瘤，较前片明显增大；胃底与胰尾部占位，考虑转移瘤，较前片明显增大（图 36-10）。复查 PLT $32 \times 10^9$/L，未行进一步放疗。

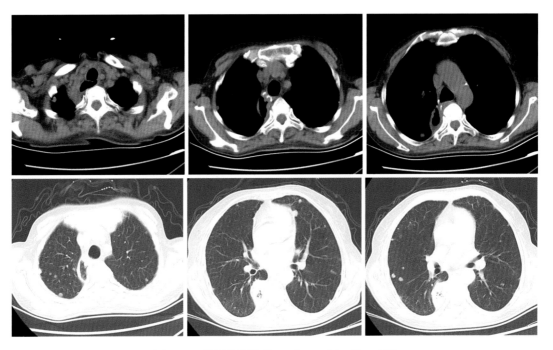

图 36-9　肺部高分辨率 CT（2019 年 9 月 20 日）

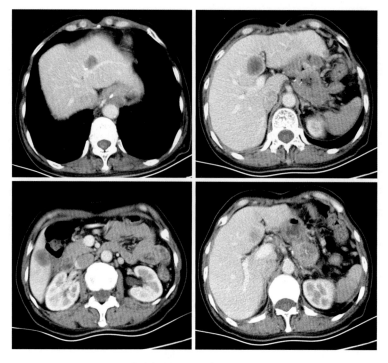

图 36-10　上腹部增强 CT（2019 年 9 月 20 日）

3. 2019 年 12 月 20 日再次出现进食困难入住我院心胸外科，查血常规 HGB 56g/L，PLT $15 \times 10^9$/L，予以静脉输血、输注血小板、肠外营养等对症治疗，病情恶化，2020 年 1 月 1 日死亡。

【治疗过程及随访情况总结】

病人治疗过程及随访情况见图 36-11。

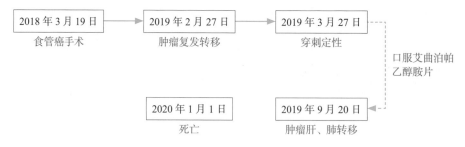

图 36-11　治疗过程及随访情况

# 参考文献

[1] AZAD S, ARYA A, SITARAMAN R, et al. Abernethy malformation: Our experience from a tertiary cardiac care center and review of literature[J]. Ann Pediatr Cardiol, 2019, 12(3): 240-247.

[2] JAKLITSCH M, SOBRAL M, CARVALHO A M, et al. Abernethy malformation and hepatocellular carcinoma: a serious consequence of a rare disease[J]. BMJ Case Rep, 2020, 13(1): e231843.

[3] 沈贵月, 江晓静. 先天性肝外门体静脉分流 Abernethy 畸形 1 例并文献复习 [J]. 中国肝脏病杂志 ( 电子版 ), 2018, 10(1): 83-85.

[4] SANADA Y, URAHASHI T, IHARA Y, et al. The role of operative intervention in management of congenital extrahepatic portosystemic shunt[J]. Surgery, 2012, 151(3): 404-411.